看護学入門 **3**

疾病の成り立ち

メヂカルフレンド社

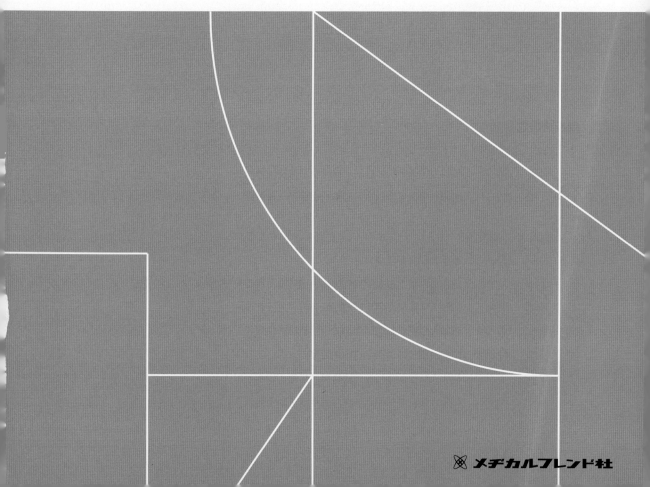

■疾病の成り立ち

編者

瀧本　雅文　昭和大学医学部臨床病理診断学講座特任教授
矢持　淑子　昭和大学医学部臨床病理診断学講座主任教授

執筆者（執筆順）

太田　秀一　昭和大学名誉教授
塩川　　章　昭和大学横浜市北部病院臨床病理診断科客員教授
矢持　淑子　昭和大学医学部臨床病理診断学講座主任教授
瀧本　雅文　昭和大学医学部臨床病理診断学講座特任教授
福地　邦彦　昭和医療技術専門学校特任教授
塩沢　英輔　昭和大学医学部臨床病理診断学講座准教授
秋田　英貴　昭和大学医学部臨床病理診断学講座兼任講師

目次

病理学総論

第７章 腫瘍 太田秀一 65

第８章 免疫 瀧本雅文 78

第９章 感染と予防 福地邦彦 87

第10章 感染症の原因となる病原微生物 福地邦彦 116

第11章　臨床病理検査　矢持淑子　170

病理学各論

第1章　呼吸器疾患　太田秀一　176

第2章　循環器疾患　瀧本雅文　186

第３章　消化器疾患　矢持淑子　196

第４章　血液・造血器疾患　塩沢英輔 214

第５章　内分泌・代謝疾患　秋田英貴 222

第６章　腎・泌尿器疾患　矢持淑子 228

第７章　脳・神経疾患　瀧本雅文 235

＊各章末の「ふりかえりチェック」には解答がついておりません。本文中にヒントがありますので，チャレンジしてください。

疾病の成り立ち

病理学総論

■ 病理学総論

第1章 疾病の成り立ちを学ぶ

▶**学習の目標**

●病理学を学ぶ意義を理解する。
●病理学の各領域を理解する。
●病理学総論，病理学各論における学習内容を理解する。
●疾患に伴う生体反応について理解する。

I 病理学の範囲

A 病理学とは

病理学とは，読んだとおり「病(やまい)」の「理(ことわり)」を研究する学問を指す。病気の発生する原因はどのようなもので，一度病気になるとそれがどのような経過をたどっていくのか，そしてそのときからだにどのような変化が起こっているのかを研究する学問である。医学とは病気から人を守り，そして病気を癒(いや)すために奉仕する学問である。現代の医療には予防，診断，治療，リハビリテーションがある。いくら予防医学が発達したとはいっても，まだまだすべての疾患を予防することはできるものではない。したがって，病気から人を守るためには，疾患の早期発見，早期治療が必要となる。また，当然ではあるが正確な診断が，その前に要求される。正確な診断を得るためには，病気になった臓器や組織細胞に起こる変化を，①生化学的な面，②生理学的な面，③形態的な面，の3つから見極めることが必要である。これらは，それぞれ**病態生化学**，**病態生理学**，**形態病理学**（**病理学**）とよばれている。

B 病理学の領域

病理学は，形態の変化をとおして，主として疾病(しっぺい)の本質を知ろうとする学問である。

1. 人体病理学

形態を解析するための対象が人体の場合を人体病理学という。人体病理学は以下の3つに分けられる。

❶ 病理解剖学

病に倒れ，結果として死亡した人を解剖することによって，死に至らしめた病変が何であり，どのような経過をたどったのかを推定し，その死因を明らかにする。そして臨床所見と対比して総合的に判断し，正確な記録を残す業務のことを病理解剖学という。

❷ 外科病理学

生検（バイオプシー）や手術によって摘出した材料や試験切除術によって得た材料をもとに，診断の確定などを行うのが外科病理学である。

❸ 細胞診断学

胸水，腹水や尿の細胞，子宮口などの擦過細胞や腫瘍の穿刺細胞を検査することによって診断の確定などを行うのが細胞診断学（細胞診）であり，この細胞診も人体病理学の重要な領域である。このように医療における実践の病理学を**診断病理学**ともよんでいる。

2. 臨床病理学

生化学，免疫，血液，細菌などの検査，あるいは心電図などの生理学的検査などの臨床検査は，臨床検査医学，あるいは臨床病理学とよばれ，病院の中央検査として行われている。病理検査は最近では，ここから独立して病院病理検査や診断病理学などとして行われるようになってきた。

3. 実験病理学

人の疾病を扱う人体病理学に対して，実験動物を使って疾病の発生，成り立ちを研究する学問を実験病理学という。現在この分野では遺伝子解析が進み，分子生物学的な研究が急速に進歩し，免疫学や生化学などの分野と統合して研究されるようになった。病理学においても，最近では分子生物学的な技法が取り入れられ，さらに専門的な研究も行われているが，疾病の本質を統括的にとらえて，理論体系を確立するという本来の使命に変わりはない。

Ⅱ 病理学総論と病理学各論

病理学は通常，病理学総論と病理学各論の２つに分けて講義される。

A　病理学総論

脳，心臓，肝臓，肺といった器官単位の枠をはずして，生体に共通に現れる反応を解明するのが病理学総論である。すなわち，「炎症がある」「がんがある」などとよくいわれるが，そこでいわれる炎症とは何か，がんとは何か，また，炎症はどうして起こるのか，がんはどのような経過をたどるのかなどを学ぶ必要がある。このように病理に限らず医学全般で使われている語句の正しい意味，また原因，経過などを理解するのが病理学総論である。

B　病理学各論

総論で総括されたおのおのの臓器における変化を，器官単位に分けて疾患の様子を明らかにし，学んでいく学問である。すなわち，肺における疾患にはどのようなものがあるのか，肝臓の疾患にはどのようなものがあるのかなどである。このように病理学総論と病理学各論が合体して病理学という学問を形成している。全 11 章の構成で病理学総論について学ぶが，そのなかにも病理学各論的な事柄がいくつも出てくるであろう。しかし，いずれも病理学の基本的な事柄である。したがって，この領域の学習をとおして，医学における病理学の大切さを感じ取ってほしい。

C　生体反応と疾患

疾病(しっぺい)の成り立ちにかかわる事柄には病因という内外の因子があり，病理学総論に実際に分類されているような反応（生体反応）が形態的に引き起こされる（図 1-1）。すなわち循環障害，炎症，退行性病変，進行性病変，腫瘍(しゅよう)などである（第 2 章「病気の種類とその要因」参照）。

これを基に疾病のカテゴリーによる各臓器に引き起こされる主な病変を表 1-1

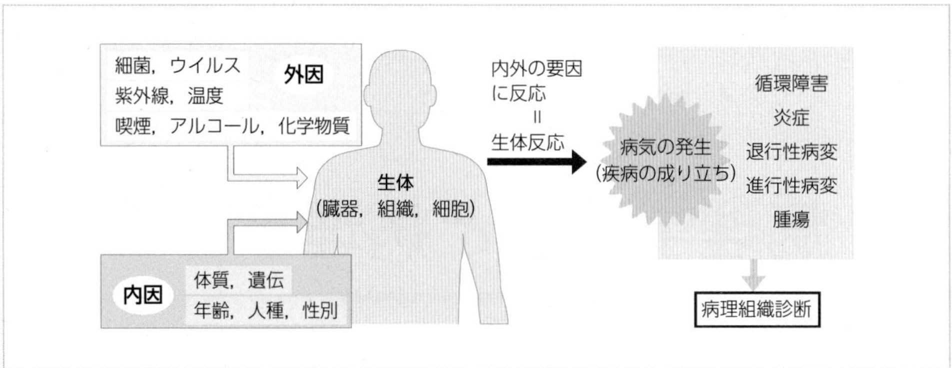

図1-1●病理学からみた生体反応

表1-1● 主な臓器に引き起こされる病変

	主な臓器	循環障害	炎症	腫瘍
循環器系	心臓，血管	心筋梗塞	心筋炎	心臓腫瘍
呼吸器系	肺	肺うっ血	肺炎	肺がん
消化器系	食道，胃，大腸，肝臓など	腸管梗塞	肝炎	胃がん，大腸がんなど
造血器系	骨髄，リンパ節		リンパ節炎	白血病，悪性リンパ腫
泌尿器系	腎臓，膀胱	腎梗塞	腎炎，膀胱炎	腎がん，膀胱がん
神経系	脳，脊髄	脳出血	脳髄膜炎	脳腫瘍
生殖器系	子宮，精巣，乳腺など		精巣炎	子宮筋腫，乳がん
内分泌系	下垂体，甲状腺など		甲状腺炎	下垂体腺腫，甲状腺がん

に示す。たとえば肺に起こる疾患を考えた場合，病理学総論での循環障害，炎症，腫瘍は，それぞれ肺うっ血，肺炎，肺がんなどが主な疾患である。

このように各器官系と病理学総論の生体反応を組み合わせて疾病を考えていく。

学習の手引き

1. 病理学とはどういう学問か，またその必要性について説明してみよう。
2. 病理解剖の目的を述べてみよう。
3. 病理学からみた生体反応を 5 つあげてみよう。

第 1 章のふりかえりチェック

次の文章の空欄を埋めてみよう。

1 人体病理学

人体病理学は，[1]，[2]，[3]に分けられる。

2 臨床病理学

[4]，[5]，[6]，[7]などの検査，あるいは[8]などの生理学的検査などの臨床検査は，臨床検査医学，臨床病理学とよばれる。

3 実験病理学

[9]を使って疾病の発生，成り立ちを研究する学問を実験病理学という。現在この分野は[10]が進み，分子生物学的な研究が急速に進歩している。

4 生体反応

生体（臓器，組織，細胞）は内外の要因に反応し（生体反応），[11]，[12]，[13]，[14]，[15]などが引き起こされる。

■ 病理学総論

第2章 病気の種類とその要因

▶学習の目標

●病気とはどのような状態をいうかを理解する。
●病変の種類を学習する。
●病気の発生における内因と外因の関連を理解する。
●病気の内因・外因それぞれの種類を学習する。

I 「病気」の考え方

恒常状態（健康な個体が行う調節や異常な条件下における適応により保たれる）から逸脱（いつだつ）した状態が，病気である。病気とは，健康に対峙（たいじ）するものであり，正常に対する異常である。平均的状態からはずれることとは違い，検査データが基準値から逸脱しているということのみでは病気とはいえない。

また，主観的に感じる異常感と客観的に証明される病変とを統合したものでもある。

II 病気の種類とその要因

A 病気の種類

病気の起こり方により，退行性病変，進行性病変，循環障害，炎症，腫瘍（しゅよう）などに分類される。

1．退行性病変と進行性病変（第４章「退行性病変と進行性病変」参照）

●**退行性病変**　細胞や組織が障害されて，萎縮（いしゅく），変性することである。
●**進行性病変**　組織の肥大（ひだい）や過形成で，負荷の増大に対応して起こることが多い。

2. 循環障害（第５章「循環障害」参照）

血行ないしリンパ循環の異常により起こる障害であり，心筋梗塞（こうそく），脳梗塞，脳出血など生活習慣病の多くが含まれる。

3. 炎症（第６章「炎症」参照）

細菌・ウイルスなどの感染や紫外線・熱など外来性の障害に対してそれを排除するように起こる反応であり，本来は生体防御的な反応であるが，炎症自体が組織を傷害するように働く。

4. 腫瘍（第７章「腫瘍」参照）

組織の過剰な増殖であり，細胞の増殖と死のコントロールの異常として発現する。肺がん，胃がん，大腸がん，肝がん，乳がんなど現代人の死因の上位を占める重大な疾患である。

B 病因

病因（病気の起こる原因）とは，病気の始まりの条件づけを行う作用因子であり，**内因**と**外因**とに分けられる。

内因と外因の相乗作用で病気が発生するが，その比重は疾患により異なる（図 2-1）。たとえば，細菌感染症は病原菌の菌力が病因として重要だが，免疫（めんえき）の有無（感染の既往の有無）により感染率が変わり，免疫不全状態では，通常は病原性を示さないような弱毒菌でも病原性をもつ。

1. 内因

生体側にあって病気を引き起こす原因を内因（**素因**（そいん））という。**感受性**（かんじゅせい），**罹病性**（りびょうせい）と

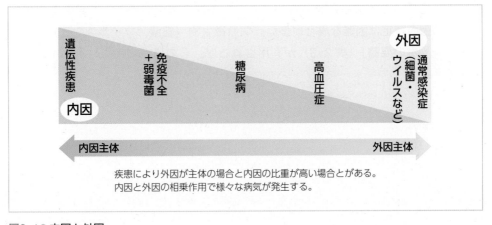

疾患により外因が主体の場合と内因の比重が高い場合とがある。
内因と外因の相乗作用で様々な病気が発生する。

図2-1● 内因と外因

表2-1● 内因（素因）の種類

原因				説明／疾患
一般的素因	年齢（老化）			一般に悪性腫瘍は高齢者に発生しやすいが，神経芽細胞腫，腎芽腫など小児に好発する腫瘍もある
	人種			人種により罹患しやすい疾患の傾向があるが，生活環境や習慣の差も関係する
	性別			悪性腫瘍は男性，膠原病は女性に起こりやすい傾向があるが，職業の違いや生活習慣の違いなども関係する
個人的素因	先天的素因	代謝酵素の異常		フェニルケトン尿症など
		常染色体の異常		ダウン症候群など
		性染色体の異常		クラインフェルター症候群，ターナー症候群など
		先天性の免疫不全		無リンパ球症，無γグロブリン血症など
	後天的素因	免疫異常	後天性の免疫不全	後天性免疫不全症候群（AIDS）など
			過敏性・アレルギー	気管支喘息，蕁麻疹など
			自己免疫疾患	全身性エリテマトーデス（SLE），関節リウマチなど
		ホルモンの異常		バセドウ病，クッシング症候群など

よばれることもある（例：出血素因）。

感受性の逆は**抵抗力**であり，後天的に獲得した抵抗力を**免疫**という。各個体が共通してもつ**一般的素因**と，個体により異なる**個人的素因**とがある。

内因の種類を表 2-1 に示す。

2. 外因

生体の外部から作用して病気を引き起こす原因を外因という。

外因の種類を表 2-2 に示す。

3. 病因の決定

人体を使った実験は許されないことや，多数の原因が複合して起こる疾患があり，病因の特定は困難な場合が多い。病原微生物（細菌，ウイルスなど）に関しては「**コッホの要請**」（表 2-3）が利用されるが，そのほかの疾患にも準用することができる。

表2-2● 外因の種類

原因			疾患の例
自然的環境	気圧・酸素分圧		高山病，減圧障害，酸素中毒症，未熟児網膜症
	温度		熱射病，熱傷，凍傷，凍死
	光線	紫外線	色素沈着，光線過敏症，皮膚がん
		赤外線	熱傷，水晶体混濁
		レーザー線	切断，止血，凝固など（治療に用いられることが多い）
	電流		感電
	放射線（X線，原爆）		発がん，免疫能低下，生殖機能低下，放射線肺臓炎
	気象・気候・風土		地方性甲状腺腫，ワイル病，野兎病，日本住血吸虫症
生物的環境	食糧と栄養		栄養失調，ビタミン欠乏症，肥満，脂質異常症
	病原微生物	ウイルス	ウイルス性肝炎，脳炎，成人T細胞白血病
		クラミジア	鼠径リンパ肉芽腫（第四性病）
		リケッチア	発疹チフス
		細菌	細菌性肺炎，食中毒
		真菌	白癬菌感染症（水虫など），カンジダ症，クリプトコックス症，アスペルギルス症，ニューモシスチス肺炎
		原虫	赤痢アメーバ，マラリア
	寄生虫		日本住血吸虫症，肺吸虫症，アニサキス症
	節足動物	ダニ，昆虫	マダニ刺症，虫刺症
	生物毒素	植物性毒素	アルカロイド中毒
		動物性毒素	毒蛇咬症
文明的・技術的環境	大気汚染	二酸化硫黄（SO_2），浮遊粒子，二酸化窒素（NO_2），一酸化炭素（CO），光化学オキシダント，アルデヒド，ニトロソアミンなど	光化学スモッグによる刺激症状，公害病
	粉塵症（無機・有機）		珪肺，アスベスト肺，過敏性肺臓炎
	化学的作用	エチルアルコール，メチルアルコール，有機溶剤，四塩化炭素，塩化ビニル，一酸化炭素，青酸塩，毒ガス，水銀，カドミウム，農薬，PCB，ダイオキシンなど	薬物中毒，農薬中毒，公害病 内分泌攪乱化学物質（環境ホルモン）
	公害病		水俣病，イタイイタイ病，四日市喘息
	職業病		頸肩腕症候群，振動病，VDT症候群
	医原病	薬原病	肝障害，腎障害，神経障害，薬疹，発がん
		輸血，放射線，血液透析	異型輸血，放射線肺臓炎

表2-3● コッホの要請（病原微生物に関して）

1. その微生物がその疾患のすべての症状において証明されること
2. その微生物がほかの病気には見いだされないこと
3. 患者から採取されたその微生物の純培養により，実験的動物にその病気を再現し得ること

学習の手引き

1. 病理学的視点に立った病気の分類を理解しておこう。
2. 病気の原因について述べてみよう。
3. 病気の要因が主に生体側にある場合の疾患をあげてみよう。

第２章のふりかえりチェック

次の文章の空欄を埋めてみよう。

1 退行性病変と進行性病変

退行性病変は細胞や組織が障害されて，[1]，[2]することであり，進行性病変は組織の[3]や[4]で，負荷の増大に対応して起こる。

2 病因

病因は，内因と外因に分けられる。内因と外因の相乗作用で，[5]が発生する。

3 内因

内因の先天的素因には，[6]，[7]，[8]，[9]がある。

4 外因

外因の生物的環境には，[10]，[11]，[12]，[13]，[14]がある。

■ 病理学総論

第3章 先天異常

▶学習の目標
- ●先天異常の定義を理解する。
- ●先天異常の発現のしかたによる分類を理解する。
- ●先天異常の発生機序を理解する。
- ●器官形成期と先天異常の関連を理解する。

I 先天異常の定義・分類・発生機序

A 定義・分類

先天異常（表3-1）とは，出生以前に発生するからだの異常であり，形態の異常

表3-1● 先天異常の分類

分類		疾患の例
形態異常（奇形）	外表奇形（からだの表面から観察できる奇形）	口唇裂（図3-2参照）・口蓋裂，多指（趾）症（図3-3参照），合指症，四肢欠損症
	内臓奇形	心室中隔欠損症，心房中隔欠損症（図3-4参照），大動脈管開存，ファロー四徴症，食道閉鎖，鎖肛，腸回転異常症，横隔膜ヘルニア，馬蹄腎，無脳症（図3-5参照）
	結合双生児（双胎の一部がつながった奇形）	胸結合体（図3-6参照），殿結合体，頭蓋結合体
機能異常	代謝異常	フェニルケトン尿症，メープルシロップ尿症，ガラクトース血症，糖原病，ウィルソン病
	内分泌異常	クレチン病，先天性副腎過形成
	免疫異常	X連鎖無γグロブリン血症，ディジョージ症候群，ウィスコット-オールドリッチ症候群
	血液異常	血友病，赤芽球癆（せきがきゅうろう）
系統的異常		ダウン症候群，ターナー症候群，アルポート症候群，クラインフェルター症候群，リンチ症候群

1 疾病の成り立ちを学ぶ
2 病気の種類とその要因
3 先天異常
4 退行性病変と進行性病変
5 循環障害
6 炎症
7 腫瘍
8 免疫
9 感染と予防
10 感染症の原因となる病原微生物
11 臨床病理検査

（奇形）や機能の異常と，様々な異常が系統的に生じるものである。形態異常には，からだの表面から観察できる外表奇形と内臓奇形，結合双生児があり，機能異常には代謝異常や内分泌異常，免疫異常，血液疾患などがある。

B　発生機序

原因としては，遺伝子異常によるもの（遺伝要因）と母胎環境の異常により発育途中で生じるもの（環境要因）がある（表3-2）が，遺伝要因が25～40%，環境要因が７～10%で，残りは不明（遺伝＋環境要因）とされている。発生頻度は５～８％程度であり，生下時ないし生後１年以内に発現することが多いが，その後の成長過程で顕在化する場合もある。

表3-2● 先天異常の発生機序

発生機序			主な疾患
遺伝障害	遺伝子病	常染色体 顕性（優性）遺伝	マルファン症候群，神経線維腫症Ⅰ型，軟骨形成不全症，遺伝性球状赤血球症，ハンチントン病，リンチ症候群
		常染色体 潜性（劣性）遺伝	フェニルケトン尿症，ポンペ病（糖原病Ⅱ型），嚢胞性線維症，鎌状赤血球貧血症
		伴性 顕性（優性）遺伝	色素失調症
		伴性 潜性（劣性）遺伝	血友病A・B，デュシェンヌ型筋ジストロフィー
	染色体異常	数的異常	ダウン症候群（21トリソミー），18トリソミー，ターナー症候群（XX→X），クラインフェルター症候群（XY→XXYなど）
		構造異常 （部分欠損や転座）	プラダー - ウィリ症候群，猫鳴き症候群
	多因子遺伝病		口唇裂，口蓋裂，無脳症，心大血管奇形，幽門狭窄，多指（趾）症，心室中隔欠損症，心房中隔欠損症，ファロー四徴症，結合体
胎内発育 障害	胎芽病	化学物質	サリドマイド胎芽症（四肢欠損症），喫煙・アルコール多飲の影響による異常
		感染	先天性風疹症候群（心奇形，白内障など），サイトメガロウイルス感染症（小頭症），トキソプラズマ症（水頭症），パルボウイルス感染症（胎児水腫），ヘルペスウイルス，水痘
		放射線被曝	水頭症，小頭症，精神遅滞
	胎児病	破壊	早期羊膜裂傷症候群，絞扼輪症候群
		変形	関節変形，内反手・足，小耳症

1. 遺伝要因

染色体や遺伝子の異常により先天異常が生じるときには，親から子に遺伝する場合と，突然変異として起こる場合がある。親から遺伝する場合には，両親のうち片方からのみの遺伝子でも発病する**顕性**（**優性**）**遺伝**と，両者の遺伝子がそろえば発病するが片方からのみでは発病せず保因者となる**潜性**（**劣性**）**遺伝**がある。また，性別により異なる（ＸＹ染色体に依存する）**伴性遺伝**もある。

2. 環境要因

胎児発育早期の各臓器が形成される時期（器官形成期）は臓器により異なり（図3-1），外界からの影響を最も受けやすい。この時期に環境要因により障害を受けて臓器の形成異常を起こす**胎芽病**と，その後に索状物などによる離断や圧迫による変形のために起こる**胎児病**がある。なお，多くの器官が形成される受精後３～８週までを**胎芽期**，それ以後を**胎児期**という。放射線やある種の薬剤などの，曝露されることにより先天異常を引き起こす可能性の高い物質を**催奇物質**というが，先天異常が起こるかどうかは，妊婦が催奇物質に曝露された時期・量・期間によって決まる。障害が高度な場合には胎児は死亡し，流産となる。

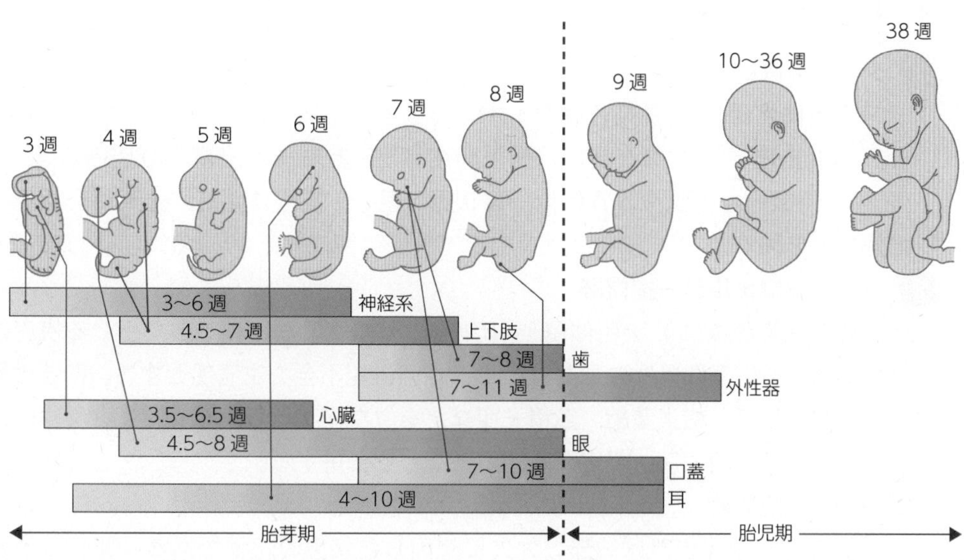

それぞれの器官形成期に障害を受けると，その臓器に異常をきたしやすい（胎芽病）。

図3-1● 器官形成期

Ⅱ 代表的疾患

1. 遺伝子病

❶ フェニルケトン尿症

常染色体潜性（劣性）遺伝により必須アミノ酸のフェニルアラニンをチロシンに変える酵素や補酵素の働きが生まれつき弱いために起こる。発生率は約 0.001%。フェニルアラニン蓄積により精神発達が障害され，チロシン欠乏により髪の毛や皮膚の色が薄くなる。新生児期にはほとんど症状はないが，血液中フェニルアラニン高値が持続すると，発達遅滞などの神経症状を発症する。

わが国では現在，すべての新生児に対しスクリーニング検査（新生児マススクリーニング）を行い，早期治療に役立てている。たんぱく質を制限してフェニルアラニンの摂取を抑え，不足するほかのアミノ酸を治療粉乳で補う食事療法を行う。治療は生後できるだけ早期に開始し，脳が発達中の乳児期～小児期は厳密にコントロールする必要がある。

❷ リンチ症候群（遺伝性非ポリポーシス大腸がん）

常染色体顕性（優性）遺伝であり，ミスマッチ修復遺伝子の異常により大腸，子宮内膜，卵巣，胃，小腸，肝・胆道系，腎盂・尿管などのがん発症リスクが高まる。約 80%が生涯の間に大腸がんを発症する。日本では大腸がん患者の約 0.15～ 2 %。

2. 染色体の異常

❶ ダウン症候群

常染色体異常（21 番染色体が 1 本多く 3 本である 21 トリソミー）により生じる。高齢出産にリスクが高い（発生頻度は 25 歳未満の出産で 0.05%，40 歳で 1 %）。特徴的な顔貌や耳介低位，翼状頸を呈し，高率に鎖肛，先天性心疾患，白血病などを伴う。

❷ クラインフェルター症候群

男性の性染色体に X 染色体が 1 本以上多い（XXY など）ことで生じる疾患の総称である。発生率は男児の 0.1～0.2%。性腺機能不全を主病態とする。四肢細長，思春期発来遅延，精巣萎縮，無精子症などを主な症状とし，悪性腫瘍，骨粗鬆症，自己免疫疾患，糖尿病，軽度の知的障害などを合併する。

❸ ターナー症候群

X 染色体の全体または一部の欠失に起因した疾患の総称である。発生率は女児の 0.1%（女性のみ）。性腺機能不全を主病態とする。98%は胎児の段階で自然流産となる。低身長，特徴的身体徴候，卵巣機能不全により 2 次性徴不全，月経異常などがあげられ，不妊となる場合が多い。骨粗鬆症，糖尿病，甲状腺機能障害，大動脈縮窄症や僧帽弁逸脱，大動脈二尖弁などの心・血管系障害，馬蹄腎などの腎・腎血管系の奇形を合併する。

3. 多因子遺伝病

1 口唇裂（図 3-2）・口蓋裂

顔面形成時に左右から延びる突起の癒合がうまくいかないために生じる。発生率は約 0.2%。胎生 2 ～ 3 か月頃の異常な外力，母体の栄養障害，薬剤，風疹，X 線被曝などと，一部は遺伝が原因となるが，70%は原因不明。哺乳，摂食障害や発音障害が生じる。

2 多指（趾）症（図 3-3）

妊娠 4 ～ 7 週目頃に原基から指の間が裂けて指ができる過程で，余分に裂けるために過剰指が生じる。発生率は上肢で 0.1～0.2%，第 1 指に多く，下肢で 0.05～0.1%，第 5 趾に多い。

3 心室中隔欠損症

心室中隔の形成が不十分で，生後も孔が残るもの。先天性心疾患のうちで最も多く，発生率は約 0.3%。小さなものは自然に閉鎖するが，大きなものは心臓に負担がかかるため手術が必要になる。

4 心房中隔欠損症（図 3-4）

母体内では肺を迂回する血流を通す心房中隔の孔が，生後も塞がらないもの。発生率は約 0.07%。左心房から右心房に血流が流れ，心臓に負担がかかる。最近ではカテーテル手術で治療されることが多い。放置すると肺高血圧症になり，右心房から左心房に血流が流れて，チアノーゼを生じる。

5 ファロー四徴症

肺動脈狭窄，心室中隔欠損，大動脈騎乗，右心室肥大が合併した重症心奇形である。発生率は約 0.05%。発生段階で肺動脈と大動脈を分ける動脈幹円錐中隔が前

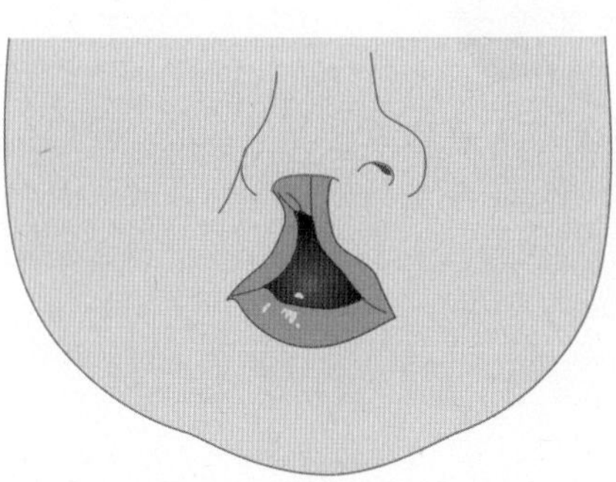

顔面形成時に左右から伸びる突起の癒合がうまくいかず生じる。

図3-2● 口唇裂

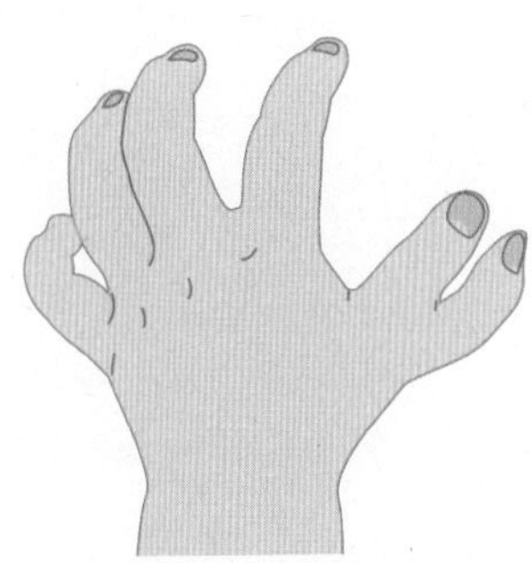

原基から間が裂けて指ができる過程で，余分に裂けるために生じる。

図3-3● 母指多指症

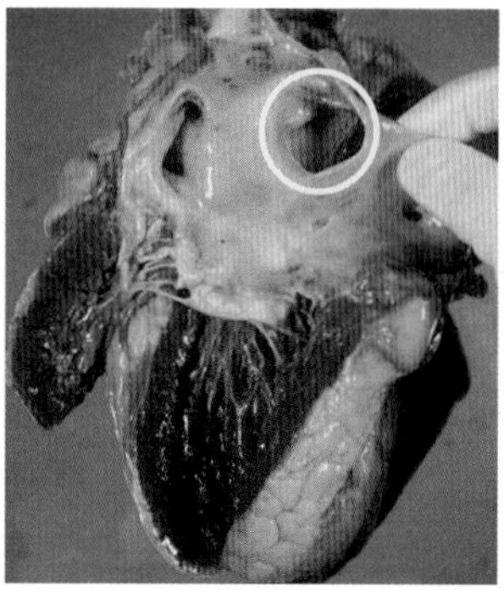

母体内では肺を迂回する血流を通す心房中隔の孔が生後も塞がらない。

図3-4● **心房中隔欠損症**

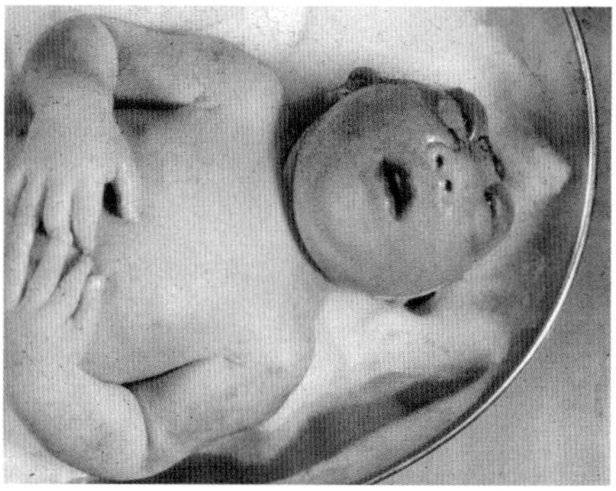

神経管閉鎖の障害により脳が正常に形成されない。

図3-5● **無脳症**

方に偏位することにより生じる。チアノーゼ，太鼓バチ状指，赤血球増多症，呼吸困難を起こす。

6 無脳症（図 3-5）

妊娠 4 ～ 5 週目頃に起こる神経管閉鎖の障害により，脳が正常に形成されないために起こる。発生率は約 0.01%。環境要因（飲酒，喫煙など）や遺伝などが関係すると考えられている。脳以外に異常がないことが多いが，多くは死産や出生後早期に死亡する。

7 結合体（図 3-6）

結合体（結合双生児）とは，からだが結合している双生児のことである。発生率は約 0.001%。一卵性双生児の発生において，通常，受精後およそ 10 日以内に受

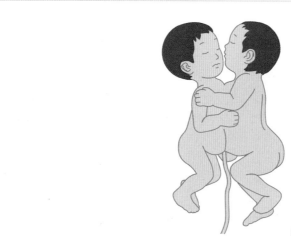

胸部が結合している双生児のこと。

図3-6● **胸結合体**

精卵が分裂した場合は完全に分離した双生児が発生するが，受精後 13 日目以降に分裂が起きた場合，部分的な分離によって結合体が生じる。結合部位により胸結合体，殿結合体，頭蓋(とうがい)結合体などに分類される。状況に応じて外科的に分離することができる。

1981 年ベトナム生まれの下肢結合体であるベトちゃんドクちゃんはベトナム戦争下で枯葉剤として使用されたダイオキシン類との関係が疑われたが，ほかの説もあり確認されていない。

学習の手引き

1. 先天異常はどのように分類されるか，疾患名をあげながら説明してみよう。
2. 遺伝障害による主な疾患をあげてみよう。
3. 胎内発育障害の主な疾患をあげてみよう。
4. 胎芽病と胎児病について，それぞれ説明してみよう。

第 3 章のふりかえりチェック

次の文章の空欄を埋めてみよう。

1 先天異常

先天異常とは，[1]以前に発生するからだの異常であり，[2]の異常（奇形）や[3]の異常と，様々な異常が系統的に生じるものである。

2 形態異常と機能異常

形態異常には，[4]と[5]，[6]がある。機能異常には[7]や[8]，[9]，[10]などがある。

3 遺伝要因と環境要因

親から遺伝する場合，両親の片方からのみの遺伝子でも発病する[11]と，両者の遺伝子がそろえば発病するが片方からのみでは発病せず保因者となる[12]がある。性別により異なる（XY染色体に依存する）[13]もある。

4 フェニルケトン尿症

常染色体潜性（劣性）遺伝により必須アミノ酸の[14]を[15]に変える酵素や補酵素の働きが生まれつき弱いために起こる。

■病理学総論

第4章 退行性病変と進行性病変

▶**学習の目標**
- ●退行性病変の種類とそれぞれの病態を学習する。
- ●物質代謝障害としての変性について理解する。
- ●進行性病変の種類とそれぞれの病態を学習する。
- ●損傷の修復と異物に対する反応・処理について理解する。

I 退行性病変

A 壊死

いろいろな障害によって局所的に組織や細胞が死ぬことを**壊死**(えし)といい，以下の要因がある。

①化学的要因：強酸，強アルカリ剤など。

②物理的要因：熱傷(ねっしょう)，凍傷など。

③血行障害。

④感染症：細菌など。

また，壊死は大きく以下の３つに分類される。

1. 凝固壊死（図 4-1）

たんぱく質に富む組織に多くみられ，細胞内の構造は消失するが，細胞の形はわかる程度に残存する。心臓や腎臓の梗塞(こうそく)，結核などで起こりやすい（例：心筋梗塞）。

●**乾酪壊死**　凝固壊死の一種で，やわらかく白色のチーズ様に見える壊死を乾酪壊死という（乾酪(かんらく)＝チーズのこと）。結核症で認められる（第６章「炎症」参照）。

2. 液化壊死（図 4-2）

脂肪の多い組織に多く，壊死組織が酵素(こうそ)の作用によって液状に変化したものをいう。中枢神経組織(ちゅうすうしんけいそしき)で起こりやすい（例：脳梗塞）。

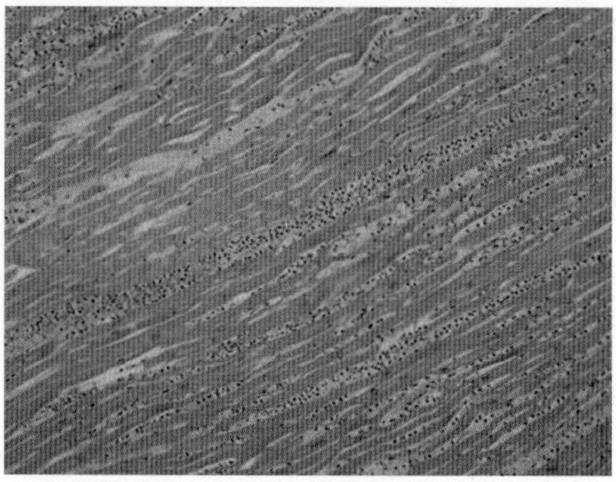

横紋筋細胞の核や横紋が消失しているが，細胞そのものの形は残っている。周囲には好中球の浸潤がみられる。

図4-1● 凝固壊死（心筋梗塞）

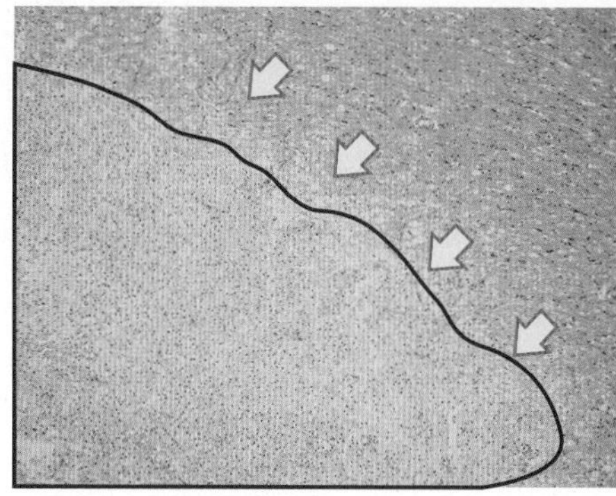

液状になり，脳の細胞そのものが消失している（矢印より左下）。マクロファージの浸潤を伴っている。

図4-2● 液化壊死（脳梗塞）

3. 壊疽

壊疽（えそ）とは，壊死組織が腐敗菌の繁殖や外界の影響によって２次的に乾燥したり，ガスが発生したりする場合をいう。

B アポトーシス

壊死のほかに，細胞の自発的な死のことをアポトーシス（apoptosis）という。たとえば，発生の過程において，手指の発生段階で指の間の細胞がアポトーシスを起こすことによって，水かきのような手から一本一本の指ができあがる。また，免疫系（めんえきけい）の発達や調節にも関与している。

細胞は自分から死んでいくための遺伝子を準備していることから，アポトーシスのことを「プログラムされた死」ともいう。

C 萎縮

一度決まった大きさに発育・分化・成熟した臓器や組織，細胞の容積が，質的な変化を起こさずに縮小したり，数が減少したりすることを萎縮（いしゅく）という。最初から正常の大きさに達しない場合は低形成といい，萎縮とは区別して扱う。

萎縮には，大きさが縮小する①単純萎縮と，数が減少する②数的萎縮がある（図4-3）。

萎縮は原因によって次のように分けられる。

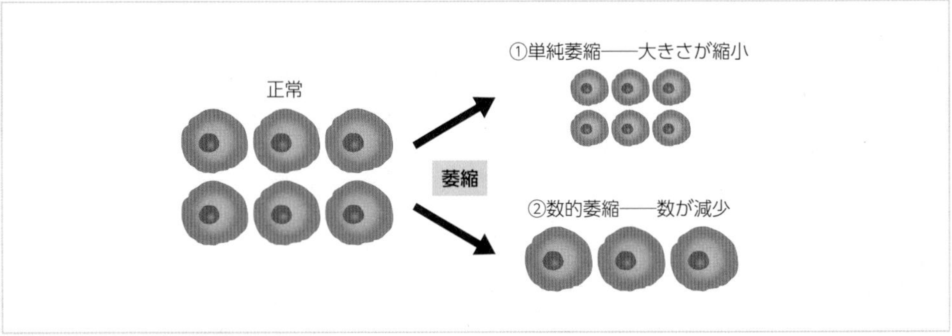

図4-3● 単純萎縮と数的萎縮

1．生理的萎縮

歳をとることによって代謝が低下したり，栄養摂取が少なくなることによって萎縮が起こることを生理的萎縮という。様々な臓器に起こるが，主に脳や胸腺，卵巣，精巣に多く認められる。

2．圧迫萎縮

機械的な圧迫が長時間持続して加わったときに萎縮が起こる。これを圧迫萎縮という。たとえば尿管が，結石や腫瘍によって閉塞すると，それより上の尿管や腎盂に尿がたまっていき，腎臓の組織を圧迫して萎縮を起こし，腎盂が拡張する（例：水腎症，図 4-4）。

また，圧迫萎縮の代表的なものに褥瘡（図 4-5）がある。これは長い間臥床（寝たきり）することにより，仙骨部や踵部（かかと），肩甲骨部など一定の部位に持続的な圧迫が加わり，血液循環障害が起きるものである。さらに２次的に細菌感染も起こりやすくなる。頻繁な体位変換やマッサージなどを行い，発症の予防をすることが最も重要である。

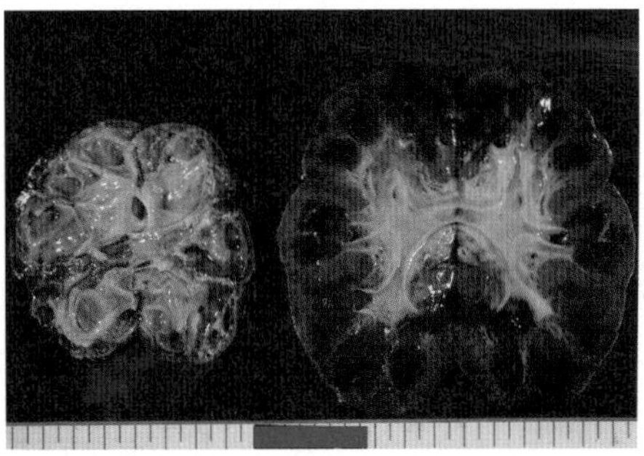

腎臓実質は薄くなり，ほとんどみられない。

図4-4● 水腎症（左側）

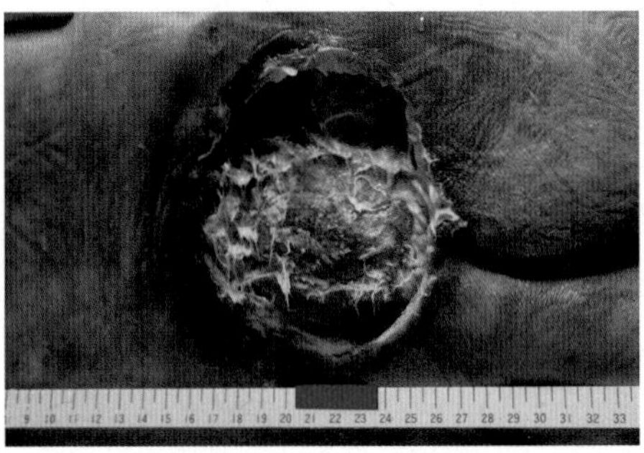

長期の臥床により，皮膚の潰瘍が起こる。

図4-5● 褥瘡

3. 廃用性萎縮（無為萎縮）

臓器や組織を長時間使わない状態にしておくと萎縮が起こる。これを廃用性萎縮（無為萎縮）という。たとえば，長期間臥床状態にある患者は著明に足が細くなって歩けなくなる。また，長期間ギプスを巻いていた場合には，巻いていないほうに比べて著明に萎縮するというような場合をいう。

4. 中毒性萎縮

ホルモン薬の投与により，通常体内でホルモンを産生している臓器がホルモン産生を抑制するために起こる萎縮を中毒性萎縮という。たとえば，ヨード薬を長期間投与されている患者は甲状腺の萎縮が起こるし，副腎皮質ステロイド薬を長期間投与されていると副腎萎縮が起こる。いずれもいきなり投与を中止すると，萎縮している臓器はホルモン産生能力が低下しているために，重篤な機能低下症状を起こすので注意が必要である。

D 変性

1. 形態学的な変性

細胞は様々な原因によって組織・機能の障害や低下をきたす。その障害の原因が除去されると正常に戻ることができる可逆性の形態学的な変化を変性という。

1 分類

①正常でみられるものが多量に病的に出現する場合（例：脂肪変性，粘液変性など）。

②正常ではみられないものが出現する場合（例：石灰変性，アミロイド変性など）。

③細胞の機能障害によって正常とは違ってみられる場合（例：尿細管上皮の混濁腫脹など）。

2 変性の型（図 4-6）

1） 混濁腫脹

肝臓や腎臓，心臓などの細胞内に細かい顆粒状の物質がみられ，このような変化

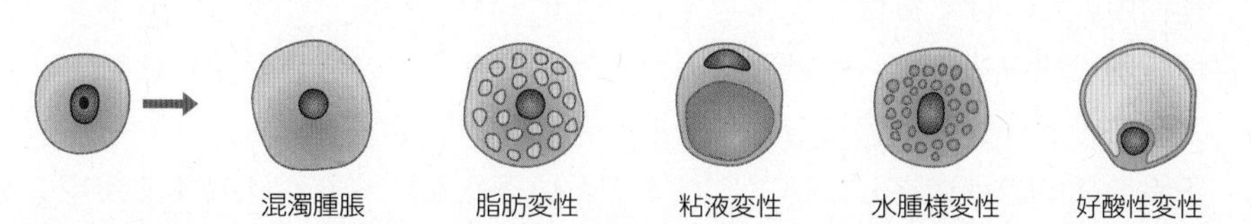

図4-6● 変性の型

1 疾病の成り立ちを学ぶ
2 病気の種類とその要因
3 先天異常
4 退行性病変と進行性病変
5 循環障害
6 炎症
7 腫瘍
8 免疫
9 感染と予防
10 感染症の原因となる病原微生物
11 臨床病理検査

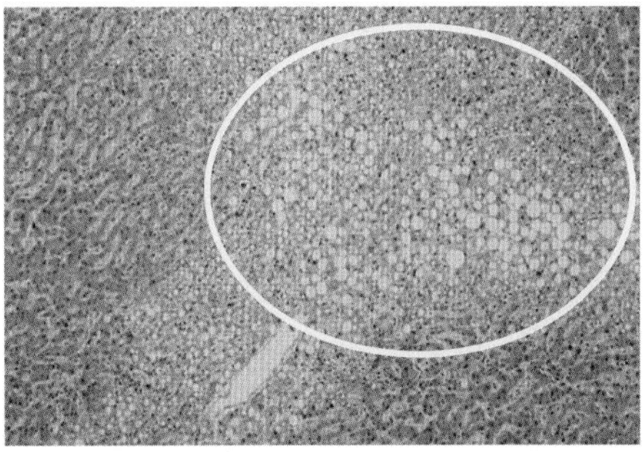

肝細胞の中に脂肪の小滴がみられる。

図4-7● **脂肪変性**

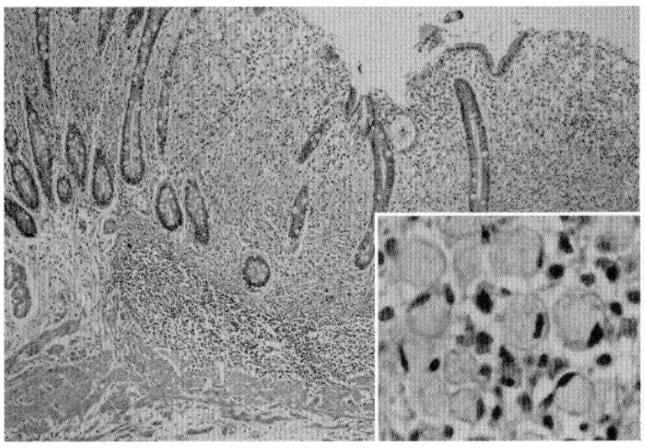

正常腺管間に印環細胞が増殖して認められる（右下は；拡大像）。

図4-8● **印環細胞がん（胃がん）**

のために組織の光沢が失われて腫脹し濁ってみえる。循環障害や酸素欠乏のときにみられる変化である。

2）**脂肪変性**

酸素欠乏などのとき，肝臓や心臓の細胞の細胞質に脂肪の小滴が認められる（図4-7）。

3）**粘液変性**

上皮細胞はもともと粘液を産生・分泌する能力をもっているが，これが亢進する場合に起きる。たとえば，腺上皮細胞から発生するがんの一種に印環細胞がん（図4-8）があり，これはがん細胞内の多量の粘液のために核が一側に押しやられ，あたかも印環（印鑑つきの指輪のこと）のようにみえるものである。

4）**その他の変性**

そのほかに硝子滴変性や水腫様変性，角質変性，コロイド変性，好酸性変性などがある。

2. 代謝障害としての変性

細胞はいろいろな栄養を摂取して物質代謝を行うが，その代謝過程のどこかで生じた異常が病気を生じさせることになるため，変性を代謝障害ともいう。物質代謝障害は，たんぱく質，脂質，糖質，色素，無機質などの代謝障害に分けられる。

1 たんぱく質代謝異常

食物中のたんぱく質は消化管でアミノ酸に分解される。これらは肝臓をとおして各種臓器に取り込まれ，組織固有のたんぱく質として合成され用いられる。

1）アミロイドーシス（アミロイド変性）

正常の体内では存在しないアミロイドというたんぱく質が沈着する疾患である。肝臓や脾臓，腎臓などに沈着することが多く，多発性骨髄腫や膠原病に伴うが，原因不明の場合もある（図4-9）。

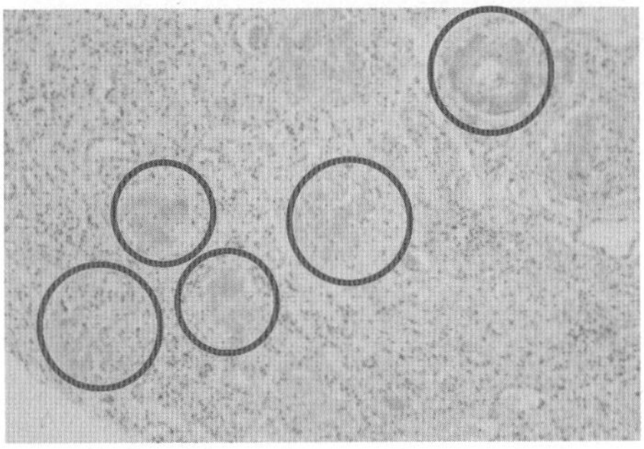

腎臓の血管壁および糸球体に朱色のアミロイドの沈着がみられる（コンゴーレッド染色）。

図4-9● アミロイドーシス

2）アミノ酸代謝異常

アミノ酸代謝異常では先天性の代謝異常症が知られており，新生児のスクリーニングで早期発見および早期治療をすれば，症状が改善し正常に発育する（フェニルケトン尿症，メープルシロップ尿症，ヒスチジン血症，ホモシスチン尿症など）。

2 脂質代謝異常（脂質変性）

1）脂質異常症

食物からの脂質は小腸で分解・吸収され，肝臓や脂肪組織で蓄えられる。血液中に中性脂肪やコレステロールなどの脂質が異常に増加した疾患をいう。これには遺伝性の脂質異常症と，炭水化物や脂質を多量に摂取したときに起こる脂質異常症とがある。

2）動脈硬化症

太い動脈の内膜にコレステロールが沈着したものをいう。肉眼的に動脈壁が不規則に肥厚（ひこう）し，内膜に黄色の斑状隆起（はんじょうりゅうき）がみられる。進行すると潰瘍（かいよう）や石灰化を起こし，血液は流れにくくなる。この動脈硬化が心臓の冠動脈（かんどうみゃく）に起こると狭心症（きょうしんしょう）や心筋梗塞（しんきんこうそく）になり，脳動脈に起こると脳出血や脳梗塞を起こす（図4-10）。

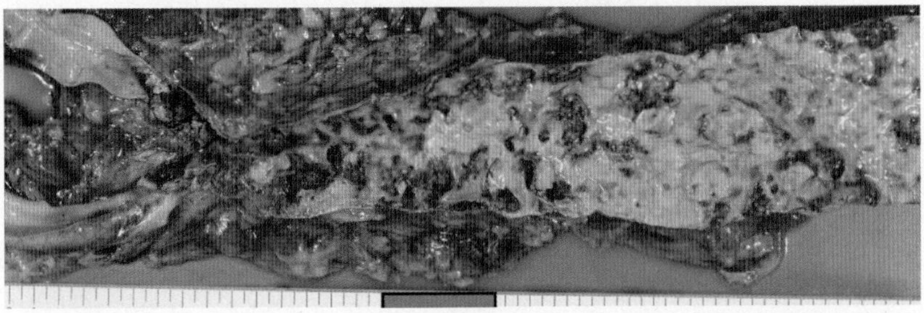

図4-10● 大動脈硬化症

3 糖質代謝異常（糖質変性）

食物として取り入れられた炭水化物は消化されてブドウ糖となり，肝細胞にグリコーゲンとして蓄えられる。この糖質代謝（たいしゃ）が正常に行われないときに病的状態になる。

1）糖原病

グリコーゲンの合成や分解にかかわる酵素（こうそ）が先天的に欠損しているために生じる疾患で，肝臓や心臓などにグリコーゲンが蓄積する。現在はⅠ～Ⅷ型の８つの病型が知られている。

2）糖尿病

血糖値を下げるホルモンであるインスリンが何らかの原因で不足し，血糖値が正常値を超えて持続的に上昇しているときに糖尿病となる。糖尿病の場合，膵臓（すいぞう）の膵島（ランゲルハンス島）に線維化がみられたり（図 4-11），全身の血管に糖たんぱく物質の沈着が起こる。

4 色素代謝異常（色素変性）

体内にはいろいろな色素が存在する。たとえば，胆汁（たんじゅう）に含まれる胆汁色素，赤血球に含まれる血色素，皮膚にあるメラニンなどがある。

1）胆汁色素代謝異常

胆汁色素が全身の臓器に沈着した状態を**黄疸**（おうだん）という。胆汁色素は，赤血球が分解されるときに出される血色素から肝臓でつくられる色素（ビリルビン）であり，胆汁から消化管に排出される。したがって，赤血球が異常に分解されたり（溶血性貧血など），肝臓に病変がある場合（肝炎など）に，血液中に異常にビリルビンが増加し黄疸が起こる。

2）血色素代謝異常

血色素の代謝異常では，血色素に含まれる鉄を含む色素（ヘモジデリン）が全身に沈着し，ヘモジデローシスやヘモクロマトーシスが起こる。大量の輸血を行った

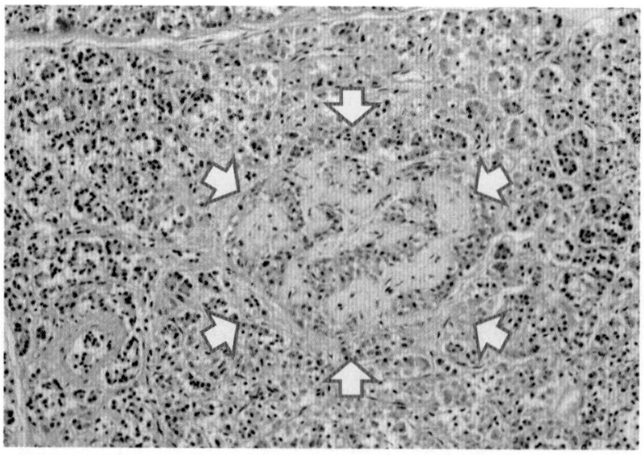

膵臓のランゲルハンス島に線維化がみられる（矢印内がランゲルハンス島）。

図4-11● 糖尿病

ときに起こる場合がある。

5 無機質代謝異常

カルシウムが体内で異常に増加したときには，全身に石灰沈着が起きたり，結石を起こしたりする。逆に減少したときにはテタニー（痙攣（けいれん））が起こる。

銅は体内に微量に存在する物質で，これが先天的に体内に異常に増加し，肝臓や大脳（特にレンズ核）に沈着する疾患をウィルソン病という。

Ⅱ 進行性病変

A 肥大

組織や臓器が本来の構造を保ったまま数が増えたり，大きさが増大した状態を**肥大（ひだい）**という。肥大には大きさが増大する①単純肥大，数が増加する②数的肥大（過形成ともいう）がある（図4-12）。

また，細胞は減少しているのに脂肪細胞などほかの成分が入り込むことにより，一見肥大しているようにみえるものを仮性肥大という（例：進行性筋ジストロフィー）。

肥大は主に以下のように分類される。

1. 作業性肥大

組織や細胞が正常以上の働きをするために起こる肥大を**作業性肥大**という。たとえば，運動選手の心臓や骨格筋はその過剰な仕事量のために大きくなる。また高血圧症の患者の心臓も，その高い血圧に抵抗して血液を供給するために心筋は肥大す

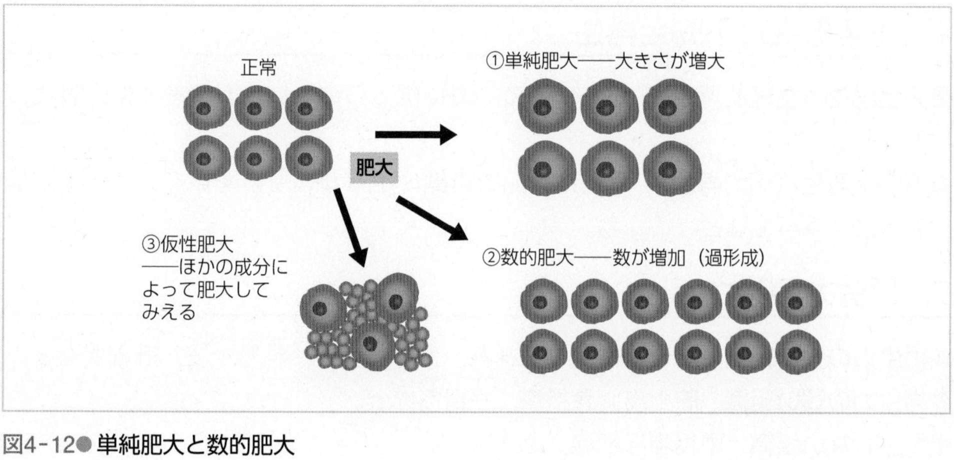

図4-12● 単純肥大と数的肥大

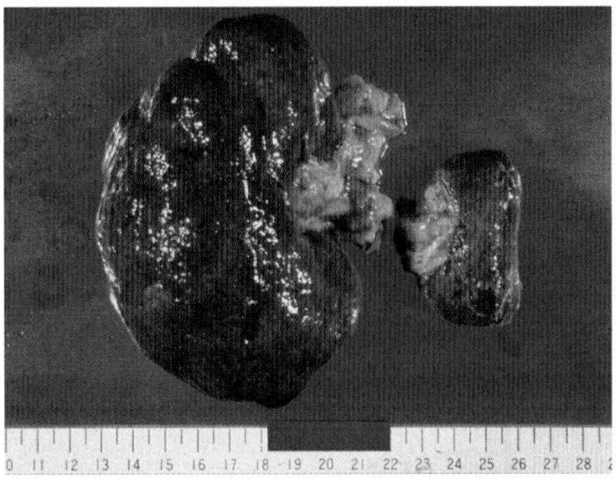

左 280g，右 30g（正常は 120〜130g）

図4-13● 腎臓の肥大と萎縮

る（高血圧症による心肥大など）。

2. 代償性肥大

左右一対ずつある臓器で，片方の臓器の機能が失われた場合にもう一方の臓器がその働きを代償し，仕事量が増えるために起こる肥大を**代償性肥大**という。たとえば腎臓の片方が摘出や機能低下に陥った場合，もう片方の腎臓は著明に肥大する（図 4-13）。

B 再生

組織が何らかの原因で欠損したときに，以前と同じ組織で補充することを**再生**という。高度に分化した組織ほど再生能力は弱く，また，高齢になるほど再生能力は低下する。治り方によって完全再生と不完全再生に分けられる。なお，組織により再生力の強い組織と弱い組織，あるいはまったく再生しない組織がある。

1. 完全再生と不完全再生

● **完全再生（生理的再生）**　完全に元の組織に戻るものをいう。毛髪や爪，表皮，粘膜など。

● **不完全再生（病的再生）**　完全には元の組織に戻らないものをいう。病気や組織の欠損に伴う再生など。

2. 再生力の強さ

● **再生力の強い組織**　結合組織，末梢神経，血球，表皮，粘膜上皮，肝細胞など。

● **再生力の弱い組織**　腺上皮，骨格筋，平滑筋など。

● **再生しない組織**　中枢神経細胞，心筋など。

C 化生

一度分化・成熟した組織や細胞が，ほかの異なった組織や細胞に置き換わることを化生という。すなわち，違った方向への分化を伴う再生である。原因としては，慢性の持続する炎症や機械的な刺激などがある。たとえば，胃粘膜は炎症などの長期間のいろいろな刺激によって腸上皮への化生を起こし（腸上皮化生，図 4-14），胃がん発生の一つの原因になる。同様に子宮頸部の粘膜でも，本来の円柱上皮が炎症などの繰り返しの刺激により扁平上皮への化生を起こす（扁平上皮化生，図 4-15）。

D 損傷の修復と肉芽組織

何らかの原因によって組織が欠損したときに，元の状態に戻す，その一連の過程を修復という。その欠損部を補うために，肉芽*組織という若い組織が形成される（図 4-16）。肉芽組織は，種々の炎症細胞とともに毛細血管や線維芽細胞からなる。時間がたつと毛細血管は減少し，線維組織が増え，最終的に**瘢痕**という状態になる。瘢痕は周囲の組織を引っ張るため，組織や部位によっては拘縮や狭窄を起こす。

E 異物に対する反応と処理

生体内で壊死を起こした組織や血栓，結石など疾患によって形成された病的産物，またはいわゆる異物に対する組織の反応である。すなわち，異物は生体にとっ

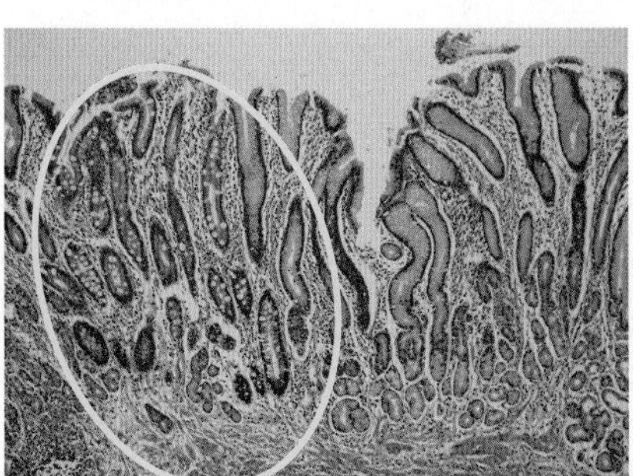

胃の腺上皮内に杯細胞がみられる。

図4-14● **胃の腸上皮化生**

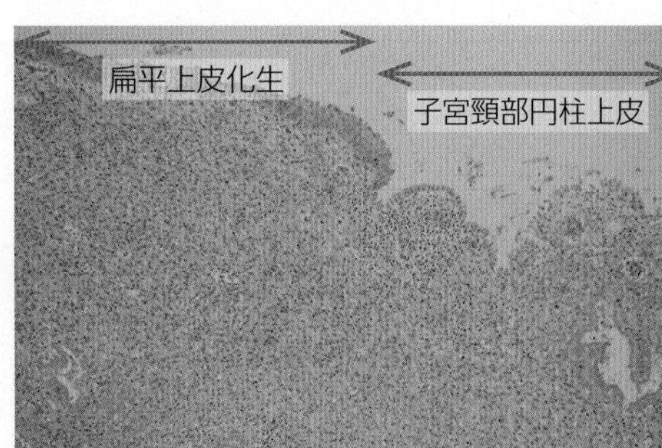

繰り返し刺激された円柱上皮が化生を起こす。

図4-15● **子宮の扁平上皮化生**

＊**肉芽**：「にくが」との読みもある。

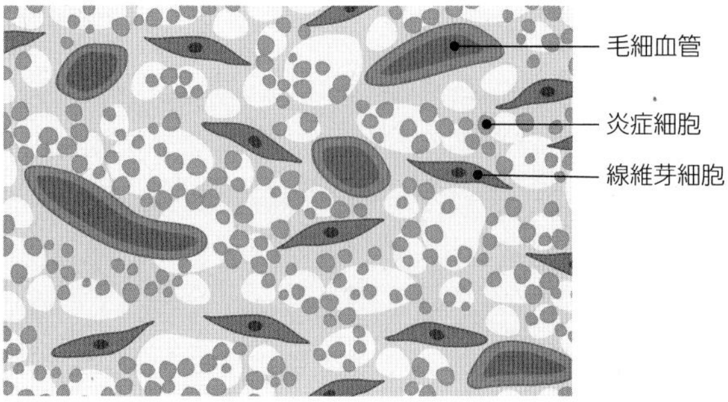

図4-16● 肉芽組織の模式図

てはじゃまなものであるために，無害なものにする処理が行われるのである。

1. 吸収，貪食

異物が極めて小さい場合は，そのままリンパ管に取り込まれて運搬されるか，または食細胞によって貪食されて取り込まれる。液状の異物はそのまま吸収されて排除される。これらの場合は，周囲組織に目立った変化は起こらない。

2. 器質化

異物がやや大きかったり，障害作用のある場合は，肉芽組織が増殖し，器質化という現象が起こる。これは，異物を肉芽組織に置き換えていくことである。たとえば，血管内腔を完全に塞ぐような大きな血栓の場合には，肉芽組織に置き換わっていき，器質化が起こる。そしてしだいに両端の血流から再疎通が起こり，再び血流が通うようになることがある。

3. 被包

異物や梗塞，血栓が大きい場合は周囲から肉芽組織に置き換わっていき，やがて線維性の被膜に取り囲まれる形となる。これを被包という。

4. 異物型巨細胞

異物が固形物の場合は肉芽組織で置き換えることができない。このようなときは，多核で大きい細胞である異物型巨細胞が異物を取り込むことになる（図4-17）。

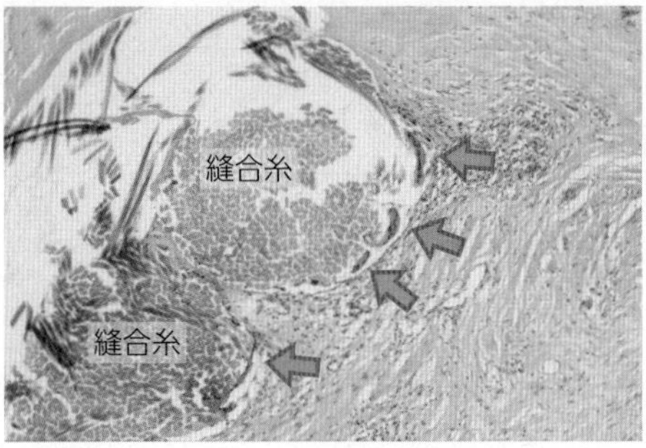

異物型巨細胞（矢印）が手術後の縫合糸を取り囲んでいる。

図4-17● 異物型巨細胞

学習の手引き

1. 壊死とは何か説明してみよう。
2. 萎縮はどう分類されるかまとめてみよう。
3. 変性を定義してみよう。
4. 代謝障害としての変性について復習しておこう。
5. 脂質変性を起こしやすい臓器を覚えておこう。
6. 肥大の例をあげてみよう。
7. 再生力の強い組織と弱い組織をあげてみよう。
8. 肉芽組織について説明してみよう。

第4章のふりかえりチェック

次の文章の空欄を埋めてみよう。

1 壊死

壊死には，細胞内の構造は消失するが細胞の形はわかる程度に残存する[1]，壊死組織が酵素の作用により液状に変化した[2]，壊死組織が腐敗菌の繁殖や外界の影響で乾燥したりガスが発生する[3]がある。

2 圧迫萎縮

圧迫萎縮の代表的なものに，褥瘡がある。長い間の臥床（寝たきり）により，[4]や[5]，[6]など一定の部位に持続的な圧力が加わり，[7]が起きるものである。頻繁な[8]や[9]などを行い，発症を予防する。

3 作業性肥大

[10]や[11]が正常以上の働きをするために起こる肥大を作業性肥大という。高血圧症患者の心臓は，高い血圧に抵抗して血液を供給するために[12]が肥大する。

■ 病理学総論

第5章 循環障害

▶**学習の目標**

- ●局所循環障害の基本的病態について学習する。
- ●局所循環障害の特別な型である血栓症，塞栓症，梗塞について学習する。
- ●水および電解質代謝の異常について学習する。
- ●全身的な循環障害の種類と，それぞれの病態について学習する。

I 循環とは

循環とは，**血液**および**リンパ液**が体内を巡り流れることをいう。酸素，ブドウ糖，ホルモン，熱などを輸送して，臓器間の機能分担を結合し，生体の内部環境を調節する。循環系に障害が起こると，栄養の供給不足のために細胞が傷害され，老廃物が蓄積して変性や壊死（えし）をきたす。

血液は，動脈・静脈という血管内を心臓のポンプ力により駆出（くしゅつ）・還流（かんりゅう）する。心臓から出ていく血管を**動脈**，心臓に戻ってくる血管を**静脈**とよぶ。

1 動脈血と静脈血

肺では血液中の二酸化炭素が肺胞内（はいほうない）の空気に放出され，空気中の酸素を取り込む。血液内で酸素を運ぶのは赤血球の中に含まれているヘモグロビンという色素で，酸素と結合すると鮮紅色を呈し，酸素を放出すると暗赤色を呈する。酸素濃度の高い血液を**動脈血**，低い血液を**静脈血**とよぶ（図5-1。看護学入門第1巻図3-4「肺循環および体循環の模型図」参照）。

2 大循環系と小循環系

心臓と肺との間の血管系を**小循環系**，それ以外の臓器との間の血管系を**大循環系**とよぶ。大循環では動脈内を動脈血，静脈内を静脈血が流れるのに対して，小循環では肺動脈内を静脈血，肺静脈内を動脈血が流れる。

3 微小循環系とリンパ

動脈と静脈の間には全血管の90％を占める毛細血管があり，ここから酸素やその他の栄養素は血管外へ透過し，細胞と細胞の間を満たす組織液によって個々の細胞まで運ばれる。細胞間隙（かんげき）に開いたリンパ管に流入した組織液を**リンパ液**といい，胸管および右リンパ本幹（ほんかん）を介し，左右静脈角から静脈に還流する。

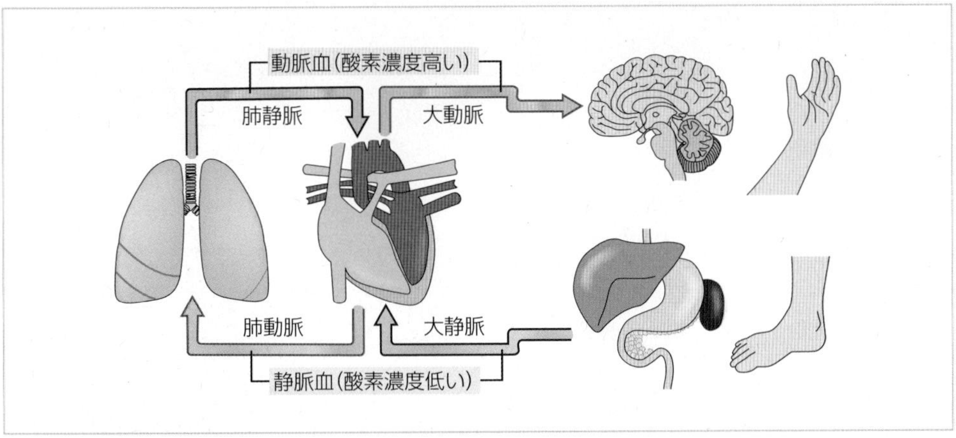

図5-1● **血液の循環**

毛細血管の前後に細動脈，細静脈があり，これらは血液の流れを調整する。この細動脈，毛細血管，細静脈の領域を，**微小循環系**あるいは**血管床**とよぶ。この領域は，組織液との間の物質交換の場であると同時に血液をプールしておく場でもある。

4 閉鎖循環と開放循環

血液は血管内を流れるために効率よく高速に大量の物質を運搬でき，組織液は低速ではあるがこまめに細胞まで運ぶ。血液の循環を**閉鎖循環**，リンパ液の循環を**開放循環**とよぶ。

Ⅱ 循環障害

循環の異常により引き起こされる問題のうち，最も重要なことは組織の**酸素欠乏**である。1週間の断食は可能であっても，ほとんどの人間は5分間息を止めることができないように，酸素の欠乏は短時間であっても生命に重大な危険を及ぼす（図5-2）。

組織の酸素欠乏を生じる基本的な状態は**虚血**と**うっ血**であり，全身的な循環障害としては**ショック**がある。酸素の欠乏により組織の萎縮や壊死が起こる。

虚血やうっ血は，動脈ないし静脈の血流が減少ないし停止することで起こり，その原因には，血栓・塞栓など血管内部のものと，腫瘍による圧迫，腸管や卵管の捻転など血管外のものとがある。また，心不全もうっ血の原因となる。これらに随伴して浮腫などが生じる。

動脈血栓の形成には動脈硬化症（図5-3）の関与が大きいが，その原因として高血圧症，脂質異常症（高脂血症），糖尿病，喫煙などとの関係が深い。

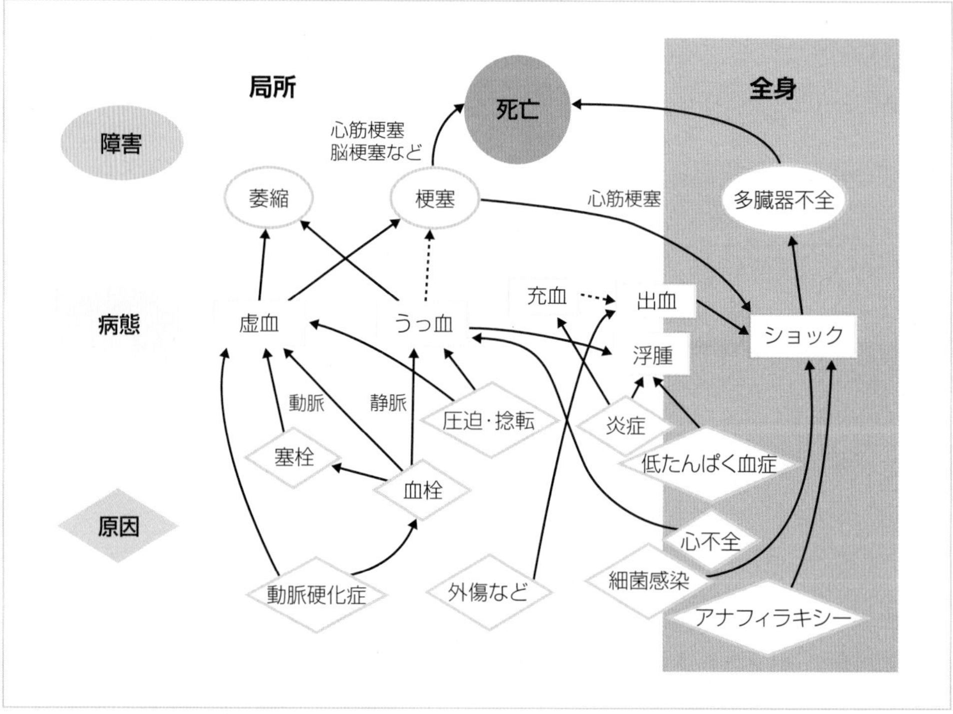

図5-2● 循環障害の概観

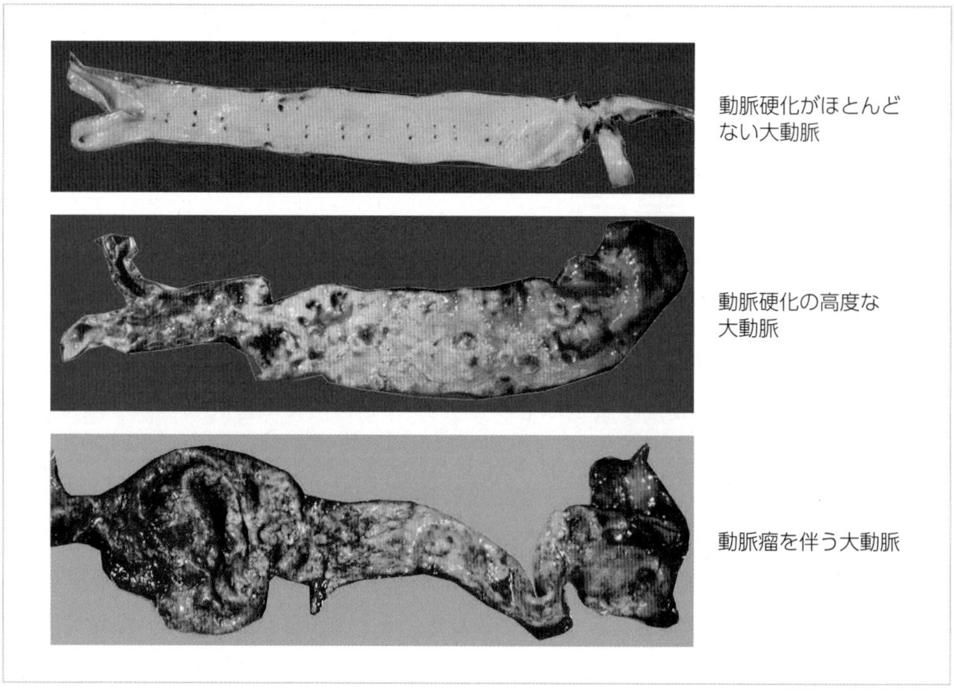

図5-3● 動脈硬化症

Ⅲ 局所循環障害①；基本的病態

局所循環障害には，局所の血管内に血液量が増加した広義の充血と，減少・消失する**虚血**がある。充血はさらに動脈性・能動性充血（狭義の**充血**）と，静脈性・受動性充血（**うっ血**）とに分けられる。充血では末梢組織の酸素濃度が上昇するので臓器障害は少ないが，うっ血・虚血では酸素濃度が低下するために臓器の変性や壊死をきたす。

血流の状態と酸素濃度の関係を図 5-4 に示す。

A 充血

充血とは，細動脈・毛細血管の主動的な拡張と動脈性血液流入の増加により，局所の血管内に動脈血が増加した状態で，急性・一過性のことが多い。充血を起こした部分は鮮紅色となり，温度上昇，膨隆，拍動がみられる。一般に臓器障害は少ないが，頭痛，浮腫，出血を起こすことがある。充血の原因を表 5-1 に示す。

B うっ血

静脈血の還流が妨げられることにより，局所の血管内に静脈血が増加した状態であり，通常は慢性的・持続的であるが，原因の消失や**側副循環**（図 5-5 参照）により解消する。うっ血の原因を表 5-2 に示す。

局所は紫藍色となり（**チアノーゼ**），膨隆や温度低下がみられる。静水圧上昇や

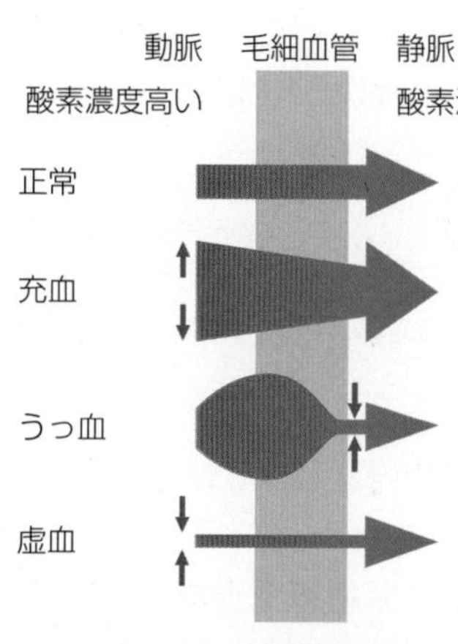

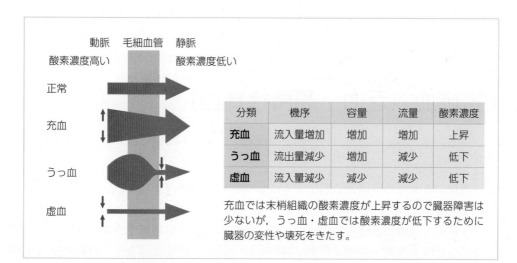

分類	機序	容量	流量	酸素濃度
充血	流入量増加	増加	増加	上昇
うっ血	流出量減少	増加	減少	低下
虚血	流入量減少	減少	減少	低下

充血では末梢組織の酸素濃度が上昇するので臓器障害は少ないが，うっ血・虚血では酸素濃度が低下するために臓器の変性や壊死をきたす。

図5-4● 血流の状態と酸素濃度

1 疾病の成り立ちを学ぶ
2 病気の種類とその要因
3 先天異常
4 退行性病変と進行性病変
5 循環障害
6 炎症
7 腫瘍
8 免疫
9 感染と予防
10 感染症の原因となる病原微生物
11 臨床病理検査

表5-1● 充血の原因

分類	機序	例
機能的（生理的）充血	臓器組織の機能の生理的な亢進時	筋肉運動，消化時（食後）の消化管・消化腺，妊娠子宮
筋性充血	血管平滑筋の弛緩	炎症性充血，機械的刺激・日光・紫外線・温熱による皮膚の紅斑
血管運動神経性充血	血管収縮神経麻痺，血管拡張神経興奮	激しい怒りや恥ずかしさによる顔面紅潮
代償性充血	局所の血液流入の停止・減少時に近傍～遠隔部に現れる	片腎摘出後の残存腎

表5-2● うっ血の原因

分類	機序（例）
心不全	左心不全（肺のうっ血を生じる） 右心不全（肝臓・腎臓・下腿などのうっ血を生じる）
静脈の狭窄・閉塞	血栓，塞栓，静脈炎，腫瘍浸潤，周囲よりの圧迫（腫瘍，腹水，瘢痕，軸捻転，ヘルニア嵌頓，妊娠子宮，肝硬変）
血流補助器官の障害	静脈弁の異常，筋肉運動の減少

酸素欠乏による血管透過性亢進のために血液液体成分が漏出し，うっ血水腫が起こり，微小出血を伴う場合もある。

うっ血の結果，以下のことが起こる。

①局所の細胞組織の変性・萎縮・壊死が起こり，長期間たつと結合織が増生する（**うっ血性硬結**）。微小出血の結果，血鉄素（ヘモジデリン）が沈着し，**褐色硬結**が起こる。

②慢性全身性うっ血では，肺・肝臓にうっ血を生じやすく，肺ではガス交換の障害が起こる。肝臓では脂肪変性のため**ニクズク肝**となる。腎臓ではうっ血性たんぱく尿をきたす。

③静脈うっ滞により静脈瘤，痔核，下腿潰瘍が生じる。

C 虚血（乏血，局所性貧血）

虚血とは，動脈からの血液供給量が減少・消失した状態をいう。局所の冷感・蒼白・容積減少がみられる。

虚血による組織の障害に関係する因子には以下のものがある。

①側副循環の発達の程度。

②細胞・組織の低酸素感受性（心筋，脳皮質細胞，尿細管上皮などは敏感）。

③血管閉塞の発現速度・程度・持続時間（緩徐で軽度な場合は，実質の変性・萎縮，線維症で済むが，急速で高度な場合は乏血性壊死＝梗塞に至る）。

表5-3● 虚血の原因

分類・機序		例
動脈の機械的狭窄・閉塞	外側よりの圧迫	腫瘍，外科的駆血・止血
	内腔の閉塞	動脈硬化症，血栓症，塞栓症
機能的虚血	血管の痙攣性収縮（攣縮）	レイノー病，寒冷 アドレナリンなどの血管収縮物質 激しい精神的衝撃，強い疼痛（脳虚血） 狭心症の一部
	代償性虚血（生体の一部に急激な血管拡張が起こることにより，大量の血液が移動し，他部に虚血をきたす）	腹水・胸水の急激な排出により腹部・胸部に血液が集中し，脳虚血を起こす
	全身の血圧低下	ショック

虚血の原因を表 5-3 に示す。

虚血は局所性貧血ともよぶが，血液中のヘモグロビン濃度が低下する（全身性）貧血との違いを理解しておく必要がある。

D 側副循環

副行循環，側副血行路ともいう。血管の本来の通路が狭窄・閉塞され，血流が流れにくくなったときに，流れるようになるわき道をいう（図 5-5）。

発生機序として以下のことが考えられる。

①既存の血管の拡張と延長。

②平常時には機能していない血管の拡張。

③新生血管。

④人工的血管（バイパス手術）。

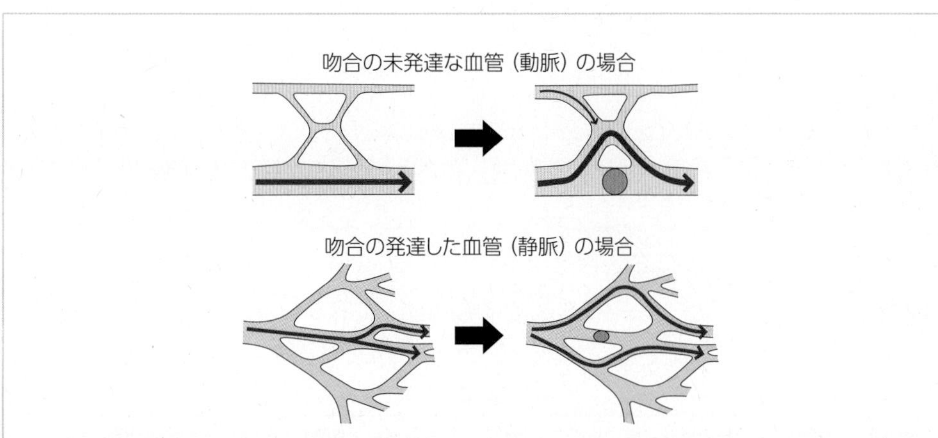

図5-5● 側副循環

●**静脈性側副循環**　うっ血の場合に発達し，既存の吻合枝の拡張により生じることが多い。壊死に至ることは少ないので，発達する時間的余裕がある。

●**動脈性側副循環**　虚血に対して発達し，細い吻合枝の発達により生じることが多く，もともと吻合枝の発達した部位にできやすい。二重支配*部位（肺，肝臓）では他方が補う。終動脈循環*（心臓，脳，腎臓）では，急激な虚血により壊死（梗塞）に陥る。

E　出血

血液の全成分が心臓や血管の外に出ることをいう。赤血球が血管外にみられることを指標とする。出血の原因を表 5-4 に示す。

1．破綻性出血，漏出性出血

●**破綻性出血**　血管壁の破綻により起こる（図 5-6）。動脈性出血は拍動性で鮮血がみられ，静脈性出血は緩徐で暗赤色である。

表5-4● 出血の原因

	機序	例（説明）
局所性要因	外傷性損傷	直接外力，手術，間接外力（衝突，振盪，捻転），潰瘍，肺結核の空洞
局所性要因	血管壁の病変	先天性奇形（血管筋層・内弾性板の欠損，動静脈奇形） 変性（動脈硬化・中膜壊死→動脈瘤），炎症（細菌性動脈瘤，多発性動脈周囲炎），腫瘍による侵食，低酸素症（虚血，うっ血）による内皮障害
局所性要因	血圧の亢進	細動静脈・毛細血管では，血圧上昇単独で出血をきたす 中等大以上の血管では，血管壁病変の加味により出血する 例：血管壁変性に血圧亢進が加わり脳出血をきたす
全身性要因（出血素因）	血液凝固因子の減少	血友病 A（第Ⅷ因子欠如），血友病 B（第Ⅸ因子欠如） 肝硬変などの肝障害（第Ⅱ，Ⅶ，Ⅸ，Ⅹ因子の生成減少） ビタミン K 欠乏，播種性血管内凝固（フィブリノゲンの消耗）
全身性要因（出血素因）	血液凝固阻害因子の増加	全身性エリテマトーデス（SLE），多発性骨髄腫，肝炎
全身性要因（出血素因）	血小板減少・機能異常	血小板減少：特発性血小板減少性紫斑病（抗血小板抗体），症候性血小板減少症（慢性脾腫，再生不良性貧血，白血病，大量出血，急性感染症など），血栓性血小板減少性紫斑病（感染，アレルギー，中毒など） 血小板機能異常：血小板無力症
全身性要因（出血素因）	血管壁障害	ビタミン C 欠乏（壊血病） シェーンライン－ヘノッホ紫斑病（小血管の炎症） 各種感染性疾患，敗血症，腎疾患，酸素欠乏，蛇毒，化学物質

＊**二重支配**：血管の二重支配の意味。肺においては肺動脈と気管支動脈，肝臓においては肝動脈と門脈といった，２種類の血管から血液の供給を受けている状態を指して使われる。

＊**終動脈循環**：吻合のない動脈（終動脈）における血行。

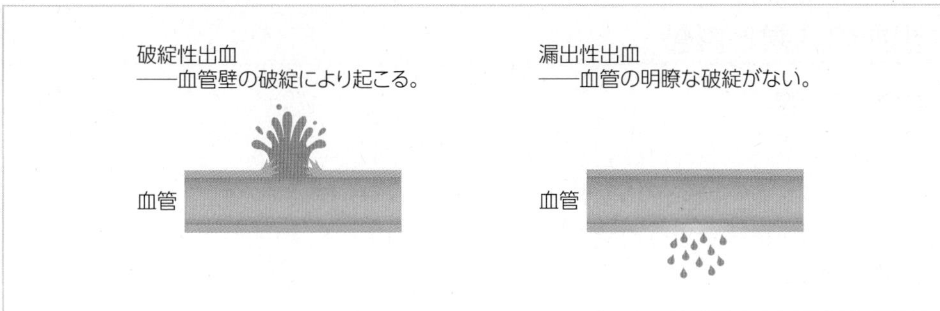

図5-6● **出血の種類**

●**漏出性出血**　血管の明瞭な破綻がなく（図 5-6），出血傾向や血圧上昇などにより，毛細血管・細静脈領域で起こる。

2. 出血の名称

❶ 出血部位による分類

出血する部位により，外出血（開放創よりの出血，鼻出血，消化管出血など）と内出血（皮下出血，臓器内出血，腹腔内出血など）に分かれる。

❷ 内出血の性状による分類

内出血は性状により以下のように分けられる。

- 点状出血：1～2 mm 以下の小さなもの。
- 溢血斑：点状出血より大きなもの。
- 紫斑：点状出血～溢血斑が広くみられるもの。
- 血腫：限局性・圧排性の血液の塊。
- 血液浸潤：境界不明瞭な出血。

❸ 臓器による分類

出血する臓器により，以下のものがある。

- 喀血：肺より。
- 吐血：上部消化管より。
- 下血（腸出血，タール便，血便）：上部・下部消化管より。
- 血尿：腎尿路系より。
- 子宮出血。
- 血胸：胸腔中。
- 心嚢血腫：心嚢内。
- 血性腹水：腹腔内。
- 血関節：関節内。
- 卒中：臓器内への大量出血。

3. 出血の結果と影響

1 全身への影響

①急激に多量（全血の 1/3 以上）に出血すると死亡することがある。
②急激でも少量の場合は代償機構（血管攣縮，間質液の流入）が働く。
③緩徐な出血が持続すると鉄欠乏性貧血をきたす。

2 局所への影響

組織の破壊や近接臓器の圧迫をきたす。

臓器により違いがあり，①脳幹では呼吸中枢・循環中枢を障害して死に至る，②心嚢内に出血した血液が心臓を圧迫して拍動を停止する心タンポナーデや，血胸による無気肺などでは死の危険がある。

Ⅳ 局所循環障害②；特別な型

A 血栓症

生体の心臓や血管内で血液が凝固することを血栓症，凝固物を**血栓**という。血液凝固系と線維素溶解系（線溶系）とのバランスのもとに血栓が形成される（表5-5）。

表5-5● 血栓形成を促進する要因

要因	機序	
血管壁の変化	内皮細胞・内膜の損傷 炎症：近傍の炎症の波及，血管炎，血栓性静脈炎，心内膜炎 変性：動脈硬化症，外傷，熱傷 低酸素症による内皮の障害：うっ血，血行静止 悪性腫瘍の穿通，心筋梗塞	
血流の変化	血流の緩徐～停止	静脈瘤，心不全，ショック，肝硬変，臥床による下肢静脈血栓症，心房細動
	層流*の乱れ（渦流）	動脈瘤，静脈瘤，突出した粥腫（動脈硬化症），血管の変形
血液凝固性の変化	血液凝固因子の増加，凝固阻害因子の欠如，血小板数・粘着性の増加，線溶系活性の低下，血液粘稠度の増加，血中脂質の増加，赤血球数の増加（赤血球増多症），高グロブリン血症，赤血球粘着性の増加（溶血性貧血，鎌状赤血球症），血小板増加（外科操作，出産直後，ショック），血小板粘着性増加，エストロゲン薬，経口避妊薬，がん	

注）実際にはこれらが複合して起こることが多い。

＊**層流**：正常な血流では中心部の流れが速く，有形成分が流れる。辺縁部では血管内皮との間に血漿成分のみの層がある。

血栓の種類（性状）とでき方を表 5-6，図 5-7 に示す。

血栓は血流の緩徐な静脈（特に下肢静脈，骨盤静脈）にできやすい。動脈では動脈硬化のある部位に続発し，心臓では渦流や停滞をきたしやすい心房（心耳）や左心室では心筋梗塞による変性部位に生じ，僧帽弁や大動脈弁には心内膜炎により生じる（表 5-7）。

1 血栓の 2 次的変化と転帰（図 5-8）

●**溶解**　小さな血栓は溶解して消失する。

表5-6● **血栓の性状と形成過程**

種類	構成成分	形成過程	好発部位／説明
白色血栓	主として血小板とフィブリン	損傷された血管壁にできる	・動脈硬化を伴う動脈に多い ・血流の速い部位に形成される ・壁在血栓として生じる
赤色血栓	血液の全有形成分（主として赤血球とフィブリン）	血管壁に異常がない部位にも形成される 白色血栓に付加する形で形成された場合は，血流方向が血栓の尾となる	・静脈に多い ・血流の緩徐な部位に形成されやすい ・血流が緩やかなときは閉塞性血栓の形になる
混合血栓	血小板とフィブリンとの網目中に赤血球，白血球が捕捉される 灰黄色，白色部と赤色部が交互に層をなす	白色血栓と赤色血栓との境界部 血流の緩やかな部（静脈弁，心弁膜，心筋梁柱間，心耳，動脈瘤）で形成される場合は初めから	
フィブリン血栓（硝子血栓）	フィブリンを主体として形成	全身性に凝固系の亢進が起こるために生じる（ショック，不適合輸血，播種性血管内凝固症候群［DIC］）	・腎臓，肺，脳などの細動脈・毛細血管に多発

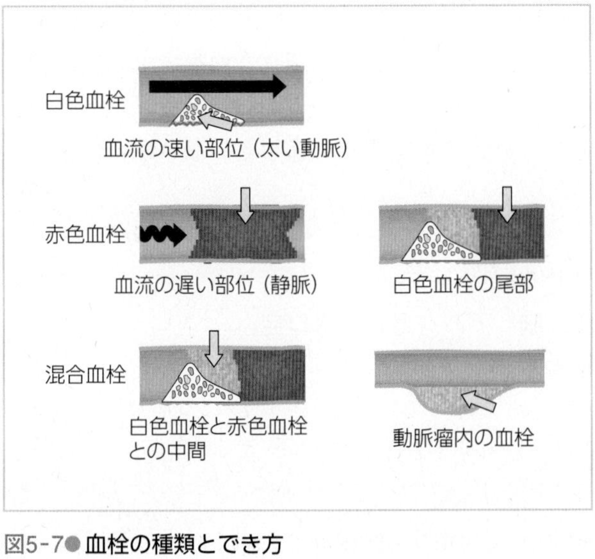

図5-7● **血栓の種類とでき方**

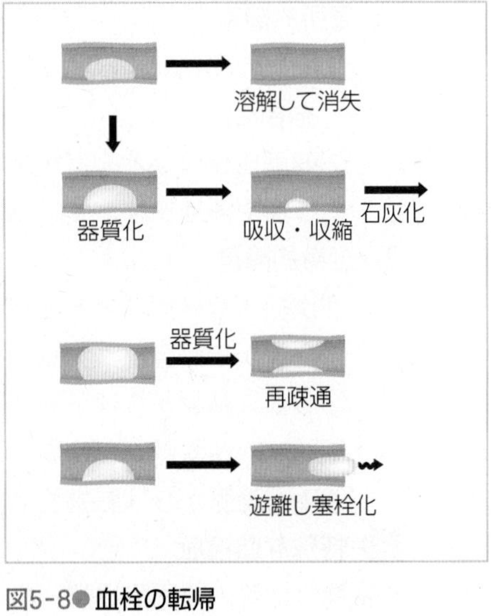

図5-8● **血栓の転帰**

表5-7● 血栓と疾患との関係

疾患	症候
心不全	血液のうっ滞，臥床による下肢の筋肉活動減少
リウマチ性心疾患	心内膜炎による疣贅（血栓）形成 僧帽弁狭窄による左房の拡張，うっ滞，渦流 心房細動によるうっ滞，渦流
心筋梗塞	心内膜損傷，壊死によるうっ滞，渦流
手術後状態	血小板の増加，血管壁の外傷，結紮による盲端
出産後状態	妊娠子宮による腸骨静脈圧迫，血小板増多
下肢などの静脈瘤	うっ滞，渦流
四肢の固定（ギプス装着，麻痺）	静脈のうっ滞

●**器質化** ある程度大きなものは１～２週後から，付着部の血管壁から肉芽(にくげ)組織が形成され吸収される。これを器質化という。

●**再疎通** 大きな血栓(けっせん)や閉塞性(へいそくせい)血栓では，肉芽組織の収縮，肉芽組織内血管の吻合(ふんごう)，拡張が起こり，再疎通(さいそつう)する。

●**石灰化** 血栓の器質化が不十分だとカルシウムが沈着（石灰化）し，静脈石を形成する。

●**遊離** 起立，咳嗽(がいそう)，排便時の腹圧亢進(ふくあつこうしん)などの血管壁の圧迫や骨格筋運動により誘発されて剝離(はくり)すると塞栓(そくせん)となる。また，白血球のたんぱく融解酵素(ゆうかいこうそ)の作用による軟化によっても遊離して塞栓を起こす。

●**細菌感染による転帰** 細菌感染による血栓（例：細菌性心内膜炎）や血栓への２次的細菌感染が起こると，細菌を含む血栓の剝離・流出により全身性化膿性(かのうせい)病巣を形成し，菌血症や敗血症となる。

2 血栓症による障害

1）局所的障害

①動脈の壁在血栓は臨床的意義のない場合が多いが，閉塞性血栓では局所の虚血(きょけつ)をきたす。

②静脈血栓はほとんどが閉塞性であり，側副循環(そくふくじゅんかん)が発達していない場合には，うっ血や浮腫(ふしゅ)をきたす。

2）全身的障害

２次的に塞栓症による障害が生じる。

①心臓からは全身（腎臓，脾臓(ひぞう)，脳，下肢(かし)など）の塞栓症。

②腹部大動脈からは下肢動脈塞栓症。

③総・内頸動脈(ないけいどうみゃく)からは脳塞栓症。

④下肢静脈からは肺塞栓症。

3 特殊な血栓症

●**播種性血管内凝固症候群（disseminated intravascular coagulation；DIC）**

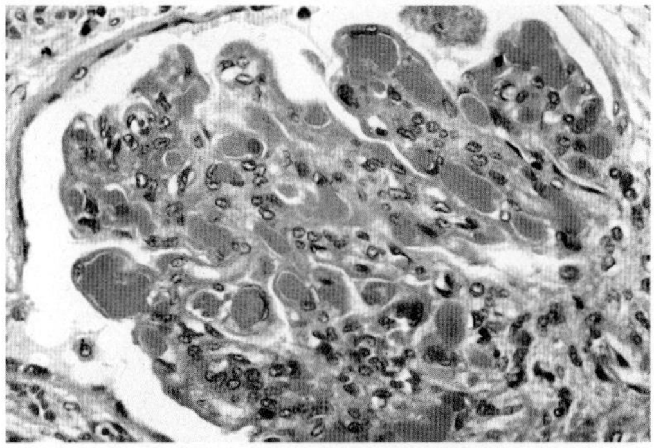

血管内のピンクの塊が微小血栓である。

図5-9● **腎糸球体の微小（硝子様）血栓**

悪性腫瘍末期，急性白血病(とりわけ前骨髄球性白血病)，重症感染症，ショック，産科的疾患に続発する。組織障害，血管内皮の障害，がん細胞・白血病細胞の崩壊による組織トロンボプラスチンの血管内侵入により，**微小血栓**（図 5-9）が全身，特に腎糸球体に多発し，線溶系亢進・凝固因子減少による出血と微小循環障害による臓器障害（多臓器不全症候群［multiple organ dysfunction syndrome；MODS］）をきたす。

B 塞栓症

血栓や異物が血液中を流れて動脈や静脈に嵌入し，部分的または完全に閉塞することを**塞栓症**という。閉塞するものを塞栓子とよび，大部分は血栓に由来するものである。塞栓子の種類を表 5-8，塞栓の経路と発生部位を表 5-9，図 5-10 に示す。塞栓症の結果，以下のことが起こる。

①血栓など無菌性異物の塞栓では虚血性変化をきたし，機能的終末動脈の急激な完全閉塞により梗塞をきたす。

②肺動脈本幹の閉塞では，急性心不全や急性肺性心をきたす。

③感染性塞栓により菌血症，腫瘍細胞塞栓により転移巣を形成する。

C 梗塞

機能的終末動脈の閉塞により起こる，支配領域に限局した組織の乏血性壊死を梗塞という。まれに，静脈閉塞による静脈血排泄の減少によっても起こる。実質細胞と共に間質の枠組みも破壊されるために再生は不可能となる。梗塞発生の要因を表 5-10，梗塞の種類・原因を表 5-11 に示す。

表5-8● 塞栓子の種類

種類	説明
血栓塞栓症	塞栓全体の95%を占める ①静脈性塞栓：下肢静脈・骨盤腔静脈で80〜95% ②動脈性塞栓：左心壁在性血栓，僧帽弁・大動脈弁の血栓，大動脈壁の血栓（小動脈の血栓は閉塞性になることが多い）
細胞および組織片による塞栓症	①骨髄塞栓症：骨折，心マッサージ，胸骨穿刺による ②腫瘍細胞（転移，腫瘍塞栓症） ③心弁膜片（心内膜炎の僧帽弁，大動脈弁），④胎盤片
脂肪塞栓症	①骨折，長幹骨の手術，②脂肪組織の挫滅，③広範な熱傷，④血漿脂肪の分離 ※通常はあまり症状を現さないが，大量のときは呼吸困難やチアノーゼをきたす。肺を通過すると，脳などに到達し，不安，不穏，昏迷をきたす
空気・ほかの気体による塞栓症	①太い静脈から陰圧により吸引：胸郭・頸部の手術，外傷，人工気胸の事故（100〜150mLで死亡） ②減圧性疾患：潜函病，潜水病，飛行士（中枢神経系への影響が大）
細菌・寄生虫による塞栓症	①住血吸虫の母虫・虫卵（肝門脈内塞栓症） ②赤痢アメーバ（肝内塞栓症，肝膿瘍） ③化膿性心内膜炎（転移性膿瘍，敗血症）
コレステロール塞栓症	①動脈硬化病巣よりの硝子様物質（動脈カテーテル操作により起こりやすい）
その他	①メラニンなどの色素 ②石灰を含んだ組織片

表5-9● 塞栓の経路と発生部位

<table>
<tr><th colspan="2">種類</th><th>発生部位</th><th>経路</th><th>塞栓部位</th></tr>
<tr><td rowspan="4">一般的な塞栓症</td><td rowspan="2">静脈性塞栓症</td><td>静脈内（下肢静脈・骨盤腔静脈で80〜95%）</td><td>右心→肺動脈</td><td>肺動脈中枢・末梢
右肺下葉に多い（肺塞栓症）</td></tr>
<tr><td colspan="3">半数は肺塞栓を起こす
大きい塞栓（肺動脈幹，騎乗塞栓）や多発性塞栓では急性肺性心（無酸素症，右室負荷）をきたす。梗塞発生の時間的猶予がないことが多い
小さい塞栓では出血や梗塞をきたす。反復性血栓塞栓症では，徐々に肺血管床が減少していき，長期経過後，呼吸機能障害や肺高血圧症で発見されることがある</td></tr>
<tr><td rowspan="2">動脈性塞栓症</td><td>左心，動脈内
左心壁在性血栓
僧帽弁・大動脈弁の血栓
大動脈瘤壁の血栓</td><td>動脈</td><td>大循環動脈末梢</td></tr>
<tr><td colspan="3">腎臓，脾臓，脳，下肢などに梗塞発生</td></tr>
<tr><td rowspan="4">特殊な塞栓症</td><td rowspan="2">逆行性塞栓症</td><td colspan="3">脊椎静脈叢や下大静脈では，静脈の下流から上流に逆流して塞栓する</td></tr>
<tr><td colspan="3">静脈内圧の変化（激しい咳，深呼吸）により逆流（例：下肢静脈血栓→肝静脈塞栓）</td></tr>
<tr><td rowspan="2">奇異性塞栓症
（逆説的塞栓症
交叉性塞栓症）</td><td>静脈内</td><td>卵円孔，中隔欠損
動静脈奇形</td><td>大循環動脈末梢</td></tr>
<tr><td colspan="3">右→左短絡を介して移行。肺高血圧症による右心圧上昇も関与</td></tr>
</table>

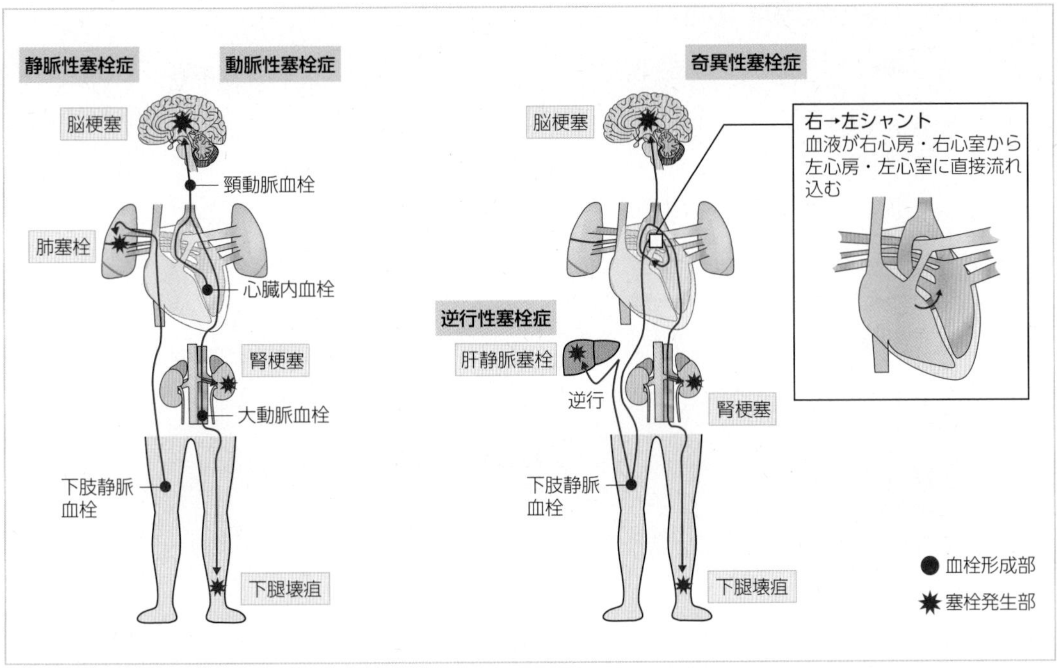

図5-10● 種々の塞栓症

表5-10● 梗塞発生の要因

要因	促進	抑制
血管分布の状態	終動脈支配	二重支配，吻合・側副循環の発達
閉塞発生の速度	急速 例：塞栓症	緩徐（側副循環が発達するため） 例：粥状硬化症
組織自体の感受性	感受性の高いもの：中枢神経系細胞，腎尿細管上皮 機能状態の高いもの	抵抗性の高いもの：間葉系細胞（筋，骨，神経など）
心血管系の一般状態	貧血，心不全（うっ血）	

1 梗塞の原因

①動脈の急激な閉塞：塞栓症の場合のほうが血栓症よりも起こりやすい。

②粥状硬化症による動脈の狭窄：慢性の乏血では，組織の萎縮がみられることが多く，梗塞とならない。

③周囲からの血管の圧迫（腫瘍，線維性癒着，ヘルニア，茎捻転）：静脈閉塞を主として動脈閉塞が加わる（出血性梗塞が起こりやすい）。

2 梗塞の経過（図5-11）

貧血性梗塞の場合で説明する。

第1期：直後では変化不明。肉眼的にはうっ血，浮腫，出血のため赤色を呈する。その後，支配領域には乏血性の凝固壊死（脳では融解壊死＝軟化）が起こる。周囲より膨隆し，蒼白で，周辺に充血・出血による紅暈，好

1 疾病の成り立ちを学ぶ
2 病気の種類とその要因
3 先天異常
4 退行性病変と進行性病変
5 循環障害
6 炎症
7 腫瘍
8 免疫
9 感染と予防
10 感染症の原因となる病原微生物
11 臨床病理検査

表5-11● **梗塞の種類・原因**

種類	原因	例	説明
貧血性梗塞（白色梗塞）	終末動脈の閉塞	充実性の硬い臓器（脾臓，腎臓，心臓，脳など）	閉塞部位を頂点とし，臓器表面を底面とした円錐形（楔状）の灰白色の壊死巣を形成する
出血性梗塞（赤色梗塞）	うっ血＋動脈閉塞	二重血管支配臓器（肺，肝臓），腸	うっ血がなければ一方の血管の閉塞のみでは梗塞とならない
	貧血性梗塞＋２次的出血（血栓溶解や移動による血行再開）	脳の出血性梗塞	壊死に陥った組織内では血管壁障害のために再開した血行が出血となる
	うっ血のみ		まれ
敗血性梗塞（化膿性梗塞）	感染巣＋梗塞	細菌性肺炎などの梗塞	膿瘍となる
	化膿性塞栓による梗塞	菌血症	

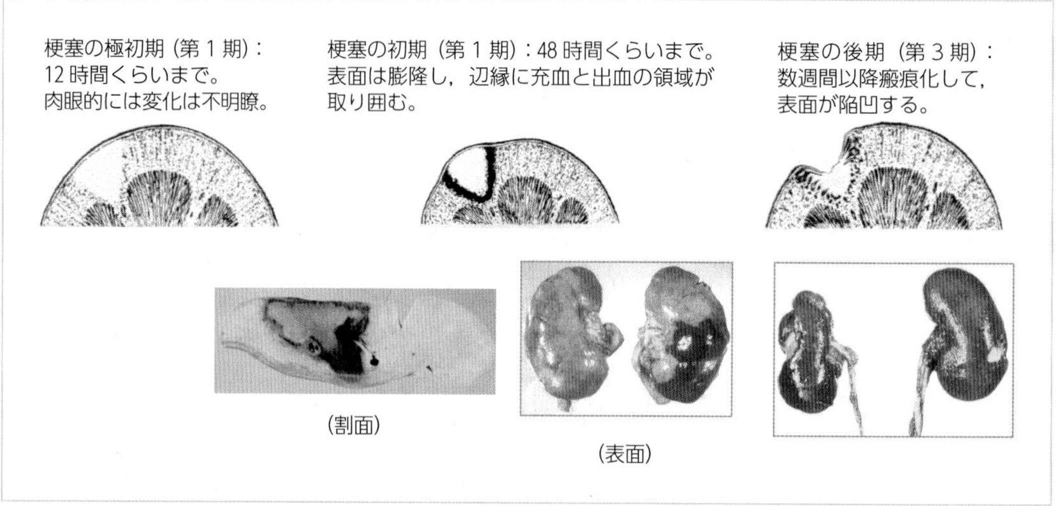

梗塞の極初期（第１期）：
12時間くらいまで。
肉眼的には変化は不明瞭。
梗塞の初期（第１期）：48時間くらいまで。
表面は膨隆し，辺縁に充血と出血の領域が取り囲む。
梗塞の後期（第３期）：
数週間以降瘢痕化して，
表面が陥凹する。
（割面）
（表面）

図5-11● **梗塞の時間的経過（腎梗塞）**

中球浸潤がみられ，明瞭に境界される（分画）。

第２期：肉芽組織を形成する（周辺部より中央部に進展）。

第３期：瘢痕化する。

3 梗塞の影響

①臓器の機能障害による影響：心不全（心筋梗塞），腎不全（腎梗塞），片麻痺・意識障害（脳梗塞）など。

②壊死による全身性・局所性変化：白血球増多，発熱，疼痛，クレアチニンキナーゼ（CK），アスパラギン酸アミノトランスフェラーゼ（AST），乳酸脱水素酵素（LDH）などの上昇。

V 水および電解質代謝異常

❶ 水分分布

全身の水の量は脂肪を除く体重の約 70%であり，細胞内に体重の約 50%，細胞間組織間隙に 16%，血漿中に 4 ～ 5 %分布する。

●**体液平衡**　体内の水分は経口的摂取や体内燃焼水により得られ，蒸発，換気，発汗，下痢，多尿，熱傷部位などから喪失する。

❷ 水分の調節

①血漿浸透圧が増加すると，視床下部から下垂体後葉を経由して分泌される抗利尿ホルモン（ADH）により腎尿細管での水の再吸収が増加し，水分の排泄を抑える。また，副腎皮質から分泌されるアルドステロンはナトリウム（Na）の再吸収を増加させ，血漿浸透圧を上昇させる。

②正常な細胞では細胞内水はほぼ一定に保たれているが，細胞障害があると増加し，細胞内小器官に水分が貯留して混濁腫脹をきたす。

③血管内皮は半透膜の性格を有し，血管内皮の障害により水分は血管外へ移動しやすくなる。

④血漿膠質浸透圧に対してはアルブミンの影響が大きい。

⑤血液静水圧は細動脈の拡張（充血）により動脈圧に影響され，うっ血により静脈圧に影響される。

⑥リンパ液の働きは，血漿たんぱく，細胞崩壊産物のような毛細血管内皮を通過できない物質の運搬にあり，その停滞により組織障害が起こる。

A 浮腫（水腫，腔水症）

全身または局所の細胞外液・血管外液の異常な増加であり，組織間隙や体腔内液の増加を指し，一般に Na 貯留を伴うことが多い。浮腫の原因と成立機構を，表 5-12，図 5-12 に示す。

また，浮腫の原因による分類を表 5-13 に示す。

組織圧の低い部位（皮下組織，体腔，肺）に好発し，胸腔，腹腔，心嚢，関節，陰嚢などに貯留した場合を腔水症とよぶ。

浮腫により生じる障害や 2 次的変化を表 5-14 に示す。

なお，通常の浮腫液は**濾出液**（**漏出液**）とよばれるが，炎症性浮腫などで血管透過性が亢進している場合は浮腫液中のたんぱく含有量が多く，**滲出液**とよばれる。

表5-12● 浮腫の原因

機序	全身的原因	局所的原因
毛細血管静水圧の上昇	うっ血水腫（心不全）	静脈の狭窄・閉塞（妊娠子宮，静脈血栓，静脈瘤，腫瘍による圧迫），炎症
組織圧の低下		体腔，眼瞼，肺，臓器の萎縮部位
血漿膠質浸透圧の低下	低たんぱく血症（ネフローゼ症候群，飢餓，肝硬変）	
間質液浸透圧の増強	Na 貯留（腎疾患）	
毛細血管透過性の亢進	無酸素症，炎症，アレルギー，透過性亢進因子	熱傷，炎症，昆虫毒
リンパ還流の障害		手術，腫瘍，放射線，圧迫，瘢痕，フィラリア症，慢性リンパ管炎

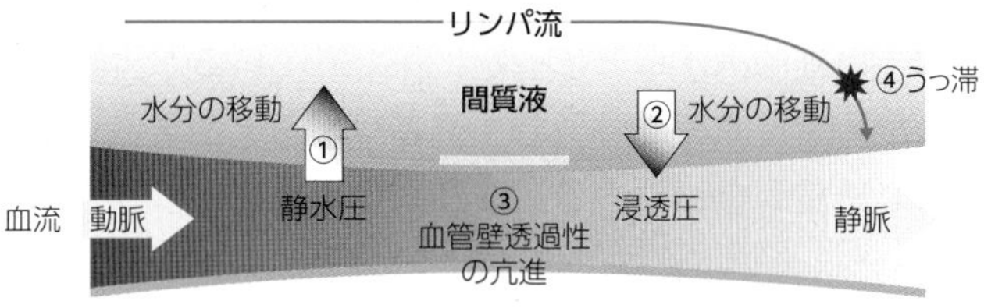

浮腫を増強する主要な因子
①血液静水圧の上昇　③血管壁透過性の亢進
②血漿膠質浸透圧の低下　④リンパのうっ滞

静水圧が高い血管内から静水圧が低い間質に向かって水分が押し出され，
浸透圧が低い間質から浸透圧が高い血管内に向かって水分が引き込まれる。

図5-12● 浮腫の成立機構

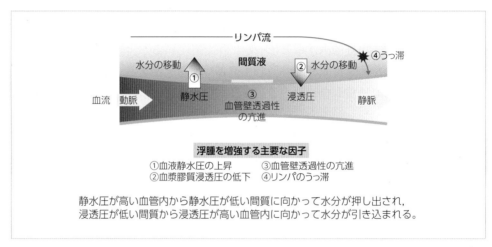

表5-13● 浮腫の原因による分類

原因	機序	特徴
心性浮腫	うっ血水腫 腎血流量減少による Na・水の排泄減少	身体の下面に強い（就下性浮腫）
腎性浮腫	Na 貯留による水分貯留，低たんぱく血症	全身に生じるが，粗い結合織の部位に強い（顔面，特に上眼瞼）
炎症性浮腫	血管透過性亢進	たんぱく含有量が多い（滲出液）
リンパ浮腫	リンパ還流減少	たんぱく含有量が多い（老廃物など），組織障害性が強く線維症をきたしやすい 例：象皮症

表5-14● 浮腫により生じる障害や2次的変化

	症状・障害	2次的変化
実質臓器（肝臓，腎臓）	重量増加，被膜緊張	
皮膚の浮腫	緊張，蒼白，指圧痕	象皮症（酸素欠乏による皮下結合織の線維化）
肺水腫	呼吸困難	肺炎
胸水	呼吸困難（多量の場合）	無気肺（圧迫のための萎縮）
脳水腫	脳溝の狭小化，脳回の扁平化，脳室圧迫	小脳扁桃ヘルニア（急死の原因となる），鉤回ヘルニア
声門水腫	窒息	

表5-15● 脱水の分類

	機序／原因	説明
1次性脱水症	水喪失（水分摂取不十分，過剰の発汗，人為的利尿）	間質液の減少・浸透圧の上昇により細胞内から水分が移動して，細胞内液が減少する ADH 分泌刺激のため乏尿となる
2次性脱水症	Na 喪失（嘔吐，下痢，副腎皮質不全，慢性腎不全） 浸透圧低下のため ADH 分泌が抑制され，腎より水分が排泄される	間質液は減少するが，浸透圧の低下により，細胞内へ水分が移動して細胞内液が増加する 細胞機能が強く障害される

B 脱水

全身的な体液の減少であり，Na の減少を伴うことが多い（表 5-15）。

脱水により血液量が減少し，血圧低下，ショックをきたす。また，間質液の減少に伴い細胞内の浸透圧が変動し，機能障害から最悪の場合は死に至る。

Ⅵ 全身的な循環障害

A ショック

末梢（まっしょう）血管において急激に始まり，持続性である血流量の減少，急激な血圧低下をいう。

主要臓器への有効血液量の減少により，組織の代謝が障害され，正常の細胞機能を維持することができなくなる（表 5-16，図 5-13）。**虚脱**と同義である。

表5-16● ショックの原因

分類	機序	原因（例）
神経原性ショック	神経反射による血管床の拡張（内臓領域の血管拡張）	強い疼痛，精神的衝撃，腹部臓器の穿孔，精巣挫傷，ヘルニア嵌頓など 脊髄・脳幹の外傷，高位脊髄麻酔
低容量性ショック	循環血液量の減少	外傷・手術などによる出血，熱傷による血漿の喪失，嘔吐・下痢などによる体液の喪失
心原性ショック	心肺ポンプの機能低下	心筋梗塞・重症不整脈（心拍出量不全） 心タンポナーデ・広範肺塞栓（心還流障害）
細菌性ショック	細菌内毒素による血管床の拡張	敗血症
アレルギー性ショック（アナフィラキシー）	血管拡張・透過性亢進	過敏症 薬剤，抗血清，昆虫毒など

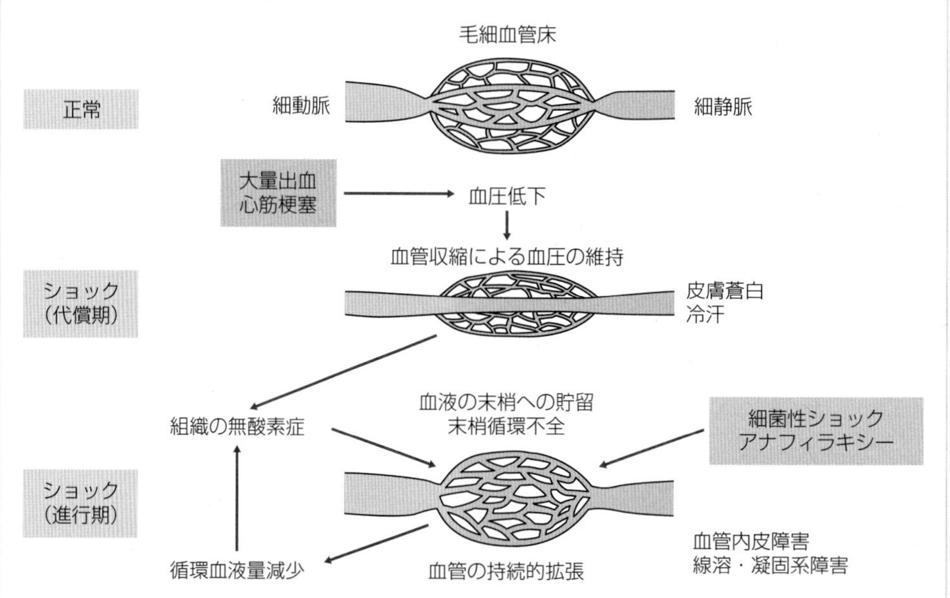

図5-13● ショックの過程

ショックによる臓器障害としては，実質細胞の変性・壊死（えし），血管透過性亢進（とうかせいこうしん）（滲出（しんしゅつ）），血管壊死による出血，フィブリン血栓（けっせん）（微小血栓）などがみられる。同時に複数の臓器に障害が起こり，多臓器不全症候群（MODS）をきたす。ショック時に変化を受けやすい臓器（**ショック臓器**）を表 5-17 に示す。

B　高血圧症

電気における電圧＝電流×抵抗と同様に，心拍出量と末梢（まっしょう）血管抵抗の積で血圧が決定される。分類を表 5-18 に示す。大部分は良性本態性高血圧症である。

表5-17● ショックによる臓器変化

臓器	障害
腎臓	急性尿細管壊死（尿細管の壊死，ヘモグロビン円柱） 糸球体係蹄のフィブリン血栓，皮質壊死 無尿，乏尿をきたす
肺	急性呼吸促迫症候群（ARDS）（うっ血，フィブリン血栓，血管内皮・肺胞上皮の変性壊死，硝子膜形成） 間質浮腫による肺胞毛細血管ブロック（ガス交換障害），２次的感染
肝臓	空胞変性，脂肪変性，小葉中心壊死
消化管	ストレス潰瘍，播種性血管内凝固症候群（DIC）による広範囲の漏出性出血，びらん
心臓	低酸素血症による心筋障害，脂肪変性
脳	低酸素性脳症（線条体・アンモン角・皮質の変性，大脳皮質の層状壊死）
副腎	皮質脂肪の減少（機能の活性化を示す）

表5-18● 高血圧症の分類

	分類	原因
症候性高血圧	腎性高血圧	腎実質性：慢性糸球体腎炎など 腎血管性：動脈硬化症など
	内分泌性高血圧	原発性アルドステロン症，褐色細胞腫，クッシング症候群，副腎性器症候群，甲状腺機能亢進症，巨人症
	心・血管性高血圧	動脈硬化症，大動脈縮窄症，大動脈炎症候群，大動脈弁閉鎖不全症，動脈管開存
	神経性高血圧	脳腫瘍，てんかん，外傷，脳炎，髄膜炎，多発性神経炎
	妊娠高血圧症候群など	
本態性高血圧症	良性高血圧症：通常50歳以上に発症，経過が長い，脳出血・冠動脈硬化症で死亡 左心肥大，大動脈・冠動脈・脳動脈硬化症 細小動脈の硝子化，弾性線維増生，内膜肥厚	原因の明らかでないものをいう。レニン-アンジオテンシン系，神経性因子が関連。遺伝因子に環境因子が加わって発症（食塩摂取量が関与したものとそうでないものとがある）
	悪性高血圧症：比較的若年者に発症，最低血圧の亢進が著しい 腎不全，尿毒症で，多くは数週～1，2年で死亡 細動脈のフィブリノイド壊死が特徴的，腎臓に目立つ	

高血圧症に伴う臓器病変として以下のものがある。

①左心室求心性肥大（圧負荷による心肥大）。
②細動脈硬化性萎縮腎（良性腎硬化症）。
③動脈硬化症：壊疽や脳血栓症を起こす。
④脳出血（血管の脆弱化による破綻）。

C 心不全

心臓の機能低下により拍出量が減少し，全身が必要とするだけの有効な循環血流

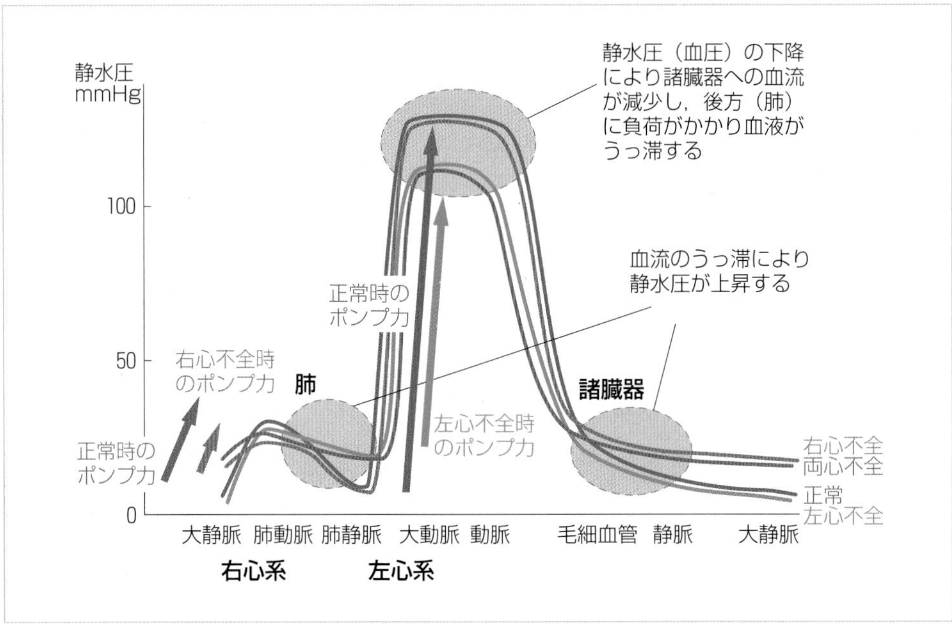

図5-14● 心不全時における血圧の変動

量を保てない状態をいう。様々な**代償機構**（心拍増加，循環血液量増加，心室拡張，心筋肥大など）が働いて症状が顕在化しない代償期と，代償機構の限界を超えて症状が明らかとなる非代償期とに分かれる。

からだに与える影響として以下のものがある。

①諸臓器が必要とする十分な量の血液を送り出せないために，血圧が低下し，諸臓器で酸素や栄養の不足をきたして，機能が低下する。

②心臓に戻ってくる血流が阻害されるので，諸臓器に血液がたまり，うっ血や浮腫を生じ，それに伴う機能障害を併発する（左心室・左心房などの左心系が障害される**左心不全**では肺に障害が生じ，右心室・右心房の右心系が障害される**右心不全**では肝臓，下腿など全身性に障害が生じる）（図 5-14）。

なお，左心不全に引き続いて右心不全が生じ，両心不全となる場合が多い。

心不全の原因を表 5-19，分類を表 5-20 に示す。

Ⅶ 循環障害による代表的な疾患

1 脳出血（図 5-15 左）

①高血圧症を基礎にして，脳内の細小動脈の破綻による高血圧性脳出血が一般的である。

②高齢者に多いアミロイド血管症や白血病などでは出血傾向による脳出血が起こ

表5-19● 心不全の原因

大分類	小分類	原因となる疾患・病態
血行動態の障害	圧力負荷の増加，流出障害	高血圧症，大動脈弁狭窄症，大動脈縮窄症，肺塞栓など
	容量負荷の増加	大動脈弁逆流症，心房・心室中隔欠損など
	心室への流入障害	僧帽弁狭窄症，三尖弁狭窄症など
	心臓の拡張障害（還流障害）	周囲からの圧迫（収縮性心膜炎，心タンポナーデなど），心筋硬化（特発性心筋症，アミロイドーシスなど）
心筋の収縮障害	心筋自体の障害	心筋梗塞，特発性心筋症，心筋炎，老化心など
	壁収縮の不協同	心筋梗塞後の心室瘤など
	全身的な影響	貧血・慢性肺疾患（肺気腫）などによる低酸素状態，甲状腺機能亢進症・低下症などのホルモン異常，脚気心などの代謝異常
長期の不整脈	徐脈	洞機能不全症候群，完全房室ブロックなど
	頻脈	心房細動，発作性頻拍症など

表5-20● 心不全の分類

		説明	主な原因
経過による分類	急性心不全	心筋梗塞などにより急激に（数時間～数日）生じた心不全。かぜなどの感染症や過労，肉体的・精神的ストレス，過剰な飲水などを誘因として慢性心不全が増悪して起こる場合もある	心筋梗塞，不整脈，肺塞栓症，急性心筋炎
	慢性心不全	心臓弁膜症や心筋症などにより徐々に（数週～数か月）進行し，持続性である心不全	本態性高血圧症，慢性心臓弁膜症，慢性肺疾患，慢性高度貧血，心筋症

		説明	症状
部位による分類	左心不全	左心房・左心室から体循環に対して十分な拍出量を保てない病態であり，肺に血液がうっ滞し，浮腫をきたす（肺うっ血水腫） 肺血流の停滞を介して右心系に負荷がかかるため，放置すれば右心不全を合併しやすい	動悸，息切れ，呼吸困難，咳嗽，チェーン-ストークス呼吸，起座呼吸，胸水，心臓喘息，易疲労感，眠気など
	右心不全	右心房・右心室から肺循環に対して十分な拍出量を保てない病態であり，全身に血液がうっ滞し，浮腫を伴う	全身浮腫（下腿に顕著），腹水，肝腫大，食欲低下，悪心，消化不良，腎うっ血による尿量減少，頸静脈怒張など

る。

③若年者では，先天性脳動脈瘤や脳動静脈奇形によりクモ膜下出血が起こる。

④外傷により硬膜外・硬膜下血腫が起こる。

2 脳梗塞（図 5-15 右）

●**脳血栓症**　脳動脈硬化症による。

●**脳塞栓症**　心内血栓や頸動脈血栓が剝離した塞栓による。

3 心筋梗塞（図 5-16）

心筋を養う冠状動脈の動脈硬化症による心筋虚血（狭心症）が進行して起こる場

脳出血　　脳梗塞

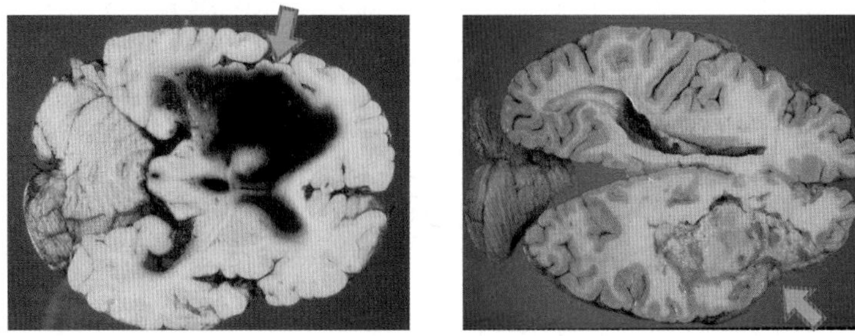

高血圧性被殻出血によって左大脳内に血腫がみられる。

脳梗塞による右大脳半球の壊死・軟化がみられる。

図5-15● **脳出血（左）と脳梗塞（右）**

急性心筋梗塞　　急性期の顕微鏡所見　　陳旧性心筋梗塞

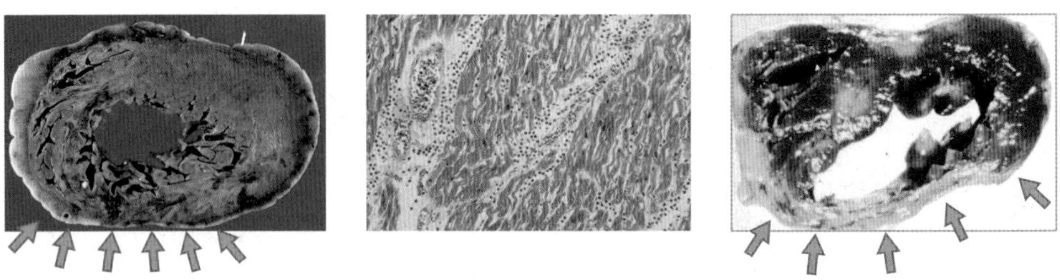

左心室前壁心筋の壊死がみられる。

壊死して，好酸化・液状化した心筋線維間に好中球が浸潤している。

瘢痕化し，心室壁が菲薄化している。

図5-16● **心筋梗塞**

合が多い。範囲が広い場合には心不全をきたす。

合併症として心破裂，心室瘤，乳頭筋断裂などが起こる。

4 肺塞栓症・肺梗塞（図5-17）

下肢静脈の血栓が遊離して，肺動脈に塞栓する。重症の場合は急性心不全で死亡する。

5 腸梗塞（図5-18）

腸間膜動脈血栓症や腸捻転などで起こる。出血性梗塞をきたすことが多い。

6 四肢の壊疽（図5-19）

糖尿病患者などで，四肢の動脈硬化症が高度な場合（閉塞性動脈硬化症）に生じる。

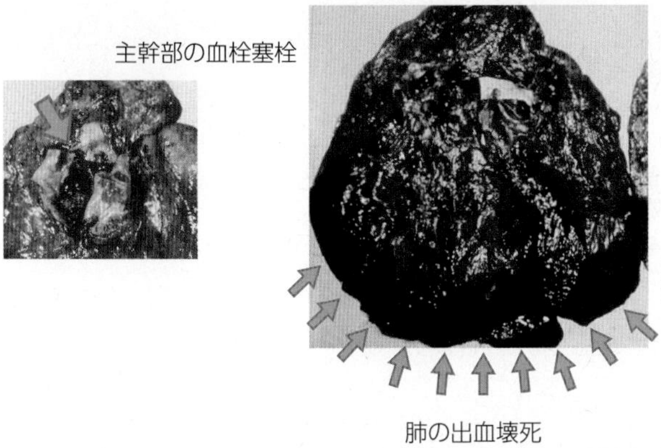

図5-17● **肺塞栓症**

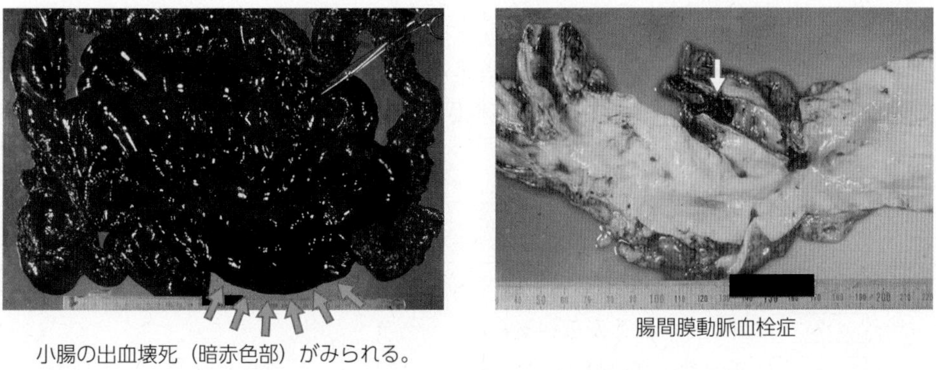

小腸の出血壊死（暗赤色部）がみられる。
腸間膜動脈血栓症

図5-18● **腸梗塞**

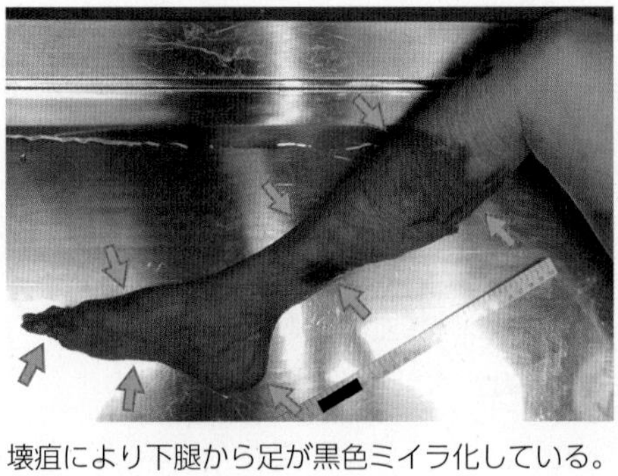

壊疽により下腿から足が黒色ミイラ化している。

図5-19● **下肢壊疽**

学習の手引き

1. 循環について説明してみよう。
2. 充血，うっ血，虚血の意味を簡潔にまとめておこう。
3. 出血を部位や性状によって分類整理しておこう。
4. 血栓とは何か，形成される要因をあげてみよう。
5. 動脈性塞栓症と静脈性塞栓症の違いについて説明してみよう。
6. 貧血性梗塞と出血性梗塞の違いについて説明してみよう。
7. 浮腫はどうして発生するのか理解しておこう。
8. 滲出液と濾出液の違いについて説明してみよう。
9. ショックの原因と影響について説明してみよう。
10. 高血圧症と密接に関係する疾患をあげてみよう。

第5章のふりかえりチェック

次の文章の空欄を埋めてみよう。

1 うっ血

静脈血の［ 1 ］が妨げられることにより，局所の血管内に静脈血が増加した状態。通常は［ 2 ］・［ 3 ］であるが，原因の消失や［ 4 ］により解消する。

2 内出血の性状による分類

・［ 5 ］：1～2mm以下の小さなもの。
・［ 6 ］：5より大きなもの。
・［ 7 ］：5～6が広くみられるもの。
・［ 8 ］：限局性・圧排性の血液の塊。
・［ 9 ］：境界不明瞭な出血。

3 ショック

外傷・手術などによる出血，熱傷などによるショックを［ 10 ］といい，心筋梗塞・重症不整脈によるショックを［ 11 ］という。

4 心不全

心臓の機能低下により［ 12 ］が低下し，全身が必要とするだけの有効な［ 13 ］を保てない状態をいう。原因には，高血圧症などによる［ 14 ］，心筋梗塞などによる［ 15 ］，洞機能不全症候群などによる［ 16 ］がある。

■ 病理学総論

第6章 炎症

▶学習の目標
- ●炎症の5徴候と炎症を引き起こす原因を理解する。
- ●炎症の過程と炎症細胞の種類を理解する。
- ●炎症反応の経過を理解する。
- ●炎症の分類と，それぞれの特徴を学習する。

I 炎症とは

A 炎症とは

生体の組織を障害するような刺激が加わった場合，その障害から組織を守るために様々な反応を起こすことを総称して**炎症**とよんでいる。

炎症という病態は，約2000年以上前のローマ時代にすでに認識されており，特にからだの外部から観察できる皮膚や粘膜での発熱を伴った急性炎症が注目されていた。

炎症の特徴として，①**発赤**（ほっせき），②**腫脹**（しゅちょう），③**局所の発熱**，④**疼痛**（とうつう）があげられ，さらに

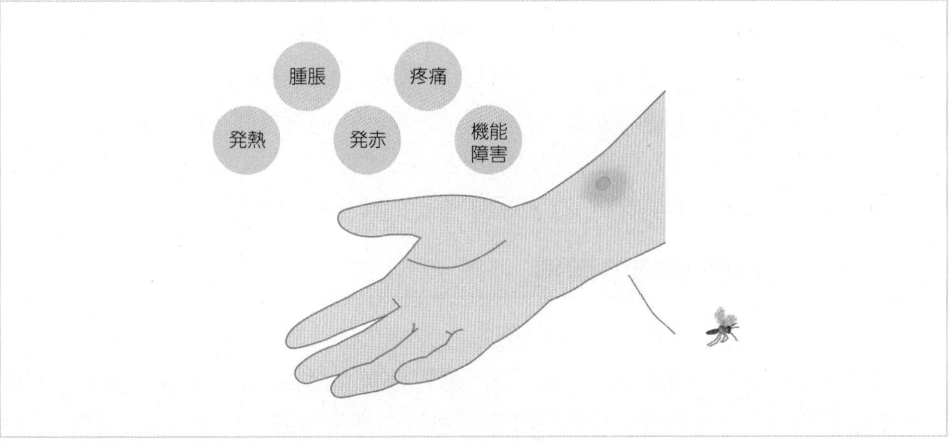

図6-1● 炎症の5徴候

1 疾病の成り立ちを学ぶ
2 病気の種類とその要因
3 先天異常
4 退行性病変と進行性病変
5 循環障害
6 炎症
7 腫瘍
8 免疫
9 感染と予防
10 感染症の原因となる病原微生物
11 臨床病理検査

⑤**機能障害**を加えて，一般に「**炎症の５徴候**」とよばれている（図6-1）。

たとえば，虫に刺されたときに局所には発赤，腫脹，熱感が起こり，痛みやかゆみを感じる。

炎症は皮膚や粘膜だけでなく，体内の組織や臓器にも同じような現象が起こる。基本的に炎症は障害に対する生体の防衛的反応として機能すると考えられているが，これらの反応が激しく起こった場合にはかえって生体には不利に働くこともある。

炎症を引き起こす原因は多数あり，生物によるものと無生物によるものに大別されるが，ここでは４つに分類する。

①**病原性生物**：ウイルス，細菌，真菌，原虫，寄生虫，昆虫など。
②**物理的要因**：外傷，温熱（熱傷），低温（凍傷），電流，放射線など。
③**化学的要因**：酸，アルカリなどの薬剤，重金属，異常代謝産物など。
④**免疫学的反応**：アレルギー，免疫複合体，自己免疫反応など。

B　炎症の過程

炎症が起こった組織を顕微鏡で観察すると，①障害を起こした細胞の変性や壊死，②毛細血管の拡張，浮腫などのほかに白血球（特に好中球），単球などの炎症性細胞浸潤が認められる。これらの一連の反応は炎症の急性期の変化で，その後は，③障害を受けた組織を修復する反応が始まる。

1. 退行性変化

炎症の原因となった因子により細胞が変性，壊死に陥る。また，血管系に反応を引き起こすヒスタミンなどの化学的伝達物質が，肥満細胞などから局所に分泌される。

2. 循環障害と滲出

局所の，主に細動脈の拡張が起こり，さらに毛細血管，細静脈にも拡張が及び，充血し血流は緩徐となり，時には血行が静止する。また，血管透過性の亢進が起こり，血液の液性成分，とりわけ血漿が血管壁外に漏れ出る。この現象を滲出という。このため組織に水腫が生じる。さらに，血液中の細胞成分も増加し，特に好中球が血管の内側に付着し内皮細胞の間をとおって血管の外に出る。滲出した好中球は細菌などの炎症病巣に向かって移動する。これを好中球の遊走という（図6-2）。

3. 局所における組織の増殖

局所の傷害や，循環障害，滲出が起こった後には，組織の増殖がみられる。主に線維芽細胞や単球，組織球，リンパ球，形質細胞などの細胞成分が出現し，膠原線維や細網線維などの線維成分および毛細血管の増生がみられる（図6-3）。炎症の種類によっては，異物型巨細胞，類上皮型細胞やラングハンス型巨細胞などもみら

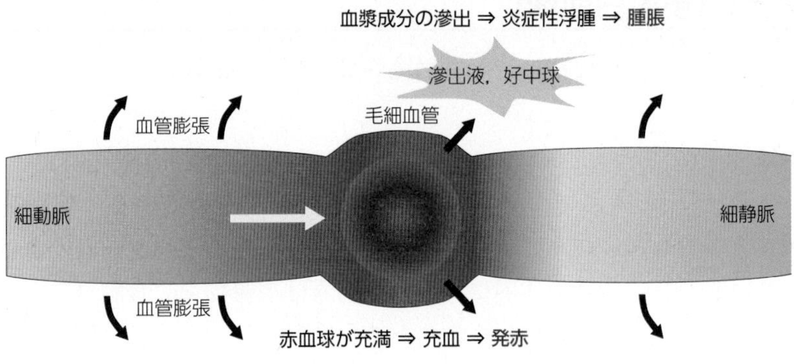

図6-2● 炎症の過程

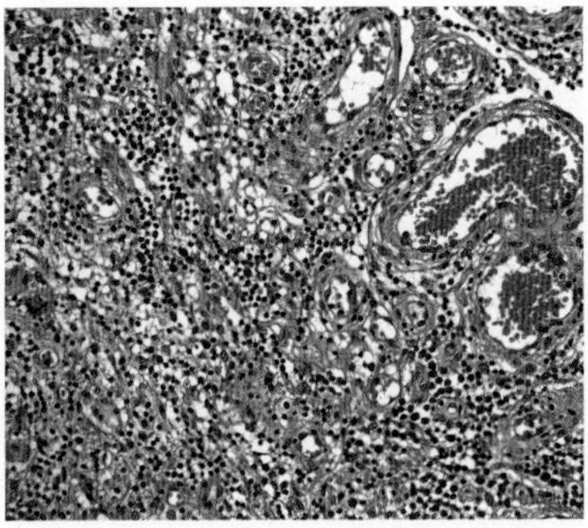

細胞成分が出現し，線維成分および毛細血管の増生がみられる。

図6-3● 炎症性細胞浸潤と線維成分，毛細血管の増生からなる肉芽組織

れる。

C 炎症性細胞の種類

炎症の際には種々の炎症性細胞が局所に浸潤するが，炎症の経過や種類によって主体となる細胞はそれぞれ異なる（図 6-4）。

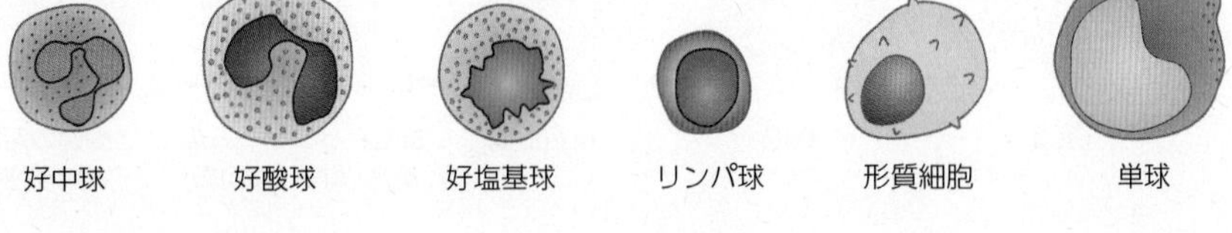

図6-4● 炎症性細胞の種類

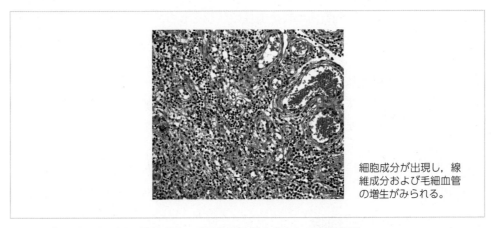

1．顆粒球（多核白血球）

骨髄で産生され，白血球の細胞質内に多数の顆粒を有するもので，３つに分けられる。

1 好中球

10～15μmの大きさで，全白血球の70%前後を占めている。細胞質内には好中性顆粒を多数もち，たんぱく質，糖質などを分解するリソソームとよばれる酵素を含んでいる。好中球は生体内に侵入した病原体や異物を，食胞（ファゴソーム）を形成してリソソームで処理し，貪食あるいは殺菌し，局所の生体防御反応では重要な役割を演じている（図 6-5）。

2 好酸球

２核に分葉した顆粒球で好中球よりやや大きく12～15μmで，全白血球の２～５%を占めている。細胞質内には好酸性の顆粒をもち，アレルギー性鼻炎や気管支喘息などのアレルギー疾患あるいは寄生虫疾患で血中や組織中に増加し，免疫学的反応に関与している。

3 好塩基球，肥満細胞

好塩基球は全白血球の１%ほどで極めて少なく，細胞質内の顆粒にはヒスタミンやヘパリンのほかに種々の酵素を含み，アレルギーなどでは脱顆粒によってこれらを放出する。

肥満細胞は全身の結合組織内に散見されるが，好塩基球とは形態的にも機能的にも類似している。

2．リンパ球と形質細胞

1 リンパ球

リンパ球は直径７μm前後の大きさで，細胞質の乏しい小形の細胞である。骨髄で産生されるが，胸腺を経由して分化成熟する**T細胞**（Tリンパ球）と，胸腺を経由しないで分化する**B細胞**（Bリンパ球）の２系統に分類される。T細胞は抗原

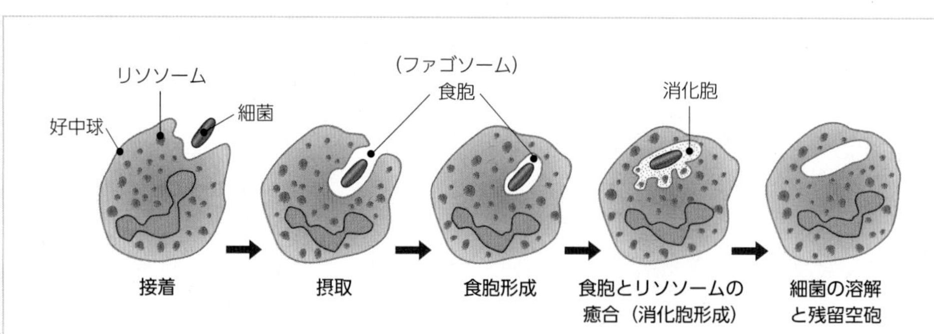

図6-5●好中球の貪食過程

を認識して活性化し，いろいろなリンフォカインを産生し，**細胞性免疫**とよばれる免疫反応の調節に重要な役割を演じている。B細胞の主な働きは，抗体を産生し**液性免疫**に関与することである。

2 形質細胞

リンパ球の2倍程度の楕円形の細胞で，車軸型の偏在性の核を有し，細胞質は好塩基性に染まるが核周囲は明るく抜ける。この細胞はB細胞の最も分化したもので，**免疫グロブリン**を産生・分泌する。

3. 単球，マクロファージ

1 単球

単球は直径 15～20 μm の大形白血球で，核は偏在し腎型，馬蹄形型あるいは深い陥凹を示し，細胞質には微細なアズール顆粒と小空胞がみられる。細胞の表面には免疫グロブリンや補体に対する受容体（レセプター）を有し，これらを介して炎症の際には，細菌や破壊された炎症細胞，組織の細胞などを貪食し，リソソームなどの酵素作用で消化，分解処理する。また，抗原提示細胞として免疫反応の仲介をしている。

2 マクロファージ

マクロファージは，単球に由来する滲出マクロファージと，組織に依存するマクロファージ（組織球）に大別され，それぞれ強力な貪食能を有する（第8章−I−C「免疫にかかわる細胞」参照）。

D 炎症の経過

炎症反応はその経過によって，急性，慢性と，その中間の亜急性に分けられる。もともとは病変の経過期間によって区別されていたが，形態的には出現する炎症細胞の種類に違いがみられる。

1. 急性炎症

急性炎症でみられる細胞は好中球が主体を占める。数日～2，3週の経過で，生体側の反応によって病因が除去されれば治癒するが，慢性炎症へ移行したり，侵襲が高度であれば致命的となることもある。

2. 慢性炎症

慢性炎症で出現する主な細胞は，リンパ球や形質細胞，マクロファージで，リンフォカインや抗体などの免疫反応によって病原体などを処理し，組織の増殖を伴う。数か月～数年にわたる長期の経過をとり，初めから徐々に発症する場合と急性炎症から移行する場合がある。

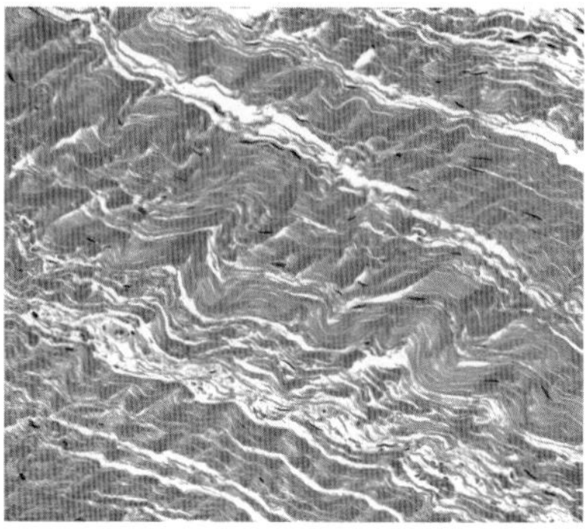

線維芽細胞や毛細血管が新生し，大量の肉芽組織がつくられる。

図6-6●膠原線維の増生による瘢痕化

3. 炎症の転帰

急性炎症の後，正常の状態に完全に戻ることを**消退**という。壊死物質の処理，細菌などの病原体の除去が，好中球による消化やマクロファージの貪食作用などでうまく行われると瘢痕を残さず治癒する（**吸収治癒**）。炎症や破壊が広範囲に及んだ場合には，線維芽細胞や毛細血管が新生し大量の肉芽組織がつくられ（図6-6），これに引き続く線維形成と瘢痕化により修復する（**瘢痕治癒**）。

Ⅱ 炎症の分類

A 滲出性炎

炎症巣での滲出現象の著明なもので，独特な形態を示すものをいう。

1. 漿液性炎

血液の血清成分（多量のたんぱくは含むが，フィブリノーゲンは含まない）が滲出の主体を成すもので，好中球を含む細胞成分は軽度である。蕁麻疹，熱傷，虫刺症が代表的な疾患である。

2. 線維素性炎

滲出物中にフィブリン（線維素）の形成が高度の場合で，胸膜や腹膜などの漿膜，咽頭や喉頭，腸管などの粘膜，肺などに好発する。固形化したフィブリンは炎

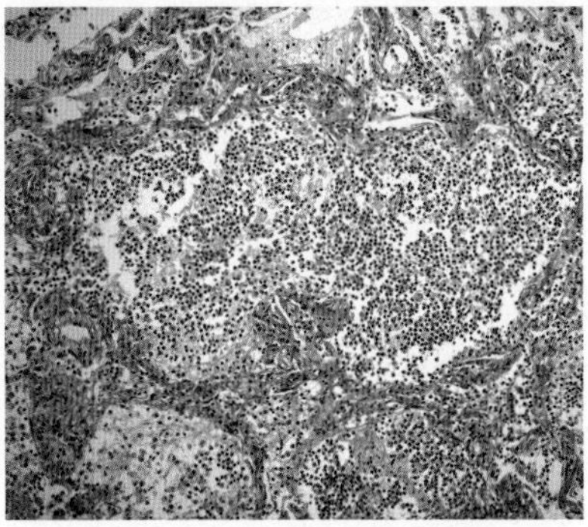

肺胞内の滲出物中には多数の好中球浸潤がみられる。

図6-7● 気管支肺炎

症の消退を妨げ，器質化し癒着を引き起こすことがある。

3. 化膿性炎

滲出物中に多数の好中球を含むもので，レンサ球菌やブドウ球菌などの化膿菌の感染が代表的である（図 6-7）。化膿性炎は膿瘍，蜂巣炎（蜂窩織炎），蓄膿症に分けられる。

●**膿瘍**　組織内に限局性に好中球が集まり，中心部から変性壊死に陥り，膿を満たした状態をいう。皮下に好発し，肝臓，脳，腎臓などの臓器にもみられる。

●**蜂巣炎（蜂窩織炎）**　好中球が限局せずに組織の間をび漫性に広がって浸潤する状態をいう。面疔や蜂巣炎性虫垂炎などでみられる。

●**蓄膿症**　副鼻腔や胸腔など粘膜や漿膜に囲まれた腔内に膿汁が貯留した状態をいう。

4. 出血性炎

滲出物の中に多量の赤血球が混じり，滲出液が血性に見える場合をいう。出血性炎は，皮膚，漿膜，肺，腎臓などに現れやすい。たとえば，インフルエンザ肺炎などでみられる。

5. 壊疽性炎

炎症によって細胞，組織の壊死が滲出や増殖より目立つ場合を**壊死性炎**というが，化膿性炎に腐敗菌が2次的に感染し，組織の腐敗，潰瘍に陥った場合を**壊疽性炎**とよぶ。たとえば，肺膿瘍に続発する肺壊疽などである。

6. カタル性炎

組織の破壊などはみられず，滲出のみ起こるような粘膜の炎症を，特にカタル性炎とよぶ。カタル性鼻炎，カタル性虫垂炎などがある。

B　増殖性炎

円形の単核球（リンパ球，形質細胞，マクロファージ）を主体とする炎症をいうが，炎症性細胞だけでなく線維性組織の増殖も伴っている。たとえば，肝硬変（かんこうへん）では肝炎による肝細胞障害と門脈（もんみゃく）域を中心とする線維化や偽小葉（ぎしょうよう）の形成がみられ，関節炎では滑膜（かつまく）細胞の増殖により関節の変形をきたすことがある。

C　肉芽腫性炎

肉芽腫（にくげしゅ）を形成する炎症であるが，マクロファージに由来する類上皮（るいじょうひ）細胞が集まり，その周囲をリンパ球や線維芽細胞が取り囲み結節状の病変をつくる。

ここでは，代表的な肉芽腫性炎である結核症と梅毒について述べる。

1．結核症

多くの先進国では最近まで着実に結核症患者は減少していたが，1980年代後半からアメリカでは増加してきている。後天性免疫（めんえき）不全症候群（AIDS）の流行がその大きな原因と考えられている。わが国でも病院内での結核菌感染や多剤耐性結核菌などが問題となっており，深刻な事態に直面している。

1 感染経過

1）初期変化群

結核菌は肺に肺結核症を起こすことをはじめ，あらゆる臓器に結核症を引き起こす。結核菌は抗酸菌（こうさんきん）とよばれる菌群の代表的なもので，通常は飛沫（ひまつ）により呼吸器を介して感染し，肺に特有な結核病巣（**初感染巣**）をつくる。さらに，リンパ行性に肺門部リンパ節にも同様の病変を形成する。このような肺とリンパ節の病変を併せて**初期変化群**という。結核症の初感染巣はたいていの場合それ以上に広がることもなく，線維化や石灰化が起こり治癒する。

2）第2次結核症

初期変化群の病巣のなかでは結核菌が生き残っており，栄養状態や環境，ほかの疾患の合併などによって生体の抵抗力が減弱すると再燃し，**第2次結核症**として発病する。病巣の結核菌は，リンパ行性に頸部（けいぶ）のリンパ節に病変がつくられたり，血行性に全身の臓器に運ばれ，無数の結節性散布（さんぷ）病巣をつくり，粟粒（ぞくりゅう）結核となる。また，気管や消化管などの管内性に運ばれ，重篤（じゅうとく）な肺炎や腸結核なども起こす。

2 結核病変の基本構造

結核菌は非常に頑強な細菌で，普通の細菌とは異なってマクロファージに貪食（どんしょく）されてもその中で増殖することができる。多量の結核菌がマクロファージから遊離すると，免疫反応（**遅延型過敏症反応**）によりこれに関与するリンパ球やマクロファージが多数浸潤（しんじゅん）し，特有の肉芽腫をつくる。

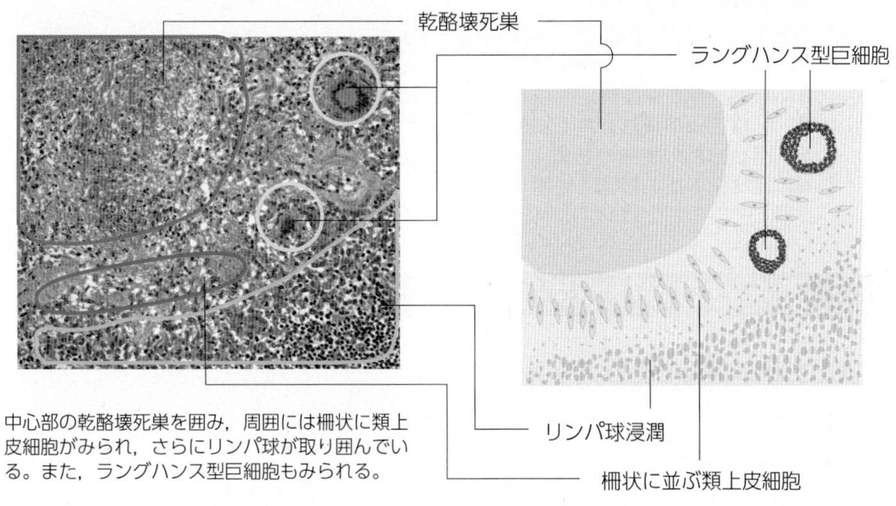
乾酪壊死巣
ラングハンス型巨細胞
中心部の乾酪壊死巣を囲み，周囲には柵状に類上皮細胞がみられ，さらにリンパ球が取り囲んでいる。また，ラングハンス型巨細胞もみられる。
リンパ球浸潤
柵状に並ぶ類上皮細胞

図6-8●結核結節の基本構造（HE染色）

組織学的に結核症は，生体の抵抗力が弱い場合に滲出性（しんしゅつせい）病変が起こり，逆に抵抗力が強いか菌力が弱い場合には増殖性病変が起こる。

増殖性病変は結核結節とよばれ，組織学的には3つの層からなる。中心部に壊死（えし）がみられ，その周囲を類上皮細胞が柵状（さくじょう）に並び，さらにその周囲をリンパ球（T細胞）が取り囲む。また，マクロファージ由来の多核の大型のラングハンス型巨細胞も認められる（図6-8）。結核の壊死は肉眼的に乾酪（かんらく）（チーズの古い呼び方）のように黄白色に見えるため，**乾酪壊死**とよばれている。

滲出性病変は，一般の細菌感染による滲出性炎に類似するが，乾酪化を必ず伴い，結核菌が見いだされる。肺全域に病変が広がった場合は乾酪性肺炎という。

2. 梅毒

梅毒トレポネーマ（*Treponema pallidum*）の感染によって起こる性感染症で，性交によって感染する後天性梅毒と，胎盤を通じて感染する先天性梅毒がある。経過は3期に分けられ，まず生殖器に初期硬結が出現して潰瘍化（かいようか）し（感染後3週間），次いで全身に広がり，皮膚の梅毒疹あるいはリンパ節の腫脹（しゅちょう）をきたす（感染後3か月）。感染後，約3年の経過を経て各臓器にゴム腫とよばれる肉芽腫性（にくげしゅせい）病変を形成し，さらに中枢神経系が侵（おか）され進行麻痺（まひ），脊髄癆（せきずいろう）に至る。

わが国の梅毒の患者数は，2022（令和4）年は1万3221人であった。2010（平成22）年以降増加傾向にあり，この数年は著しく増加している。

学習の手引き

1. 炎症の起こる原因について説明してみよう。
2. 炎症の際に起こる組織学的変化について復習しておこう。
3. 急性炎症と慢性炎症の症状の違いを説明してみよう。
4. 化膿(かのう)性炎の種類をあげてみよう。
5. 結核結節の構造の特徴について復習しておこう。
6. 結核菌の感染経過を説明してみよう。

第6章のふりかえりチェック

次の文章の空欄を埋めてみよう。

1　炎症の5徴候

炎症の特徴として，[1]，[2]，[3]，[4]，[5]を炎症の5徴候とよぶ。

2　リンパ球

リンパ球は[6]の乏しい小形の細胞である。胸腺を経由して分化成熟する[7]（[8]）と，胸腺を経由しないで分化する[9]（[10]）の2系統に分類される。

3　炎症の転帰

急性炎症の後，正常の状態に完全に戻ることを[11]という。炎症や破壊が広範囲に及んだ場合には，線維芽細胞や毛細血管が新生し大量の[12]がつくられ，これに引き続く線維形成と瘢痕化により修復する（[13]）。

4　化膿性炎

組織内に限局性に[14]が集まり，中心部から[15]に陥り，膿を満たした状態を[16]という。

好中球が限局せずに組織の間をびまん性に広がって浸潤する状態を[17]という。

副鼻腔や胸腔など粘膜や漿膜に囲まれた腔内に膿汁が貯留した状態を[18]という。

■ 病理学総論

第7章 腫瘍

▶学習の目標
- ●腫瘍の形態と構造を理解する。
- ●腫瘍の発育形式と広がり方を理解する。
- ●腫瘍の分類のしかたを理解する。
- ●腫瘍が発生する原因と診断法を学習する。

I 腫瘍とは

腫瘍(しゅよう)（neoplasm）というと，すぐにがんを思い浮かべるかもしれないが，がんは腫瘍の一つの部分である。また，よく良性腫瘍とか悪性腫瘍といわれるが，この区別は主に病理組織診断により決定されることが多い。それでは，それらはどのような方法でなされるのか，そしてその腫瘍はどのように広がっていくのかなどを，形態的な面を中心に学んでいく。

A 腫瘍の本態

腫瘍とは何であるかといえば，生体自身の正常細胞が何らかの原因によってその性質を変えて発生した腫瘍細胞が，一定の規則に従わずに，どんどん過剰に増殖，発育したものをいう。そして，それは存在している組織に対して調和することなく独自の自律性をもって増殖し，「新たな生物」を形成するという意味から「新生物」と理解される。

B 腫瘍の形態と構造

病理学的に形態をみる場合，大きく肉眼的形態と顕微鏡的形態（組織学的形態）に分けて考えていく。

1. 肉眼的形態

1 肉眼形

腫瘍（しゅよう）の肉眼的な形は多様であるが，だいたいは結節状を呈することが多い。胃や大腸のような管腔（かんくう）臓器では，その内腔の表面に突出しているものがほとんどである。その突出した形からポリープ状，茸（じ）状，乳頭状，樹枝状，台地状，丘状，そして結節状の形を呈するものが多い。また肝臓や腎臓などの実質臓器では，結節状，塊状（かいじょう），嚢胞状（のうほうじょう），分葉状（ぶんようじょう）などの形態を呈する（図 7-1～3）。

2 色調

腫瘍の色調は本来は灰白色調を示すが，たとえば壊死（えし）が強いと黄色となり，血管

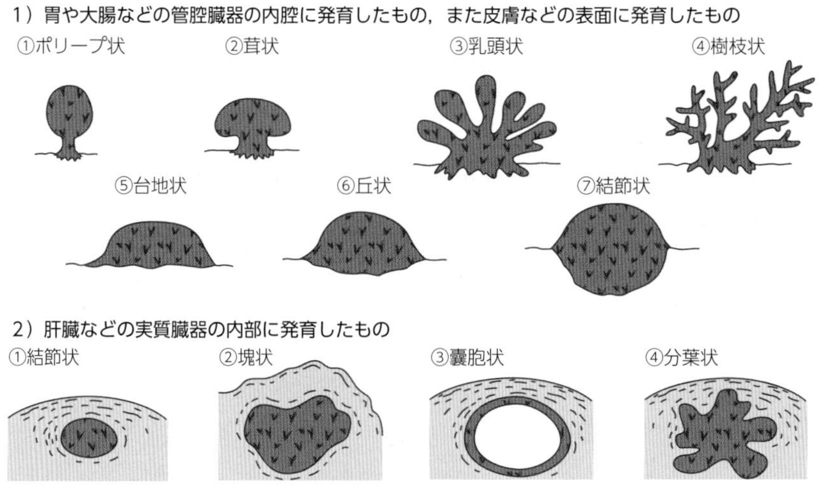

図7-1● 腫瘍の肉眼的形態

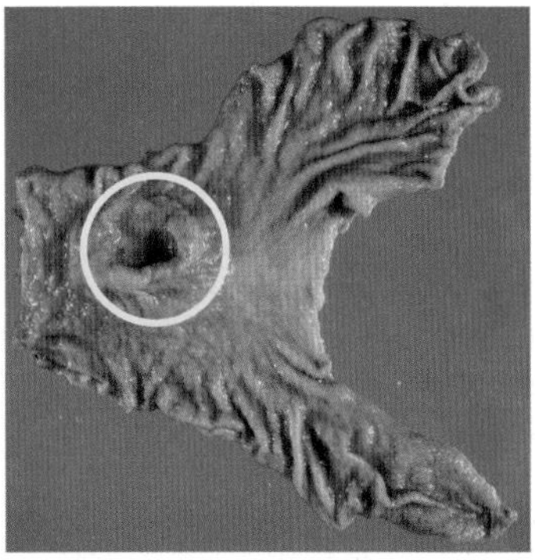

結節状，中心に潰瘍がみられる。

図7-2● 胃がんの肉眼像

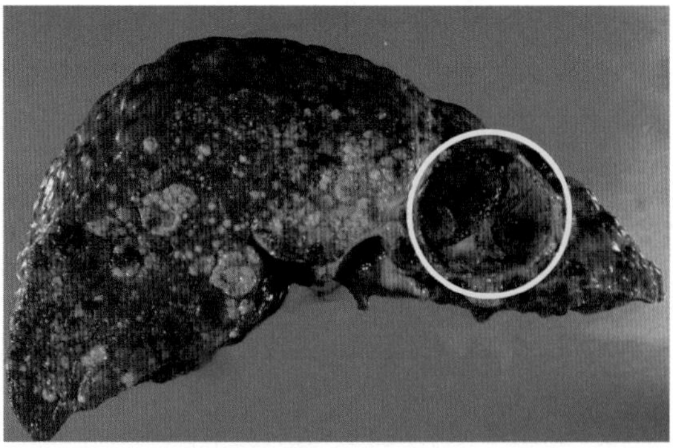

塊状の腫瘍がみられる。

図7-3● 肝がんの肉眼像

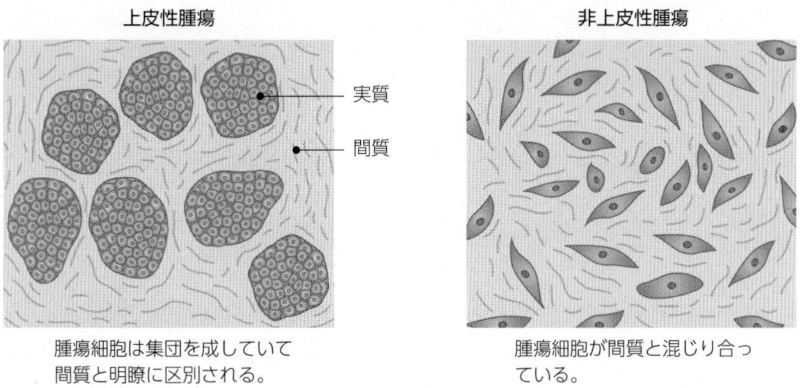
上皮性腫瘍
実質
間質
腫瘍細胞は集団を成していて
間質と明瞭に区別される。
非上皮性腫瘍
腫瘍細胞が間質と混じり合っている。

図7-4● **腫瘍の組織構造**

の豊富な場合（血管腫）は赤色で，腫瘍細胞にメラニンを含むものは黒色調（黒色腫）となる。

3 硬度

腫瘍の硬さは腫瘍実質の性状で異なるが，がんの一つの種類である硬がんのように腫瘍間質である結合組織が多い場合は硬くなり，また，骨や軟骨を含む腫瘍でも硬い。それに対して脂肪腫や粘液腫では軟らかい。

2. 組織学的形態

腫瘍の組織は，腫瘍細胞からなる腫瘍実質と，結合組織，血管，リンパ管などからなり，腫瘍細胞を支持・栄養している腫瘍基質または腫瘍間質とから構成されている。この実質と間質の組み合わせにより腫瘍特有の組織構造が定まる。すなわち，後で詳しく述べるが，がんなどの上皮性腫瘍の多くは，実質と間質の区別が明瞭につく。また，がんでは腫瘍細胞の接着性が強いため実質が島状となり蜂巣状構造を示す。肉腫などの非上皮性腫瘍は腫瘍細胞と間質が入り混じっており，その区別が不明瞭である（図7-4）。

C 腫瘍の発育と広がり方

1. 腫瘍の発育形式

腫瘍は構成している腫瘍細胞が分裂，増殖することによって発育していくが，その発育方法には，大きく**膨張性発育**と**浸潤性発育**の2つがある（図7-5）。

1 膨張性発育

周囲の正常組織を圧排しながら増殖する。一般に良性腫瘍の場合は膨張性発育である。

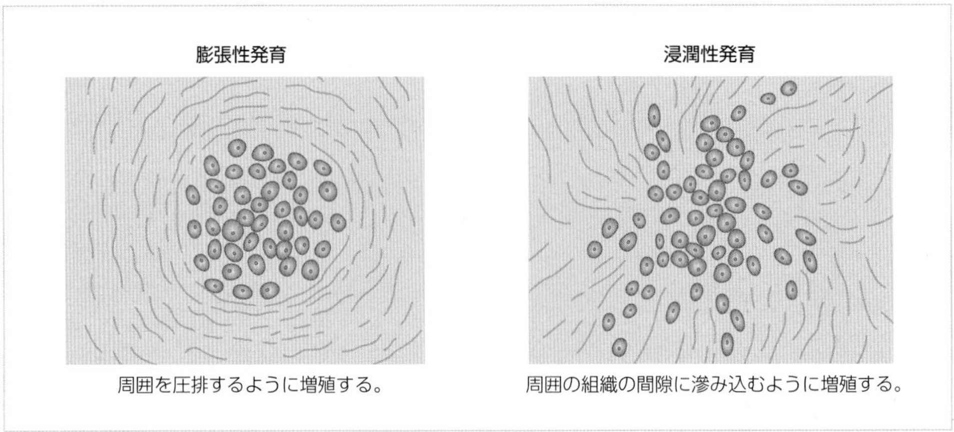

膨張性発育
浸潤性発育
周囲を圧排するように増殖する。
周囲の組織の間隙に滲み込むように増殖する。

図7-5● **腫瘍の発育形式**

2 浸潤性発育

腫瘍細胞が，周囲の正常組織の間隙に滲み込むように伝わって侵入して増殖する。一般に悪性腫瘍の場合は浸潤性発育である。

2. 腫瘍の広がり方

腫瘍の広がり方には，連続性の広がり方と，原発巣から離れたほかの部位に腫瘍細胞が発育・増殖する非連続性の広がり方（転移）がある。

転移とは非連続的な広がりで，腫瘍が原発巣から離れてほかの部位に達し，そこで増殖・発育することである。転移は悪性腫瘍の大きな特徴の一つである。

血管やリンパ管の中に入った腫瘍細胞の大部分は，自然の防御力により死滅するが，生き残った腫瘍細胞がからだのいろいろな部分に付着し，そこで増殖・発育して転移巣を形成する。

転移巣の腫瘍細胞も原発巣の腫瘍細胞と同じで増殖が速く，大きくなり，さらにここからほかの部位へと転移し，全身へ広がり，ついには患者の死につながる。

転移には，血行性転移，リンパ行性転移，播種性転移などがある（図7-6）。

1 血行性転移

血行性転移とは，腫瘍細胞が血管壁の薄い毛細血管や静脈を貫通し，血管内に侵入して血流に乗って広がる場合と，リンパ節から静脈に入ってからだのほかの部位に転移巣をつくる場合とがある。

腎がん，悪性絨毛上皮腫（胎盤より発生）などは血行性転移を起こしやすい。

2 リンパ行性転移

リンパ行性転移とは，腫瘍細胞がリンパ管に侵入し，まず一番近くにある所属のリンパ節に転移し，そこからさらにリンパの流れに沿って転移が進展する。たとえば，乳がんにおいてはまず腋窩リンパ節に転移し，やがて内胸動脈と鎖骨上・下領域のリンパ節へ転移する。また胃がんでは，胃周囲のリンパ節から胸管を経て左鎖

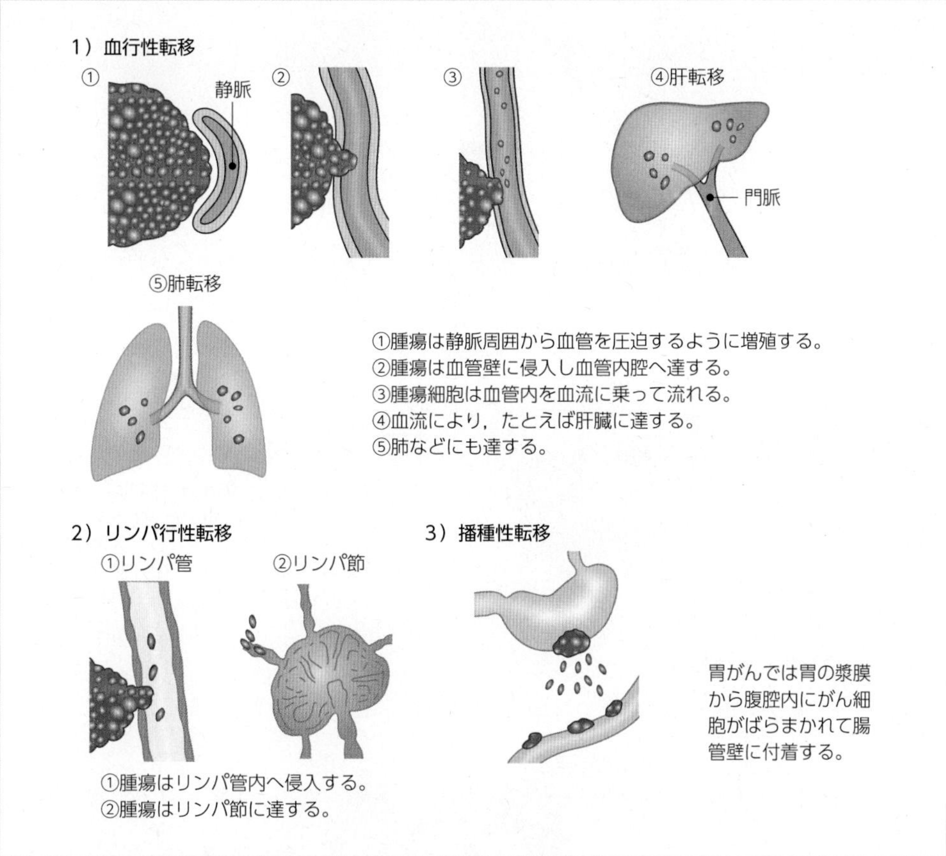

図7-6● **転移の種類**

骨上窩リンパ節へ流入し，大静脈に入り転移を起こす。この左鎖骨上窩リンパ節への転移を**ウィルヒョウ転移**という（図7-7）。ウィルヒョウ転移は，胃がんなど腹腔内のがんの存在を知る手がかりとなることがある。

そして肺がんでは，多くの場合まず肺門リンパ節に転移がみられる。

3 播種性転移

播種とは，腫瘍細胞が腹腔や胸腔内にばらまかれて，粟粒大の結節が無数に形成される状態で，たとえば胃がんでは，胃の最も外側である漿膜まで達したがん細胞がここからこぼれ落ち，腹腔内の至る所に付着してそこで増殖し，転移巣をつくる（がん性腹膜炎）。また，肺がんが胸膜腔に転移巣をつくる（がん性胸膜炎）のも播種による。腹腔内の播種はダグラス窩（女性では直腸子宮窩，男性でも直腸膀胱窩という場合がある）または直腸周囲にみられることが多く，直腸診で硬い索状物として触知することがある。これを**シュニッツラー転移**という（図7-8）。原発巣は胃がんが多い。

転移というのは，このように腫瘍の本体が離れた場所に“飛び火”することである。転移を起こさない早い時期に外科的にこの本体を取り除くことが大切で，万一周囲のリンパ節に転移がみられたときは，それらのリンパ節を同時に取り除く。も

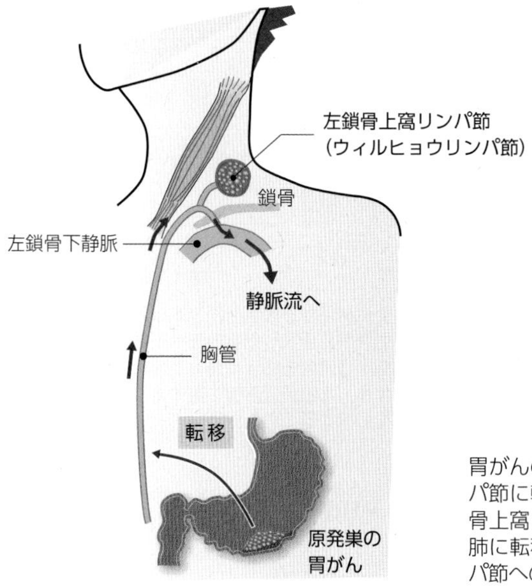

胃がんのリンパ行性転移では，所属リンパ節に転移したがんが，胸管を経て左鎖骨上窩リンパ節に流入し，大静脈に入り肺に転移を起こす。この左鎖骨上窩リンパ節への転移をウィルヒョウ転移という。

図7-7● ウィルヒョウ転移

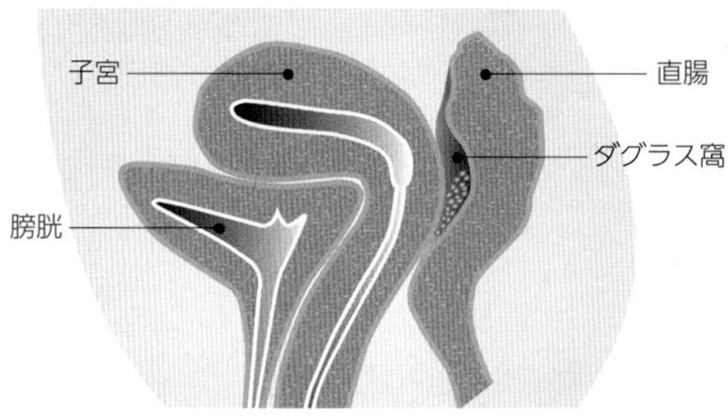

図7-8● シュニッツラー転移

し取り残された腫瘍がある場合はそこで増殖・発育し再発することになる。

転移性の腫瘍の例として，**クルッケンベルグ腫瘍**がある。印環細胞がんや低分化型腺がんの転移性卵巣腫瘍（両側性が 80%）のことで，40 歳代の女性に多い。原発巣としては胃がんが多く，予後不良である（図 7-9）。

Ⅱ 腫瘍の種類

腫瘍の種類にはいろいろな分け方がある。たとえば良性腫瘍と悪性腫瘍，上皮性腫瘍と非上皮性腫瘍などである。ここではこのような腫瘍の種類について整理する。

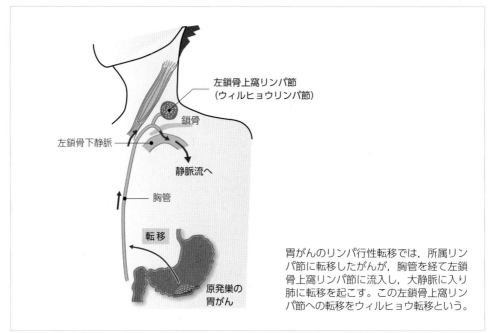

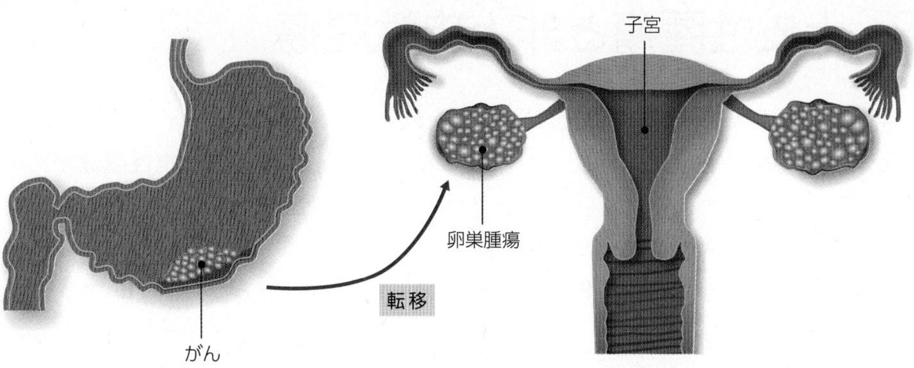

図7-9● クルッケンベルグ腫瘍

A 腫瘍の良性と悪性

患者に発生した腫瘍が良性であるか，あるいは悪性であるかは，その患者の予後に大きな影響を与えるため，臨床上最も重要である。悪性腫瘍であれば発育が速く，速やかに転移を形成し，生命を脅(おびや)かす。

腫瘍の良性と悪性の鑑別点は表7-1のように，腫瘍細胞の異型性，発育形式と発育の速度，転移の形成の有無および再発性の有無などがあげられる。そして悪性腫瘍は，増殖細胞の異型性が高度で，発育が速く，転移を起こし再発しやすいことが特徴的である。そのためがんや肉腫では早期に発見し早期の治療が必要なのである。また，良性腫瘍でも，脳腫瘍のように脳という生命の維持に大切な部位に発生する場合は，非常に危険である。

表7-1● 腫瘍の良性と悪性

	良性	悪性
発育形式	膨張性	浸潤性
発育の速さ	徐々	速やか
組織破壊	軽い	著しい
転移	ない	多い
再発	少ない	多い
2次変化	少ない	多い
全身への影響	軽い	著しい
異型の程度	軽度	高度

B　上皮性腫瘍と非上皮性腫瘍

腫瘍には，扁平上皮，腺上皮，尿路上皮（移行上皮）から発生する**上皮性腫瘍**と，脂肪組織，骨組織，筋組織，結合織などから発生する**非上皮性腫瘍**がある（図7-10）。そしてそれぞれを腫瘍の異型性，発育の速さ，全身に対する影響の多さなどから良性腫瘍と悪性腫瘍に分類することができる。すなわち，上皮性良性腫瘍には腺腫や乳頭腫があり，上皮性悪性腫瘍は一般に**がん腫**とよばれている。非上皮性良性腫瘍には脂肪腫，骨腫，平滑筋腫などがあり，非上皮性悪性腫瘍は，一般に**肉腫**とよばれている（表7-2）。

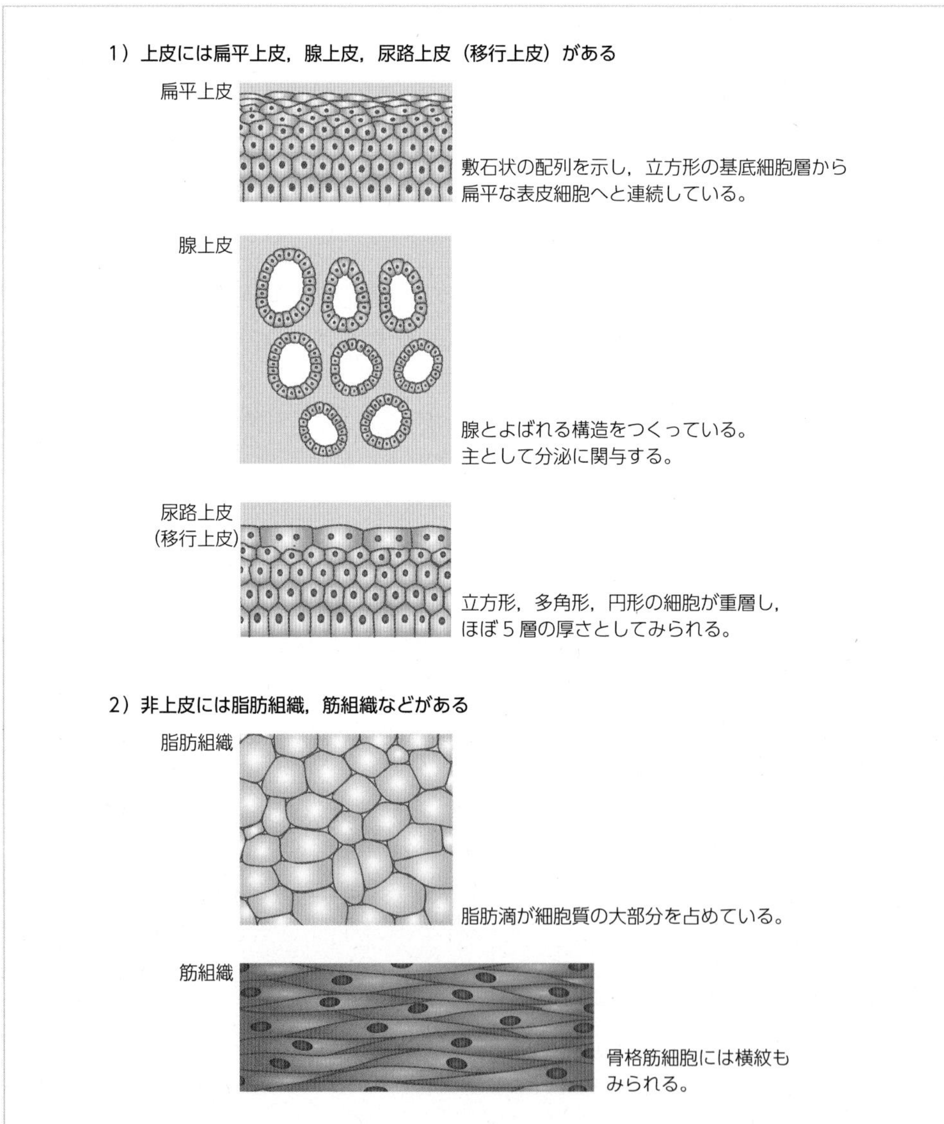

1）上皮には扁平上皮，腺上皮，尿路上皮（移行上皮）がある
扁平上皮
敷石状の配列を示し，立方形の基底細胞層から
扁平な表皮細胞へと連続している。
腺上皮
腺とよばれる構造をつくっている。
主として分泌に関与する。
尿路上皮
(移行上皮)
立方形，多角形，円形の細胞が重層し，
ほぼ５層の厚さとしてみられる。
2）非上皮には脂肪組織，筋組織などがある
脂肪組織
脂肪滴が細胞質の大部分を占めている。
筋組織
骨格筋細胞には横紋も
みられる。

図7-10● **主な上皮と非上皮**

表7-2● 上皮性腫瘍と非上皮性腫瘍

	良性腫瘍	悪性腫瘍
上皮性腫瘍	上皮性良性腫瘍（乳頭腫，腺腫など）	上皮性悪性腫瘍（がん腫）
非上皮性腫瘍	非上皮性良性腫瘍（脂肪腫，骨腫など）	非上皮性悪性腫瘍（肉腫）

C 腫瘍の分類の実際

一般に腫瘍の名称は，「──腫」をつけて表し，その前にくる言葉は腫瘍組織の発生母組織の名称が使用される。たとえば脂肪組織から発生した腫瘍は脂肪腫，平滑筋組織から発生した腫瘍は平滑筋腫といわれる。

また，発生した臓器ごとに，たとえば胃に発生したがんであれば胃がん，肺に発生したがんであれば肺がんというように発生臓器によって命名する。そして，組織構造のうえからは腺がん，扁平上皮がんなどに大別される。

1. 上皮性良性腫瘍

上皮性良性腫瘍には乳頭腫や腺腫などがある。

1 乳頭腫

表皮や粘膜の上皮が乳頭状に増殖したもので，皮膚，膀胱(ぼうこう)に多くみられる。

2 腺腫

腺上皮より発生し，腺に類似した構造をもって増殖する。大腸，甲状腺などに多くみられる。

2. 上皮性悪性腫瘍（がん腫）

組織構造のうえから腺がん，扁平上皮がん，尿路上皮がん（移行上皮がん），未分化がんに分類される。また，腺がんや扁平上皮がんでは，その発育分化の程度で高分化，中分化，低分化と細分されることもある。**高分化**とは，より発生母組織に組織構造が類似しているものを指し，**低分化**とは逆に発生母組織からかけ離れたものを指す。一般に高分化ながんのほうが予後がよいとされている。

1 腺がん

一般に腺上皮に由来し，腫瘍実質に腺類似の構造がみられるもので，管腔(かんくう)形成が認められるものが多い。発生頻度は極(きわ)めて高く，胃，大腸，胆嚢(たんのう)，膵臓(すいぞう)，前立腺などにみられる（図7-11）。印環細胞がんは腺管形成がみられないため，低分化がんに分類される。

2 扁平上皮がん

一般に扁平上皮に由来し，腫瘍実質に角化傾向がみられる。皮膚，食道，子宮頸部(けいぶ)などから発生することが多い（図7-12）。

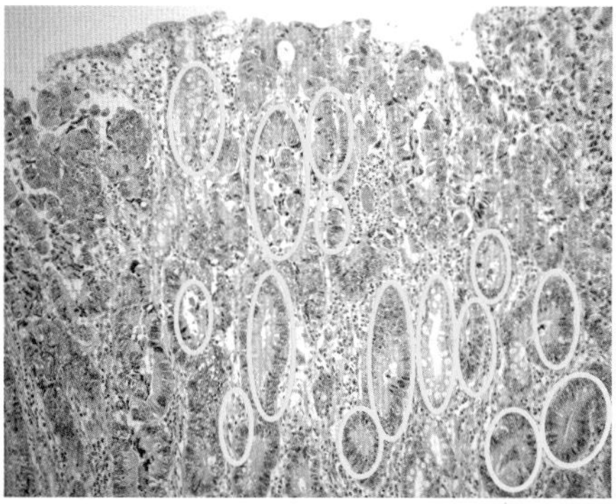

明瞭な腺管形成を呈する。

図7-11● 腺がん

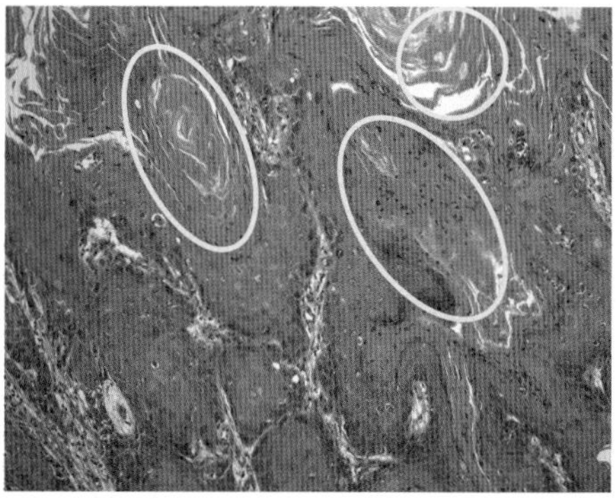

角化（丸印）を有する。

図7-12● 扁平上皮がん

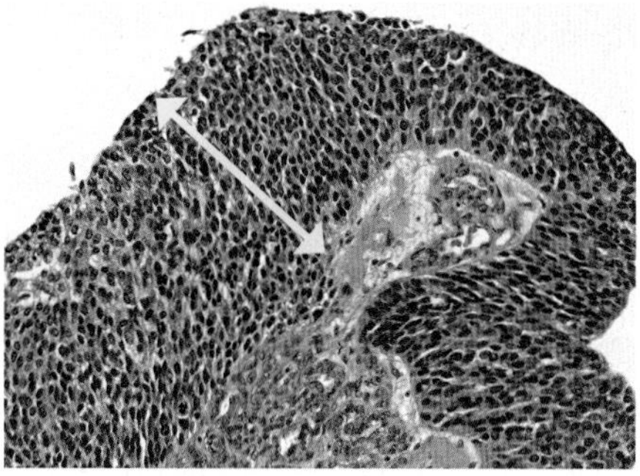

正常と比べ細胞層は７層以上（矢印）となり，乳頭状の増殖を呈する。

図7-13● 尿路上皮がん

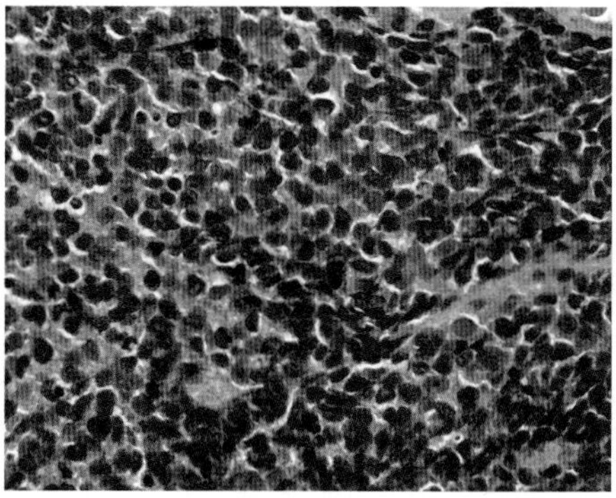

異型の強い小型の腫瘍細胞が増殖している。

図7-14● 未分化がん

3 尿路上皮（移行上皮）がん

尿路上皮に由来し，腎盂，尿管，膀胱などから発生する（図7-13）。

4 未分化がん

腺がん，扁平上皮がん，尿路上皮がんのいずれにも類似性が求められないもので，異型の強い腫瘍細胞から形成されている。肺，甲状腺などから発生することが多い（図7-14）。

3. 非上皮性良性腫瘍

非上皮性良性腫瘍は非上皮性組織から発生するもので，母組織の類似性から脂肪腫，線維腫，骨腫，血管腫，筋腫などに分類される。子宮筋腫や脂肪腫の頻度が高い。

4. 非上皮性悪性腫瘍（肉腫）

肉腫はがん腫に比べて頻度は高くないが，悪性腫瘍の代表的なもので，血行性転移を起こすことが多い。発生母組織の特徴から脂肪肉腫，線維肉腫，平滑筋肉腫，横紋筋肉腫，血管肉腫，骨肉腫，軟骨肉腫などがある。

5. その他

1 混合腫瘍

腫瘍の実質を構成する組織が，２種類以上の異なる組織からなるものを混合腫瘍という。小児に発生する腎芽腫（ウィルムス腫瘍）や奇形腫のように内胚葉，中胚葉，外胚葉の３胚葉由来の組織からなる混合腫瘍もある。奇形腫は卵巣にみられることが多く，腫瘍内に皮膚，毛髪，汗腺，脂腺，骨，脳，歯，消化管，呼吸器などの組織を含む。

2 白血病

骨髄の造血細胞から発生する腫瘍で，ほかの腫瘍が腫瘍塊を形成するのに対し，白血病は腫瘍塊を形成することなく，血液中に腫瘍細胞が浮遊しているという特徴のある悪性腫瘍である。

3 悪性リンパ腫

リンパ系の細胞の悪性腫瘍で，主としてリンパ節に発生するが，胃などの消化管や鼻咽頭にも多く発生する。

D 腫瘍の原因

腫瘍の発生に関しては，生物学的にいまだ不明な点が多いが，DNA の異常とされ，その多くは突然変異をもたらす。突然変異の要因は環境要因（外因）と生体内にある遺伝子要因（内因）に分けて考えられている。多くは両者の影響によって発生するとみられているが，ここでは外因を中心に述べることにする。

1 発がん物質

化学的発がん物質として有名なのは，1915 年の山極らによって報告されたタールによる皮膚がんの発生である。また，たばこ（主としてタール）と肺がん，特に扁平上皮がんとの関係はよく知られている。

2 職業，生活との関係

物理的発がんの代表例にはＸ線に被曝した放射線技師の皮膚がん，白血病の発生があり，職業がんとして重要である。また，自動車の排気ガス，大気汚染についても研究されている。

人種による差もある。日本人には胃がんが多く，欧米人には大腸がんが多いとされていたのがそれである。しかし最近ではわが国でも大腸がんが多くなったことから，日本人の食生活の欧米化など，生活習慣，環境が関係していると考えられている。

また男女差もあり，肺がんは男性に，甲状腺がんは女性に多い。

3 ウイルス

近年，種々のウイルスが発がん因子として知られてきた。実験動物では，数多くの腫瘍ウイルスが原因となっている。ヒトの腫瘍でもHTLV-1が成人T細胞白血病（ATL）の発症に関係していることが明らかにされた。これはわが国の九州，四国地方，カリブ海沿岸にみられる。また，バーキットリンパ腫（悪性リンパ腫の一つ）や鼻咽頭がんでは，EBウイルスの関与が示唆されている。

E　腫瘍の診断法

1．病理学的検査（病理検査）

病理学的検査を行うことにより，臨床的に診断が確実でないとき，あるいは，より正確な診断を必要とする場合非常に役に立ち，その後の治療方針を決定するのに重要な情報を提供することができる。

特にその腫瘍が良性であるか悪性であるかの判断は，病理検査において確定されることが多く，患者の予後判定のために大切である。

2．病理検査の方法

1 組織診断（生検）

外科的に切除された病変のある臓器や，内視鏡で採取された組織の標本を作製し，染色をして組織学的（顕微鏡的）に調べる。

また，胃がんなどの手術材料では，組織学的に腫瘍の異型度，広がりの程度などを詳しく調べる。

2 細胞診

胸水，腹水，尿などや腫瘍から穿刺吸引した細胞の塗抹標本をつくり，染色して腫瘍細胞の良性，悪性を検査する。

F　腫瘍の臨床病期／進行度

臨床病期（Stage）は，腫瘍の大きさ（Tumor），リンパ節転移（Node），遠隔転移（Metastasis）の頭文字のTNMの3項目（**TNM分類**）について，それぞれの有無と程度を総合して決められる。TはT1～T4の4段階，NはN0～N2の3段階，MはM0，M1の2段階に分けられており，これらを組み合わせてグループ化したものが臨床病期分類で，通常Ⅰ～Ⅳ期に分類される。腫瘍によっては0期も設定されている。早期がんは臨床病期0期かⅠ期に相当するが（臓器によってはⅡ期まで含むことがある），進行がんはⅢ期やⅣ期に相当し*，末期がんはⅣ期のことが多い。

---

*適切な治療により完全治癒がかなり期待できるがんを早期がんとよび，早期がんの範囲を超えて腫瘍が増殖浸潤し，または遠隔転移をきたし全身に広がった状態を進行がんという。

●**潜在がん，ラテントがん**　甲状腺や前立腺（ぜんりつせん）などで，がん以外の手術で切除された場合に偶然発見されるがんを潜在がん，病理解剖時に初めて見つかるものをラテントがんとよぶ。

G 腫瘍マーカー

腫瘍マーカーとは，がん細胞自身やがんに対する生体の反応によって産生されるたんぱく質で，血中の腫瘍マーカーを測定することによって，がんの補助診断や治療効果の判定，予後予測，再発診断などに役立つ。腫瘍マーカーの多くは正常の細胞からも産生するが，腫瘍細胞からのほうが多量に産生される。腫瘍マーカーには，AFP（肝臓がん），PSA（前立腺がん）など特定の臓器に特異的なマーカーとCEA（がん胎児性たんぱく），CA19－9など臓器の特異性はないが悪性腫瘍（腺がん）のマーカーとして有用なものがある。

学習の手引き

1. 腫瘍の形態について肉眼的・組織学的にまとめておこう。
2. 転移について種類をあげて説明してみよう。
3. 腫瘍の良性と悪性の違いを整理しておこう。
4. がん腫と肉腫の違いを説明してみよう。
5. 各臓器に発生しやすい腫瘍についてまとめておこう。

第7章のふりかえりチェック

次の文章の空欄を埋めてみよう。

1 転移

転移には［　1　］，［　2　］，［　3　］などがある。

・［　2　］：左鎖骨上窩リンパ節への転移をウィルヒョウ転移という。

・［　3　］：直腸診で硬い索状物を触知することがあるものをシュニッツラー転移という。

2 上皮性腫瘍

上皮性腫瘍は，［　4　］，［　5　］，［　6　］から発生する。良性腫瘍には［　7　］や［　8　］があり，悪性腫瘍は［　9　］とよばれ［　10　］，［　11　］，［　12　］，［　13　］がある。

3 非上皮性腫瘍

非上皮性腫瘍は，［　14　］，［　15　］，［　16　］，［　17　］などから発生する。

1 疾病の成り立ちを学ぶ
2 病気の種類とその要因
3 先天異常
4 退行性病変と進行性病変
5 循環障害
6 炎症
7 腫瘍
8 免疫
9 感染と予防
10 感染症の原因となる病原微生物
11 臨床病理検査

■病理学総論

第8章 免疫

▶**学習の目標**
- ●免疫応答のしくみを理解する。
- ●免疫にかかわる細胞とその働きを理解する。
- ●免疫機構による病変について学習する。
- ●免疫不全症候群について学習する。

I 免疫とは

免疫(めんえき)には，文字どおり疫（病）を免(まぬか)れるという意味がある。感染症，たとえば麻疹(ましん)にかかり治癒(ちゆ)した人は二度と同じ病気にかからないことが経験的に知られている。つまり，この患者は麻疹ウイルスに対してのみ反応する特異的な免疫を獲得したといえる。ただし，免疫はこのような感染症だけに働くのではなく，異物を排除するという生命の維持にとって最も大切な役割を演じている。

A 免疫応答

生体に異物，すなわち抗原(こうげん)が侵入すると，それが自己と異なるもの（非自己）と認識される。さらに，その抗原と特異的に反応する細胞が浸潤(しんじゅん)し，たいていは抗体とよばれるたんぱく質がつくられ，抗原抗体反応によって抗原の毒性が失われる。このように抗原が侵入して始まる一連の生体反応を**免疫応答**とよぶ（図 8-1)。

体内では感染性病原体と最初に遭遇すると，特異的な抗体が産生されるが，量的には微量である。この段階の抗体を早期抗体，その反応を**1 次免疫応答**（1 次応答）とよぶ。さらに，ある期間において同一の病原体と接触すると，多量の特異的抗体が産生されて病原体を破壊し，防御反応を行う。これが**2 次免疫応答**（2 次応答）である。2 次応答が行われるためには，生体内で最初に接触した際の 1 次応答が記憶されている必要があり，これを**免疫学的記憶**という。このように抗原に特異的に反応する場合を**適応免疫応答**とよぶ。

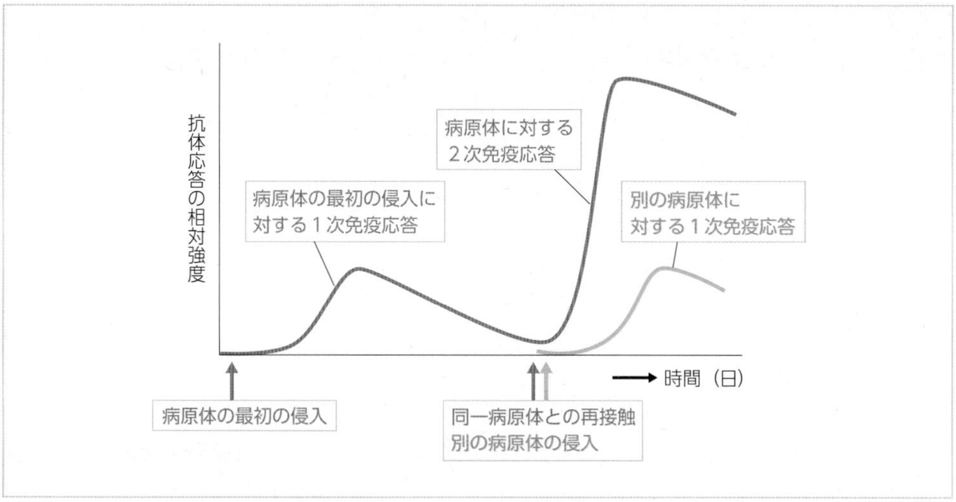

図8-1●免疫応答と免疫学的記憶

B　免疫の種類

1. 自然免疫（先天免疫）と獲得免疫（後天免疫）

感染性病原体などにより免疫応答が起こり組織が傷害されると，**自然免疫**と**獲得免疫**の2つの免疫機構が相互に補完して働き，私たちのからだを守っている。

●**自然免疫**　初期に働く免疫応答で**先天免疫・非特異的免疫**ともよばれ，好中球，単球/マクロファージ，ナチュラルキラー（NK）細胞，補体系などで構成されている。

●**獲得免疫**　自然免疫よりも後期に働く免疫機構であり，**後天免疫・特異的免疫**とよばれ，B細胞やその産物である抗体，T細胞，マクロファージで構成されている。

2. 能動免疫と受動免疫

●**能動免疫**　病気の罹患（りかん），ワクチン接種などで抗原が直接生体に入り，個体内で抗体を産生することによって得られる免疫をいう。

●**受動免疫**　能動免疫に対して抗体を含む血清などを注射して，自分以外の個体から生成された抗体によって得られる免疫をいう。

3. 液性免疫（体液性免疫）と細胞性免疫

獲得免疫は液性免疫と細胞性免疫の2つに分けられる。

●**液性免疫**　Bリンパ球と抗体が主体となる免疫応答で，**ヘルパーT細胞（Th細胞）**の産生するサイトカインにより，B細胞が刺激されるとB細胞が形質細胞へ分化し，大量の抗体を産生する。刺激されたB細胞の一部は，抗原の情報を記憶しているメモリーB細胞となって，再度の感染の際には最初の反応より速く，より抗原に親和性が高い抗体を大量に産生する。

●**細胞性免疫** **細胞傷害性T細胞**（**Tc**）やマクロファージが直接細胞を攻撃する免疫応答である。Th細胞は樹状細胞が提示する抗原を認識して，サイトカインを産生し，Tcやマクロファージなどの細胞が活性化される。活性化されたTcやマクロファージは，病原体に感染した細胞を攻撃し排除する。

C 免疫にかかわる細胞

1. 適応免疫応答

適応免疫応答は，**マクロファージ**や**樹状細胞**とよばれる**抗原提示細胞**が感染性粒子をのみ込むと開始される（図8-2)。これらの細胞は，飲み込んだ粒子にどのような抗原群が含まれているかを免疫系細胞に知らせる役目をしている。抗原提示細胞は主にリンパ節でT細胞に抗原を提示し，その結果T細胞は活性化し，免疫応答が開始される。免疫反応の主役はリンパ球であり，①**免疫グロブリン**を介する**液性免疫**を行うBリンパ球，②細胞成分を介する**細胞性免疫**を行うTリンパ球に大別される。

1 作用機序

Tリンパ球には，液性免疫を補助する**ヘルパーT細胞**（**Th細胞**）や抗原特異的に標的細胞を殺傷する**細胞傷害性T細胞**（**Tc**），および両者の細胞を調節する**制御性T細胞**（**Treg**）が知られている。一方，Bリンパ球は種々の抗原が体内に侵入すると，それらと特異的に反応する。Bリンパ球は活性化して形質細胞となり，Thの作用により抗体を初めて産生する。

2 免疫グロブリン

抗体は血清中の免疫グロブリン（immunogloburin；Ig）とよばれるたんぱく質

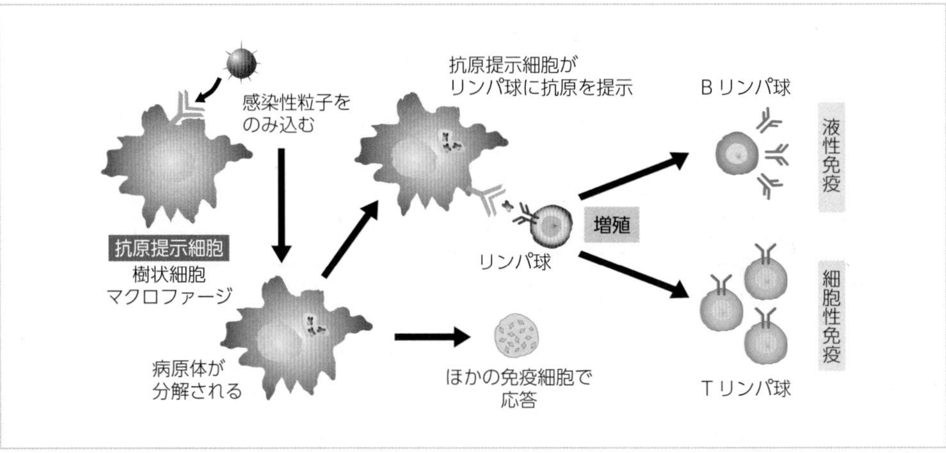

図8-2● **生体の免疫応答**

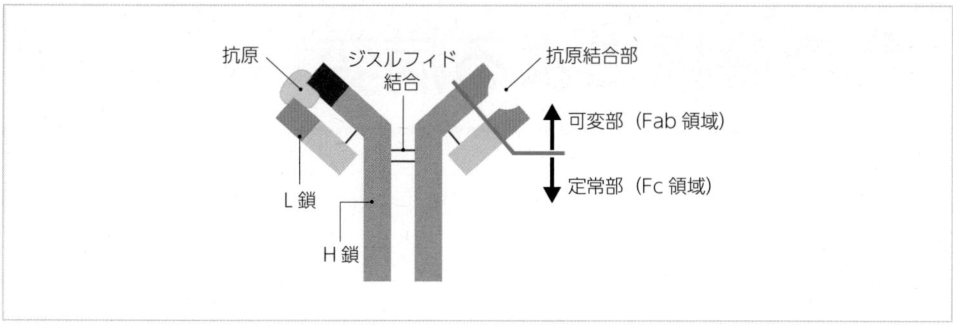

図8-3● 免疫グロブリンの基本構造

の一種で，IgG，IgA，IgM，IgD，IgE の 5 種類がある。免疫グロブリンの基本構造を IgG を例にとって示すと図 8-3 のようになる。免疫グロブリンは一対の L 鎖（light chain；軽鎖）と，一対の H 鎖（heavy chain；重鎖）からなり，Y 字型を形成する。図中の Fab 部分が抗原と結合する部分である。Fc 部分はマクロファージやリンパ球などの受容体と結合して細胞の活性化を起こす。

2. 自然免疫応答

これとは別に，免疫系を構成する細胞のなかには，特定の感染性病原体や異常細胞を認識する能力を自然に授かったものがある。これは前もって抗原との接触を必要としない。好中球，マクロファージ，ナチュラルキラー細胞（NK 細胞）などはその代表的なもので，**自然免疫応答**とよばれ，ある種の細菌抗原やウイルス感染細胞，がん化した自己細胞成分などを攻撃する。図 8-4 に免疫応答の概要を示す。

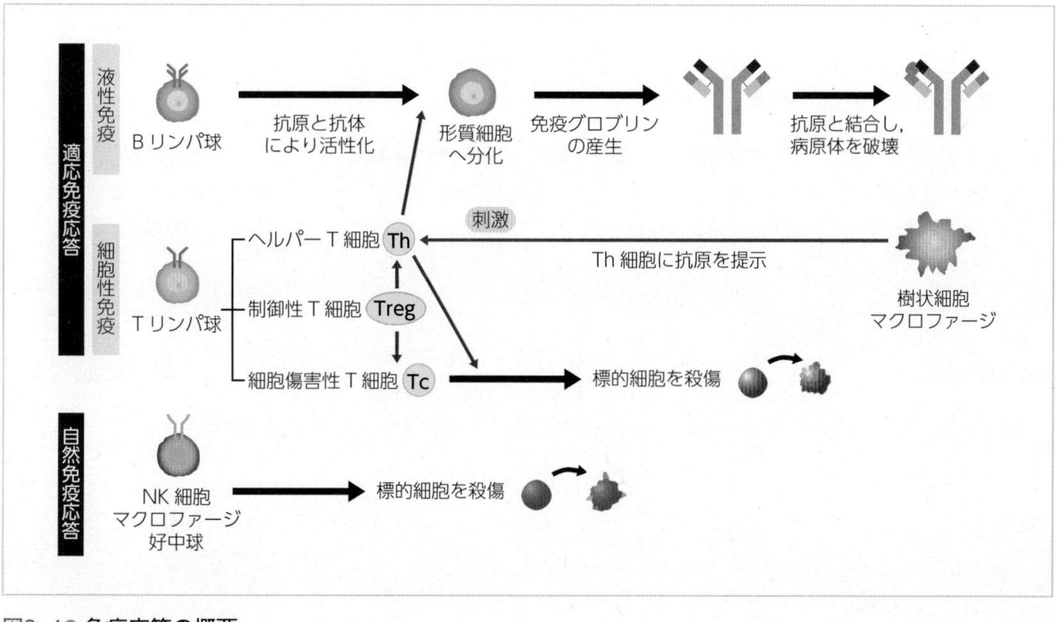

図8-4● 免疫応答の概要

Ⅱ 免疫機構による病変

A アレルギー

本来生体の防御機構である免疫反応が，仮に過剰に起こった場合には，異物だけでなく自分のからだにも傷害を引き起こし，病変が生じることがある。このような病態をアレルギーあるいは過敏症という。アレルギーは以下の４型に分けられ，そのうちⅠ，Ⅱ，Ⅲ型が即時型，Ⅳ型が遅延型である（表 8-1）。

1. Ⅰ型アレルギー

Ⅰ型アレルギーは，IgE 抗体が関与し，最初の抗原刺激で産生された IgE 抗体が，その Fc 部分を介して肥満細胞，好塩基球と結合し脱顆粒を起こしてヒスタミンやセロトニンを分泌させる。これらの作用により血管の透過性の亢進，平滑筋の収縮や好酸球の浸潤などが起こる（図 8-5）。その結果，気管支喘息，アレルギー性鼻炎，蕁麻疹，食事性アレルギーなどを起こす。また，全身症状が強く現れ重度の呼吸困難を起こし，ショック状態となるような場合を**アナフィラキシー**とよぶ。

2. Ⅱ型アレルギー

赤血球や白血球などの自己の細胞が抗原となり，IgG と IgM 抗体が関与するアレルギーである。この反応には補体とよばれる一群の酵素が必要である。抗原である細胞に抗体が結合し，さらに補体が結合し活性化され細胞の破壊が起こる。たと

表8-1● アレルギー疾患の種類

型	反応の名称	抗体の種類	補体の関与	抗原の種類	疾患の種類
Ⅰ	アナフィラキシー型反応（アトピー型）	IgE	なし	外因性（アレルゲン）	気管支喘息 アレルギー性鼻炎 蕁麻疹 食事性アレルギー アナフィラキシーショック
Ⅱ	細胞傷害型	IgG と IgM	あり	内因性が多い（細胞膜表面）	自己免疫性溶血性貧血
Ⅲ	免疫複合型	IgG ＞ IgM ＞ IgA	あり	外因性と内因性	糸球体腎炎 アレルギー性血管炎 全身性エリテマトーデス（SLE） リウマチ性疾患
Ⅳ	遅延型（ツベルクリン型）	Tリンパ球	なし	外因性と内因性	接触性皮膚炎 結核，ツベルクリン反応 移植拒絶反応

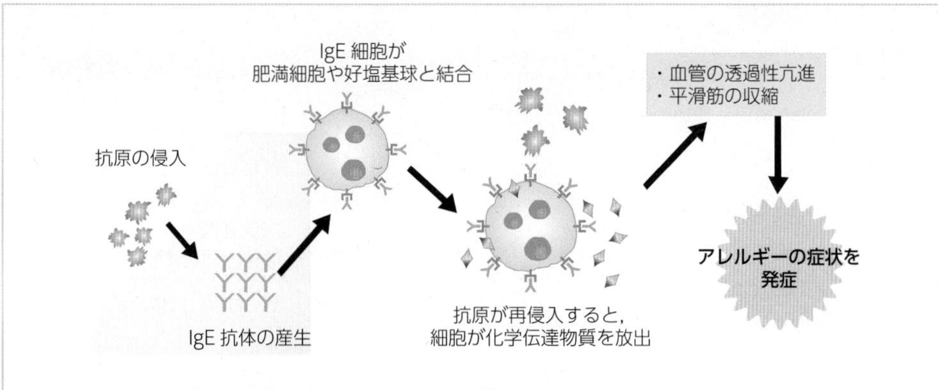

図8-5● Ⅰ型アレルギー反応（肥満細胞上での抗原抗体反応）

えば，抗原となる細胞が赤血球であれば溶血が起こる。代表的な疾患は自己免疫性溶血性貧血である。

3. Ⅲ型アレルギー

抗原と抗体の反応産物である免疫複合体（immune complex）が組織に沈着し，補体が結びついて細胞傷害を起こす反応である。**免疫複合体病**ともよばれ，関与する抗体は主に IgG である。代表的な疾患は糸球体腎炎，アレルギー性血管炎，全身性エリテマトーデス（systemic lupus erythematosus；SLE），リウマチ性疾患などである。

4. Ⅳ型アレルギー

抗原と T 細胞が関与する反応で，Ⅰ～Ⅲ型のような抗体は関与しない。ツベルクリン反応が代表的なもので，結核菌に感染している人にツベルクリンを注射すると数時間で局所の発赤が生じ，しだいに腫れてきて 1，2 日で極期に達する。Ⅰ～Ⅲ型に比べて反応が遅いため，**遅延型アレルギー**ともよばれる。抗原に感作された T 細胞から産生されるリンフォカインによって，マクロファージやリンパ球を活性化し細胞や組織の破壊が起こる。Ⅳ型アレルギーには，接触性皮膚炎や移植の際の拒絶反応などがある。

B 自己免疫疾患

免疫とは，本来，感染病原体や異種たんぱく質などの外来異物に対して反応が起こるものである。しかし，自己の構成要素に対して抗体（自己抗体）が産生される場合があり，これを自己免疫疾患という。甲状腺に起こるバセドウ病，橋本病（病理学各論第 5 章「内分泌・代謝疾患」参照）や，唾液腺に起こるシェーグレン症候群など各臓器に特異的に起こるものと，関節リウマチ（rheumatoid arthritis；

表8-2● 主な膠原病

疾患名	病変部位	病態	自己抗体や検査所見
関節リウマチ	滑膜，血管	多発関節炎	リウマトイド因子
全身性エリテマトーデス	結合織，血管，腎，漿膜	蝶形紅斑，免疫複合体腎炎	抗核抗体，抗 dsDNA 抗体
結節性多発動脈炎	血管，腎	血管炎に伴う多彩な全身症状	血沈亢進，CRP 上昇，自己抗体は検出されず
全身性強皮症	皮膚，小血管，結合織，肺	強皮症，肺線維症	抗 scl-70 抗体，抗セントロメア抗体
シェーグレン症候群	涙腺，唾液腺	眼球・口腔乾燥	抗 SS-A 抗体，抗 SS-B 抗体
ベーチェット病	口腔内，外陰部，眼	アフタ性潰瘍，ぶどう膜炎	血沈，CRP や IgD の上昇，HLA-B51 遺伝子

RA)，SLE など，いわゆる**膠原病**（こうげんびょう）とよばれる全身性に起こるものがある（表 8-2）。

1．シェーグレン症候群

40～60 歳代の女性に多く（男女比 1 ：14），唾液腺（だえきせん）や涙腺が免疫学的機序（めんえきがくてききじょ）により傷害されて唾液，涙液の分泌が減少し，口内乾燥，乾燥性角結膜炎を起こす疾患である。RA や SLE などのほかの自己免疫疾患を合併することが多い。唾液腺（耳下腺）は腫大し，組織学的には腺房（せんぼう）や導管は破壊され，間質には高度なリンパ球浸潤（しんじゅん）が認められる。抗 SS－A 抗体，抗 SS－B 抗体などの抗核抗体が高率にみられる。

2．関節リウマチ（RA）

30～50 歳代の女性に多く（男女比 1 ：3），わが国の患者数は約 70 万人と推定される。関節が対称性に侵（おか）されて腫（は）れや痛みを伴う多発性関節炎を主病変とする，全身性の炎症性疾患である。関節以外に皮膚，心臓，血管，肺などに病変が生じ，リウマチ結節が形成される。病因はいまだ不明で遺伝的素因と環境因子が重要視されているが，自己の免疫グロブリンに対して抗体（リウマチ因子；RF）ができ，その免疫複合体の沈着によって組織傷害を起こすと考えられている。関節では滑膜（かつまく）が絨毛状（じゅうもうじょう）に増生し，リンパ濾胞（ろほう）を伴うリンパ球・形質細胞を主体とする高度な炎症性細胞浸潤がみられ，しだいにパンヌスとよばれる肉芽（にくげ）組織が増生する。このような炎症が繰り返され，関節の破壊が進行する。

3．全身性エリテマトーデス（SLE）

20～30 歳代の女性に多く（男女比 1 ：9），頰部（きょうぶ）に特徴的な**蝶形紅斑**（ちょうけいこうはん）がみられ，関節炎，腎炎（じんえん），リンパ節腫脹（しゅちょう）など多臓器病変を伴う炎症性疾患である。SLE では多種の自己抗体が産生されているが，その中心的存在は DNA をはじめとしてヒストン，RNA たんぱく質などに対する抗核抗体である。SLE の患者では，流血中に

ヘマトキシリン・エオジン（HE）染色　　蛍光抗体法

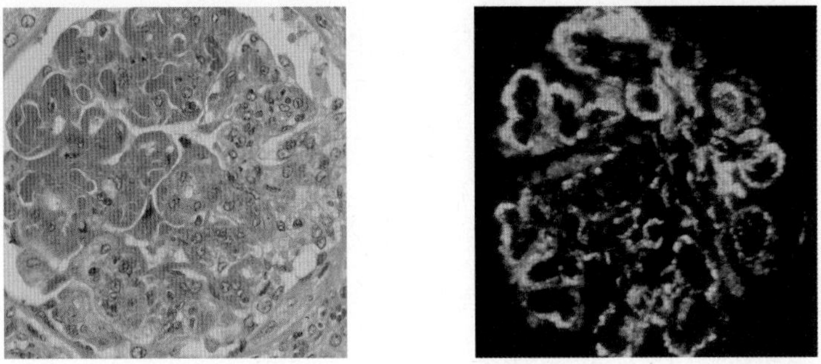

糸球体の壁が太く濃染している。　　糸球体に免疫グロブリンが沈着。

図8-6● SLE患者の腎糸球体の染色像

免疫複合体が形成されて腎糸球体に沈着すると（図8-6），ループス腎炎とよばれる病変を発症する。治療は副腎皮質ステロイド薬や免疫抑制剤による薬物療法が有効であり，近年，SLEの生命予後は著しく改善している。

C 移植免疫

自分自身の皮膚，骨などを自分のほかの場所に移植する場合（自家移植）は生着するが，他人の組織（同種移植）やヒト以外の動物の組織（異種移植）では，移植片は脱落してしまう。これを**拒絶反応**とよぶ。これは，移植片の細胞のなかに存在している移植抗原（組織適合抗原）の違いがその原因である。すなわち，組織適合抗原のうちで最も抗原性が強いのが主要組織適合抗原（major histocompatibility complex；MHC抗原）で，移植片（提供者，ドナー）と宿主（受容者，レシピエント）のMHC抗原が異なっていたためである。

MHC不適合の抗原は，受容者のT細胞により認識され細胞性および液性免疫が始まるが，主にT細胞による移植細胞の破壊が行われる。したがって，移植の際には受容者と提供者のMHC抗原が同じであることが必要で，一致しない場合は免疫抑制剤などを使い拒絶反応を起こしにくくしている。

D 免疫不全症候群

免疫機能が低下した状態を**免疫不全**という。原因は多数あるが，先天性と後天性のものに分けられる。

先天性のものは，免疫に関与する臓器の発生段階での遺伝子異常などが原因となる。後天性のものでは，ヒト免疫不全ウイルス（human immunodeficiency virus；HIV）の感染によって起こる後天性免疫不全症候群（acquired immunodeficiency syndrome；AIDS〔エイズ〕）やリンパ球系の悪性腫瘍（しゅよう），治療に伴う医原性のものなど多数ある。

AIDSでは，HIV感染によって免疫（めんえき）グロブリンの産生を促すヘルパーT細胞が破壊されるため，免疫応答が進まず，細胞性免疫不全が引き起こされる。感染に対する抵抗力がなくなり，真菌感染症，ニューモシスチス肺炎，結核などにかかりやすくなる（易（い）感染性）。また，悪性腫瘍が合併することも多い。

学習の手引き

1. 免疫応答のしくみを図にしてみよう。
2. アレルギーの要点についてまとめておこう。
3. アレルギーの種類について整理しておこう。
4. 自己免疫疾患の特徴についてまとめておこう。

第8章のふりかえりチェック

次の文章の空欄を埋めてみよう。

1 自然免疫

自然免疫は，[1]，[2]，[3]，[4]などで構成されている。

2 獲得免疫

獲得免疫は，B細胞やその産物である[5]，[6]，[7]で構成されており，[8]と[9]に分けられる。

3 免疫グロブリン

抗体は血清中の免疫グロブリンとよばれる[10]の一種で，[11]，[12]，[13]，[14]，[15]の5種類がある。

4 アレルギー

・Ⅰ型アレルギー：[16]型反応である。
・Ⅱ型アレルギー：代表的な疾患は[17]である。
・Ⅲ型アレルギー：[18]が組織に沈着し，補体が結びついて細胞障害を起こす。
・Ⅳ型アレルギー：[19]と[20]が関与する反応。Ⅰ～Ⅲ型に比べて反応が遅いため，[21]ともよばれる。

■ 病理学総論

第9章 感染と予防

▶学習の目標

- ●微生物の概要，性状について理解する。
- ●微生物の病原性と生体防御機構を理解する。
- ●感染症法の対象となる感染症と感染症の分類，主な対応措置を学ぶ。
- ●感染症の予防，治療を学ぶ。
- ●診断に利用される免疫学的検査を理解する。

I 微生物の基礎

A ヒトと微生物

人類は長い歴史のなか，様々な疾患とせめぎあいを行ってきた。環境中には，人に対して毒性をもつ動植物があり，これらについては目に見えるため，経験とともに防御も行うことができた。しかし，微生物は肉眼では確認することができなかったため，顕微鏡が発明される17世紀まで存在自体を知ることができなかった。その後，微生物が疾患の原因となることが明らかとなり，対策も可能となった。

B 病原微生物学の発展

1 病原微生物学の始まり

17世紀にレーウェンフックが顕微鏡を発明し，身の回りを観察して肉眼では見えない微生物が生息することを見いだした。

その後19世紀にはフランスのパスツールが，微生物は自然に発生するのではなく，生命は生命からのみ生まれることを証明した。

同時期の1876年に，ドイツのコッホは炭疽菌の純粋な培養に成功し，炭疽の病原体を証明した。これをきっかけに病原体について，コッホの原則（要請）を提唱した（病理学総論表2-3参照）。現在では，この原則で証明できない病原体も多く存在することが明らかとなった。わが国の北里柴三郎はコッホに師事し，1889年に破傷風菌の純粋培養に成功した。その後，破傷風毒素に対する免疫抗体を発見し，血清療法を確立した。志賀潔は北里柴三郎に師事し，1897（明治30）年に赤痢菌を発見した。赤痢菌の学名シゲラは志賀にちなんで命名された。

ロシアのイワノフスキーは，1892年にタバコモザイク病の病原体が細菌を通さない濾過器を通過した濾液の中に存在することを示し，ウイルスの存在を提示した。

2 免疫の発見とワクチン

18世紀のイギリスでは天然痘が流行しており，「牛の乳搾りなどをして自然に牛痘にかかったヒトは，その後天然痘に罹らない」という農民の言い伝えに基づき，ジェンナーは，その現象を天然痘の予防へ応用した。1796年に，牛痘を8歳の少年に接種し，天然痘の予防に有効であることを示した。これが種痘であり，その後全世界に広まり，1980年には世界保健機関（WHO）により，世界で天然痘の根絶が宣言された。ジェンナー以前にも，一度罹った感染症には二度は罹らない，すなわち免疫という現象が知られていたが，実際にワクチンとして免疫を獲得させる方法を開発したため，近代免疫の父とよばれている。

パスツールは炭疽，狂犬病などの弱毒生菌ワクチンをつくり，また，北里柴三郎が開発した破傷風やジフテリアの血清療法は，後にこれらのワクチン開発につながった。

3 化学療法と消毒法の始まり

疾患の原因となる微生物が明らかとなった上は，その微生物を死滅させる方法の開発が始まった。

感染症の治療という点では，エールリッヒが近代化学療法を開始した。1904年にトリパノソーマに対する色素薬，1910年には秦佐八郎とともに梅毒治療薬のサルバルサンをつくり上げた。その後，フレミングが1929年にアオカビからペニシリンを発見した。ドマークは，1935年に合成抗菌薬サルファ剤の基本となる物質を報告した。

また，環境中から病原体の体内への侵入を防ぐために「消毒」が考案された。外科医であったリスターは，1866年にフェノールが感染予防に有効であることを証明し，外科手術の際に手指，器具に噴霧した。その結果，手術後の感染症は著しく減少した。

C　微生物の概要

1．生物における微生物の位置

現在わかっている地球上の生物を大きく分けると，図9-1に示すように細菌とアーキア（古細菌）と真核細胞の3つのグループに分けられる。

図9-1に示した生物のすべては，DNAを遺伝情報として利用している。細菌とアーキアは細胞核をもたず，DNAが細胞質に存在する**原核生物**とよばれる。原核生物であっても，アーキアは細菌とはDNAの複製方法が異なっている。ヒトを含

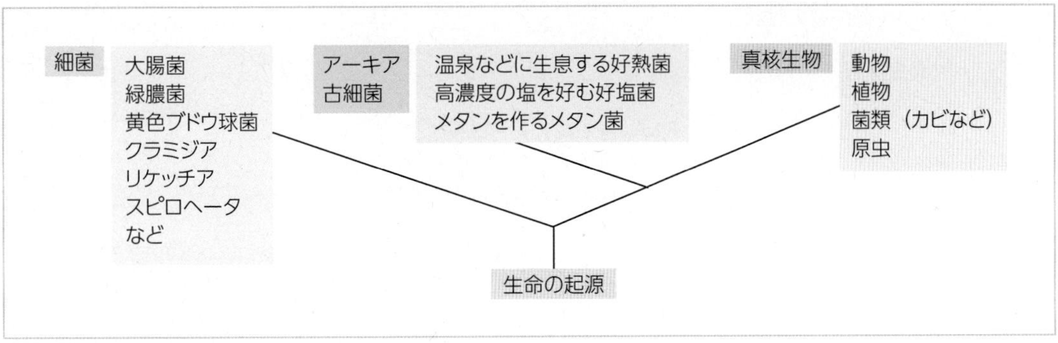

図9-1● **生物の分類**

む動物，植物，原虫，カビなどは**真核生物**である。真核生物では，細胞の中に核があり，その中に遺伝情報として DNA を保持している。

2. 微生物の性状の相違点

微生物は，肉眼では確認できない生物を指している。これには原核生物の細菌，真核生物の真菌，原虫，および生物とは言い切れないウイルスやプリオンがある（表 9-1，図 9-2）。

●**細菌**　環境が整えば自律的に増殖可能な原核生物である。

●**真菌**　真核生物に属するカビ，キノコ，酵母などである。
酵母は直径 5～10 μm，菌糸を作る場合は 100 μm 以上となる。

●**原虫**　真核生物に属する単細胞の生物でアメーバ，トキソプラズマ，マラリアなどである。

●**ウイルス**　たんぱく質の殻に DNA あるいは RNA のどちらかのみを有する。

●**プリオン**　異常なたんぱく質のみからなる感染性因子で，クロイツフェルト-ヤコブ病や狂牛病の原因である。

Ⅱ 微生物と感染

A 感染症とは

微生物が生体（宿主*）に付着*して定着*した場合を感染という。その後，生体

＊**宿主**：微生物が感染し寄生または共生する対象の生物。
＊**付着**：微生物が宿主の組織に到達し接着すること。微生物がもつ接着因子が宿主細胞や組織の表面構造と結合することによる。
＊**定着**：微生物が宿主の組織上または組織内で分裂増殖すること。

表9-1● 微生物の性状

微生物	特徴	大きさ
細菌	・ゲノムDNA，RNA，たんぱく質合成装置としてリボソームをもつ。DNA複製もできるため，自己複製が可能である ・酸素があるところで生育する細菌を好気性菌，酸素があるところでは生育できない細菌を嫌気性菌とよぶ ・細胞内に寄生してのみ増殖可能な菌としてリケッチアやクラミジアがある	・最も小さい細菌に属するマイコプラズマ：直径0.2～0.3μm ・黄色ブドウ球菌：直径1μm ・炭疽菌：長さ5～10μm程度
真菌	・ゲノムDNAが核に存在する ・ミトコンドリアやリボソームなど細胞内小器官があり，細胞壁を有する ・無性生殖あるいは有性生殖で継代する。胞子をつくる ・多くは酸素の存在下で生育する	・酵母：直径5～10μm ・菌糸を作る場合：100μm以上
原虫	・ゲノムDNAが核に存在する ・ミトコンドリアやリボソームなど細胞内小器官があるが，真菌と異なり細胞壁はない ・多くは運動性がある	・最小のもので1μm，大きいもので1mm程度
ウイルス	・感染してのみ増殖することが可能である ・感染した細胞のDNA合成酵素，RNA合成酵素，たんぱく質合成装置（リボソーム）を使用して，ウイルスの構成成分をつくる	・20～250nm（0.02～0.25μm）
プリオン	・DNAやRNAはもたない ・異常な折りたたまれ方をしたたんぱく質が，正常なたんぱく質にその異常構造を伝えることで病原性をもつとされる	・1単位が2nm程度

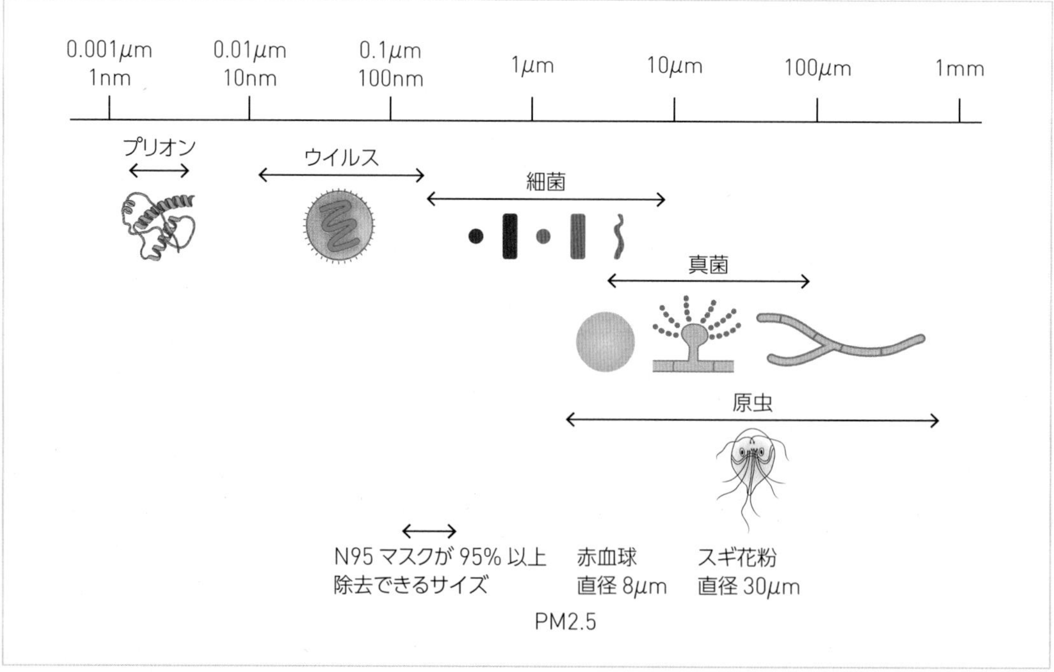

図9-2● 微生物の大きさ

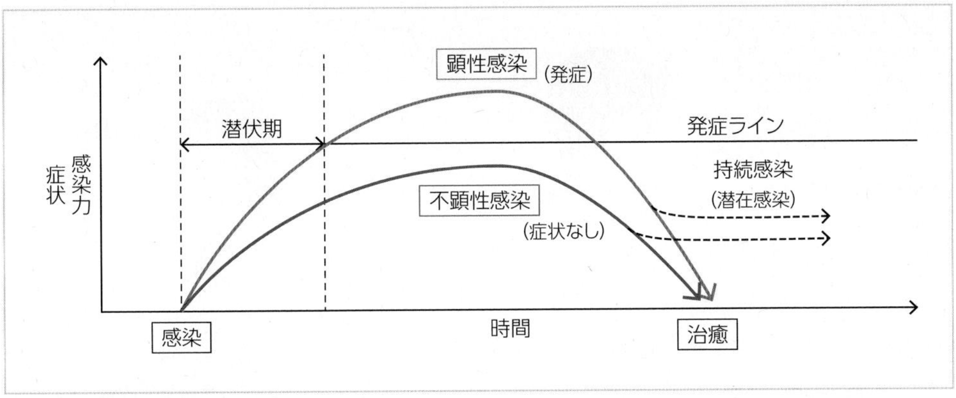

図9-3● **感染の経過**

表9-2● **熱型と代表疾患**

熱型	発熱の様式	代表的な疾患
稽留熱	38℃以上で日差 1℃以内で持続	大葉性肺炎，腸チフス
弛張熱	日差 1℃以上で，最低体温が 37℃以上	敗血症
間欠熱	高熱期と無熱期の日差が 1℃以上で最低体温が 37℃以下	マラリア
回帰熱	1 ないし数日の正常体温期の間に短期間の有熱期	ボレリア
波状熱	有熱期と無熱期が不規則に交互に現れる	ブルセラ症

に不利益な症状を現した際を発症（感染症）という。感染から発症までの無症状の期間を潜伏期とよび，病原体の種類によりその期間は異なる。

感染後，何の症状も示さないものを不顕性(ふけんせい)感染，発症した場合を顕性感染とよぶ。

また，生体に症状を示さずに感染が持続し，抵抗力が低下した際に発症させるような持続感染を潜在感染とよぶ（図 9-3）。

●**熱型**　多くの感染症では発熱することが多く，感染症の原因により特徴的な熱型がある（表 9-2）。

B 感染経路

人体への感染経路を図 9-4 に示す。

1) 空気感染

病原体を含む飛沫核(ひまつかく)または塵埃(じんあい)を吸い込み感染を起こす。粒子が小さいので肺の奥まで到達する。結核菌，麻疹(ましん)ウイルス，水痘帯状疱疹(すいとうたいじょうほうしん)ウイルス（VZV）などの感染経路である。

2) 飛沫感染

病原体を含む飛沫を吸引するか，鼻や目の粘膜に付着して感染する。粒子が大きいため，上気道に付着して感染する。インフルエンザウイルス，風疹(ふうしん)ウイルスなど多数の病原体の感染経路である。飛沫と飛沫核の模式図を図 9-5 に示す。

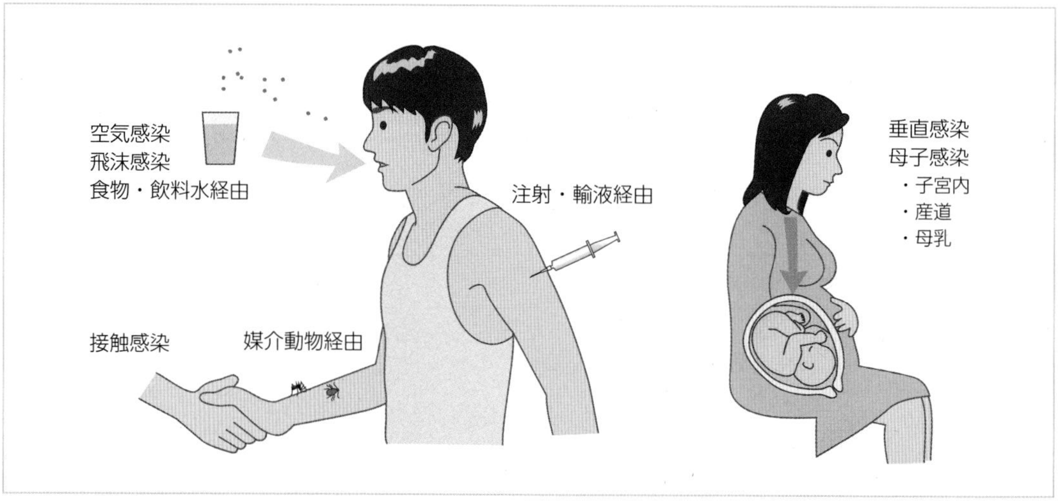

図9-4●人体への感染経路

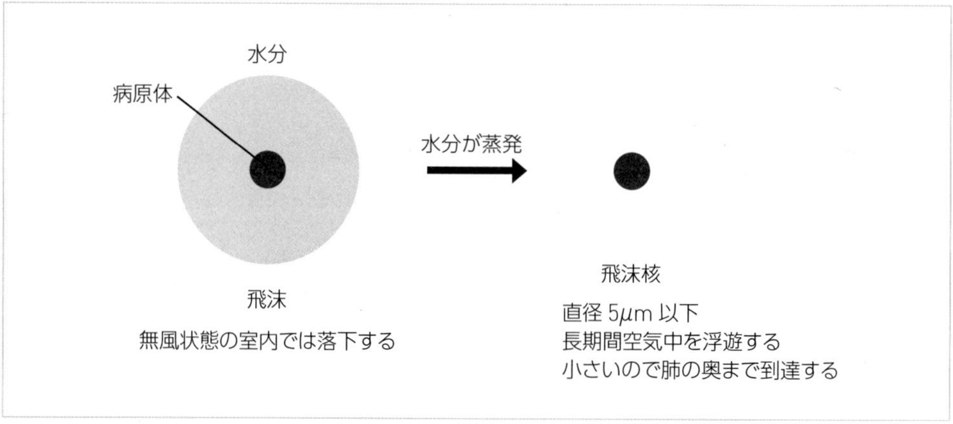

図9-5●飛沫と飛沫核

3）媒介動物感染

- 蚊媒介：デング熱，マラリア，日本脳炎，西ナイル熱。
- ダニ媒介：マダニ；ライム病，重症熱性血小板減少症候群（SFTS）。ツツガムシ；ツツガムシ病。
- ネズミ媒介：ペスト，サルモネラ。

4）食物・飲料水経由

飲食で感染する経路。特に糞便（ふんべん）を介する場合を糞口（ふんこう）感染とよぶ。ノロウイルス，サルモネラ，病原大腸菌，クリプトスポリジウム，ランブルべん毛虫などの感染経路である。

5）血液媒介感染

注射や輸血（血液製剤），また医療行為のなかでの針刺し・切創（せっそう）で感染する。市中では入れ墨，覚醒剤（かくせいざい）の注射器の使い回しがある。なお，現在は血液製剤による感染はほとんどなくなっている。B型肝炎ウイルス（HBV），C型肝炎ウイルス

(HCV)，ヒト免疫不全ウイルス（HIV)，ヒトT細胞性白血病ウイルス（HTLV-I）がある。

6）接触感染

感染者に直接接触した場合や，汚染された部位に触れたことで感染する経路。性行為感染もこれに含まれる。黄色ブドウ球菌，緑膿菌，アデノウイルス，単純ヘルペスウイルス（HSV)，白癬菌など，また性行為感染として梅毒，淋病，クラミジアなどの感染経路である。

7）母子感染

病原体が子宮内（絨毛膜・胎盤)，産道，母乳を介して感染する経路。垂直感染ともよばれる。

- 子宮内：風疹ウイルス（妊娠12週以下がほとんど)，サイトメガロウイルス（CMV)，トキソプラズマ，梅毒。
- 産道：HBV，HIV。
- 母乳：HTLV-I。

C 微生物の病原性

1 組織を障害する酵素の産生

細菌は生体に侵入し定着・増殖するために，コラーゲンやヒアルロン酸を分解する酵素を産生して生体の正常な組織構造を破壊する。生体では，細菌感染を広げない目的でフィブリン塊をつくることが多いが，溶血性レンサ球菌ではこれを溶解するストレプトキナーゼ*を産生するために，感染が拡大しやすい。

2 細菌が産生する毒素

●**外毒素（エクソトキシン）**　細菌が増殖する際に菌体外へ放出される毒素で，毒性が強く，身体に障害を引き起こす（表9-3)。

●**内毒素（エンドトキシン）**　細菌が破壊された際に放出される毒素で，多くのグラム陰性菌の最も外側の層を構成する**リポ多糖***（リポポリサッカライド［LPS]）が毒性をもつ。大腸菌，サルモネラ，緑膿菌などがもち，これら菌による炎症反応の原因となる。特に発熱を引き起こす作用を有する。

3 真菌の病原性

カンジダやアスペルギルスなどは病原性が低く，生体の抵抗力が著しく低下した際にのみ感染症を呈する。輸入真菌症の原因の一つのコクシジオイデスは，強い侵襲性をもつ。

食品上などでカビが産生するカビ毒は，腸管毒としての作用を有する。カビ毒の一種のアフラトキシンは，発がん性を有する。

＊**ストレプトキナーゼ**：溶血性レンサ球菌が産生する外毒素の一つで，血栓を溶解する酵素。
＊**リポ多糖**：グラム陰性桿菌の細胞壁外膜の構成成分で，多糖に脂質とからつくられる成分。多様な生物活性がある。

表9-3● 代表的な外毒素

細菌	外毒素
ボツリヌス菌	神経毒
破傷風菌	神経毒
腸管出血性大腸菌	ベロ毒素（赤痢毒素）
黄色ブドウ球菌	エンテロトキシン，表皮剥離毒素，毒素性ショック症候群毒素
サルモネラ	エンテロトキシン
溶血性レンサ球菌	溶血毒，発赤毒素（猩紅熱の原因）
コレラ菌	エンテロトキシン
クロストリジオイデス（クロストリジウム）*・ディフィシル	腸管毒（CD トキシン A/B）

4 ウイルスの病原性

- ウイルスに感染した細胞がウイルスの作用で障害を受ける（HSV，狂犬病ウイルス）。
- ウイルスに感染した細胞が生体の免疫(めんえき)により攻撃されることで障害を受ける（HBV）。
- 発がん性をもつ（HIV－1，エプスタイン-バーウイルス［EBV］，ヒトパピローマウイルス［HPV］，HBV）。

D 生体防御機構

1. 自然免疫

微生物の感染に対し，生まれつきもっている障壁で，物理的機構と化学的機構および常在菌による生物学的機構がある。健康な状態では微生物の侵入，付着を防御するバリア機構がある。バリア機構が破られた後は，好中球やマクロファージにより防御を行う機構がある。

1) 体表の侵入阻止

身体最外層のバリア機構として，物理的には，皮膚では体毛，呼吸器では線毛構造，消化管では蠕動(ぜんどう)運動がある。化学的機構には皮脂による皮膚の防護や涙液中のリゾチームがある。

2) バリア機構を破って侵入した病原体

白血球（好中球，マクロファージ）による食作用と殺菌作用がある。血漿(けっしょう)たんぱ

＊クロストリジオイデスとクロストリジウム：臨床現場でどちらの語も使われている。院内感染対策のうえで最も重要な細菌であるため，併せて覚えておくとよい。

くの補体が細菌に結合して分解する。

マクロファージの表面に存在する**Toll 様受容体***（TLR）は，病原微生物のもつ内毒素などの構造を認識して全身の炎症応答を引き起こす。

ナチュラルキラー細胞はウイルス感染細胞を傷害する。

3) 常在菌

身体表面に生息する常在菌は，pH を少し下げ，病原菌の生育を排除する機能をもつ。皮膚の表皮ブドウ球菌や腟(ちつ)内のデーデルライン桿菌(かんきん)が代表的である。

2. 獲得免疫

病原体に特異的な防御機構は，病原体が侵入した後に液性免疫や細胞性免疫によりつくられる。液性免疫はＢリンパ球が主体となり，病原体に感染後，病原体本体や産生する毒素に対して抗体（免疫グロブリン）を産生し，発症を防止する機構である。ワクチン接種による感染防御も液性免疫によるものが多い。細胞性免疫は，Ｔリンパ球がウイルス感染細胞を攻撃する機構である。免疫において，液性免疫，細胞性免疫を引き起こす成分を抗原(こうげん)とよぶ。

E 感染症の種類

病原微生物が引き起こす疾患は感染臓器，細胞，また病原体の性質により異なる。代表的な感染症を臓器・器官別に以下に示す。

1 敗血症

血液中に微生物が侵入し，**全身性炎症反応症候群***（SIRS）（表 9-4）が引き起こされた状態である。外部から直接血液中に病原体が入る場合もあるが，肺炎や尿路感染症が原因となることがある。

2 呼吸器感染症

1) 咽頭や気道の感染症

咽頭(いんとう)，気管，気管支の内面は線毛上皮で構成され，粘液と共に異物を排泄排除す

表9-4● 全身性炎症反応症候群（SIRS）

以下の 4 項目のうち 2 項目以上を示す病態のことである。	
・体温	＞38℃　または　＜36℃
・脈拍数	＞90 回 / 分
・呼吸数	＞20 回 / 分　または　Pa_{CO_2} ＜32 mmHg
・白血球数	＞1 万 2000/μL　または　＜4000/μL　あるいは　未熟顆粒球＞10%

＊ **Toll 様受容体**：マクロファージや樹状細胞表面に存在する。微生物の構成成分をパターンとして認識する受容体であり，インターフェロンや炎症性サイトカインを産生させ，感染防御のためのシグナルを伝達する。

＊**全身性炎症性症候群**：身体に感染や組織損傷などの原因でサイトカインが産生され，その作用により生じる非特異的な全身の炎症反応を示す状態のこと。

表9-5● 肺炎の種類

	発症の機序	主な病原微生物
市中肺炎	病院外で通常の社会生活を送っているなかで起きる	肺炎球菌，インフルエンザ菌，レジオネラ，マイコプラズマ，クラミジアなどによる。
誤嚥性肺炎	高齢者や寝たきりなどで，唾液分泌の低下や嚥下反射の低下などにより口腔内容物が気道に入ることで起きる	嫌気性菌が多い。
人工呼吸器関連肺炎	入院時や気管挿管時には肺炎がなく，人工呼吸器を装着したことによって新たに発症した肺炎	
肺結核症	初回感染に引き続き進行した場合を一次結核とよぶ 初回病変が石灰化で治癒しても結核菌が生き残るため，生体の抵抗力や感染防御能が低下した際に再び増え発病する二次結核がある	結核菌感染による。

る機構があるため細菌が定着しにくいが，一部感染可能な微生物が存在する。溶血性レンサ菌は咽頭炎，マイコプラズマは気道の線毛上皮，インフルエンザウイルスは上気道の上皮細胞に結合し，感染する。

2)　肺炎

肺胞内で微生物が増殖し，肺組織を傷害するものである（表 9-5）。

3　尿路および男性生殖器感染症

●腎盂腎炎　膀胱炎から上行性に菌が腎臓に到達し，感染症を引き起こす。原因として大腸菌やプロテウスが多い。

●膀胱炎　主に，尿道から上行性経路による細菌感染が多い。圧倒的に女性が多い。病原体は大腸菌が最多である。高齢者や基礎疾患がある場合には，クレブシエラや緑膿菌が原因となる。

●急性前立腺炎　尿路から逆流した大腸菌により発症する。

●精巣上体炎　高齢者では前立腺肥大などで尿が停滞し，汚染され，精巣上体感染へ至る。この場合は大腸菌が多い。一方，青成年ではクラミジアや淋菌による尿道炎が逆行性に精巣上体まで拡大して発症する場合が多い。

4　中枢神経系感染症

脳や脊髄の神経組織は，髄膜により取り囲まれている。髄膜は外側から硬膜，クモ膜，軟膜で構成されており，クモ膜と軟膜の間には脳脊髄液が流れている。

脳脊髄液に病原体が侵入すると，髄膜炎や脳炎を引き起こす。髄膜炎は発熱，頭痛，嘔吐や項部硬直，ケルニッヒ徴候などの髄膜刺激症状を示す疾患である。

細菌性髄膜炎の原因菌は年齢により大きく異なる。新生児には大腸菌やＢ群レンサ球菌，幼児期には肺炎球菌やインフルエンザ菌，6 歳以降は肺炎球菌や髄膜炎菌が原因となる。

そのほか，免疫力低下時に結核菌やクリプトコックスが原因となることもある。

無菌性髄膜炎は，原因細菌がみつからないもので，コクサッキーウイルスやエコ

表9-6●腸管感染症の原因病原体

細菌	コレラ菌，腸チフス菌，パラチフス菌，赤痢菌，腸管出血性大腸菌，サルモネラ，大腸菌，腸炎ビブリオ，カンピロバクター，腸炎エルシニア，セレウス菌，ブドウ球菌，ウエルシュ菌，クロストリジオイデス（クロストリジウム）・ディフィシル
原虫	赤痢アメーバ，ランブルべん毛虫，クリプトスポリジウム
ウイルス	ノロウイルス，アデノウイルス，ロタウイルス

ーウイルスなどが原因のことが多い。

中枢神経細胞の感染の原因となるウイルスには，日本脳炎ウイルス，HSV，麻疹ウイルス，エンテロウイルス，ムンプスウイルス，HIV，ポリオウイルスなどがある。

5 腹腔内感染症

●**腹膜炎**　炎症が腹膜に起きたものであり，多くの場合細菌が原因となっている。短期間で進展し腹膜全体に広がるものを汎発性腹膜炎，一部に限局する限局性腹膜炎がある。汎発性腹膜炎は極めて重篤であり，ショックや多臓器不全になりやすい。細菌が腹腔内に侵入する経路には，消化管穿孔，急性虫垂炎，腹腔内手術後，胆管炎，壊死性膵炎がある。また，女性では腹腔が卵管により外部とつながっているため，子宮・腟を通って侵入した淋菌やクラミジアが原因となり卵管炎，卵巣炎，骨盤腹膜炎を引き起こすことがある。

●**肝臓・胆道感染**　胆石や腫瘍があると，逆行性に胆管炎，胆嚢炎を起こすことがある。肝臓の膿瘍は胆道疾患に伴うことが多い。また，肝臓は門脈から血液が流れ込んでおり，大腸から血液に侵入したアメーバが肝臓に到達して膿瘍を形成することがある。

肝臓に感染するウイルスにはA型肝炎ウイルス，HBV，HCV，E型肝炎ウイルスなどがある。

6 食中毒と腸管感染症

腸管には，口から摂取した食物や飲料とともに様々な微生物が入る。多くの微生物は胃酸により殺菌され，また常在細菌叢や，腸内に分泌される免疫グロブリンのIgAが微生物の侵入を抑えている。

腸管感染症の原因病原体は表9-6のように多彩である。

7 皮膚感染症

傷口や熱傷の部位などに起きる化膿の原因として，黄色ブドウ球菌やレンサ球菌が代表的である。

F 日和見感染症と菌交代症

1 日和見感染症

易感染宿主に，健康人に対しては病原性をもたない病原体が感染し，感染症症状

1 疾病の成り立ちを学ぶ
2 病気の種類とその要因
3 先天異常
4 退行性病変と進行性病変
5 循環障害
6 炎症
7 腫瘍
8 免疫
9 感染と予防
10 感染症にかかわる病原微生物等
11 臨床病理検査

を起こしたもの。原因菌には緑膿菌，カンジダ，サイトメガロウイルスなどがある。

2 菌交代症

抗菌薬を大量に投与すると，体内の常在細菌叢(そう)を形成する細菌の多くが死滅して，菌叢に大きな変化が生じ，これまで病原菌の増殖抑制に働いていた菌叢が失われる。その結果，それまで少数であった病原菌が異常に増殖して発症に至る。

クロストリジオイデス（クロストリジウム）・ディフィシル，クレブシエラ，緑膿菌，カンジダなどがある。

G 新興・再興感染症

1 新興感染症

1970年以前には明らかになっていなかった病原微生物による感染症（WHO，1990年）をいう。代表的な病原微生物として，レジオネラ，カンピロバクター，腸管出血性大腸菌（O157），エボラウイルス，HIV，SARSコロナウイルスなどがある。

2 再興感染症

かつて存在していた感染症で，いったんは制圧されたものの近年再び増加ないし疫学的に問題となったものをいう。この感染症には結核，マラリア，デング熱，ペストなどがある。

III 感染症法・検疫法

1. 感染症法による感染症の分類

感染症の予防及び感染症の患者に対する医療に関する法律（感染症法）では，感染力や重篤性(じゅうとくせい)等により感染症を一～五類感染症（表9-7），指定感染症，新感染症，新型インフルエンザ等感染症に分けている。

感染症の追加，分類の変更は必要に応じてなされるので，厚生労働省発表資料で常に最新版を確認する必要がある。

- **指定感染症**　これまで感染症法に指定されていない感染症のうち，緊急で患者の行動を制限できるものである。その後，必要であれば一～五類のいずれかに指定されることがある。
- **新感染症**　ヒトからヒトに伝染する未知の感染症であって，重篤(じゅうとく)かつ，国民の生命および健康に重大な影響を与えるおそれがあるものである。
- **新型インフルエンザ等感染症**　新型インフルエンザ，再興型インフルエンザ，新型コロナウイルス感染症，再興型コロナウイルス感染症。

表9-7● 感染症法による感染症の分類

分類	考え方	届出，対応・措置	感染症
一類感染症	感染力や罹患した場合の重篤性などに基づく総合的な観点からみた危険性が極めて高い感染症	【届出】全数直ちに報告 【対応・措置】対人：入院（都道府県知事が必要と認めるとき）など，対物：消毒等の措置・交通制限等の措置が可能	エボラ出血熱，クリミア・コンゴ出血熱，痘そう，南米出血熱，ペスト，マールブルグ病，ラッサ熱
二類感染症	感染力や罹患した場合の重篤性などに基づく総合的な観点からみた危険性が高い感染症	【届出】全数直ちに報告 【対応・措置】対人：入院（都道府県知事が必要と認めるとき）など，対物：消毒等の措置	急性灰白髄炎，結核，ジフテリア，重症急性呼吸器症候群（SARS コロナウイルスであるものに限る），中東呼吸器症候群（MERS コロナウイルスであるものに限る），鳥インフルエンザ（H5N1，H7N9）
三類感染症	感染力や罹患した場合の重篤性などに基づく総合的な観点からみた危険性は高くないものの，特定の職業に就業することにより感染症の集団発生を起こし得る感染症	【届出】全数直ちに報告 【対応・措置】対人：就業制限（都道府県知事が必要と認めるとき）など，対物：消毒等の措置	コレラ，細菌性赤痢，腸管出血性大腸菌感染症，腸チフス，パラチフス
四類感染症	人から人への感染はほとんどないが，動物，飲食物などの物件を介して人に感染し，国民の健康に影響を与えるおそれのある感染症	【届出】全数直ちに報告 【対応・措置】動物への措置を含む消毒等の措置	E 型肝炎，ウエストナイル熱，A 型肝炎，エキノコックス症，黄熱，オウム病，回帰熱，Q 熱，狂犬病，コクシジオイデス症，ジカウイルス感染症，重症熱性血小板減少症候群（SFTS ウイルスであるものに限る），炭疽，チクングニア熱，つつが虫病，デング熱，鳥インフルエンザ（鳥インフルエンザ H5N1 および H7N9 を除く），日本紅斑熱，日本脳炎，ハンタウイルス肺症候群，ブルセラ症，発しんチフス，ボツリヌス症，マラリア，野兎病，ライム病，レジオネラ症，レプトスピラ症，ほか
五類感染症	国が感染症発生動向調査を行い，その結果に基づき必要な情報を国民や医療関係者などに提供・公開していくことによって，発生・拡大を防止すべき感染症	【届出】侵襲性髄膜炎菌感染症，風疹，麻疹が直ちに全数報告 これら以外は全数報告（7日以内）や定点での報告。HIV 感染と梅毒は無症状であっても病原体検出の際は届出 【対応・措置】発生動向調査	侵襲性髄膜炎菌感染症，風疹，麻疹，アメーバ赤痢，ウイルス性肝炎（E 型肝炎及び A 型肝炎を除く），カルバペネム耐性腸内細菌目細菌感染症，クリプトスポリジウム症，クロイツフェルト・ヤコブ病，劇症型溶血性レンサ球菌感染症，後天性免疫不全症候群（AIDS），ジアルジア症，侵襲性インフルエンザ菌感染症，侵襲性肺炎球菌感染症，水痘，先天性風疹症候群，梅毒，播種性クリプトコックス症，破傷風，バンコマイシン耐性黄色ブドウ球菌感染症，バンコマイシン耐性腸球菌感染症，百日咳，薬剤耐性アシネトバクター感染症，RS ウイルス感染症，咽頭結膜熱，A 群溶血性レンサ球菌咽頭炎，感染性胃腸炎，手足口病，伝染性紅斑，突発性発しん，ヘルパンギーナ，流行性耳下腺炎，インフルエンザ（鳥インフルエンザ及び新型インフルエンザ等感染症を除く），急性出血性結膜炎，流行性角結膜炎，性器クラミジア感染症，性器ヘルペスウイルス感染症，尖圭コンジローマ，淋菌感染症，クラミジア肺炎（オウム病を除く），細菌性髄膜炎（髄膜炎菌，肺炎球菌，インフルエンザ菌を原因として同定された場合を除く），マイコプラズマ肺炎，無菌性髄膜炎，ペニシリン耐性肺炎球菌感染症，メチシリン耐性黄色ブドウ球菌感染症，薬剤耐性緑膿菌感染症，新型コロナウイルス感染症，ほか

（2024［令和 6］年 4 月現在）

2. 感染症法による病原体の分類

感染症の病原体は，危険性に基づき一～四種に分類され，これらを特定病原体とよぶ。特定病原体は，所持，運搬などに義務と罰則等が規定されている。

- 一種：最も危険である，エボラウイルスなど。
- 二種：ペスト菌，ボツリヌス菌，SARS コロナウイルスなど。
- 三種：SFTS ウイルス，多剤耐性結核菌（MDRTB）など。
- 四種：腸管出血性大腸菌，コレラ菌，結核菌など。

3. 検疫法

検疫法では，わが国への船舶・航空機を介した微生物の侵入を防ぐために，一類感染症のすべて，二類感染症のうち鳥インフルエンザ（H5N1，および H7N9），中東呼吸器症候群，四類感染症のうちデング熱，チクングニア熱，マラリア，ジカウイルス感染症と新型インフルエンザ等感染症（新型インフルエンザ，再興型インフルエンザ，新型コロナウイルス感染症，再興型コロナウイルス感染症）を検疫対象としている（2023［令和 5］年 5 月現在）。

Ⅳ 感染予防

A 感染予防の基本的な考え方

感染症は，感染源となる病原微生物を知り，その感染経路が明らかとなれば対策も可能となる。感染予防には感染経路の遮断と原因微生物の不活化が行われる。

B 院内感染防止策

病院内での感染はヒトからヒトに①空気，②飛沫（ひまつ），③接触感染のいずれかにより伝播（でんぱ）するものがほとんどである。院内感染対策には以下の 2 種類がある。

1. 標準予防策（スタンダードプリコーション）

患者全員を対象に実施するもの。検査前の患者は何らかの病原微生物を保有しているものと考えて対応する。自分がもっている微生物を患者に伝播させない，患者がもっている微生物を自分に曝露（ばくろ）させないことを目的とする。手洗いが基本で，患者体液に直接触れる可能性がある場合は手袋，ガウン，ゴーグルを使用する。それぞれの着脱法については「看護学入門第 6 巻」第 1 編第 2 章-Ⅳ-C「滅菌手袋の装

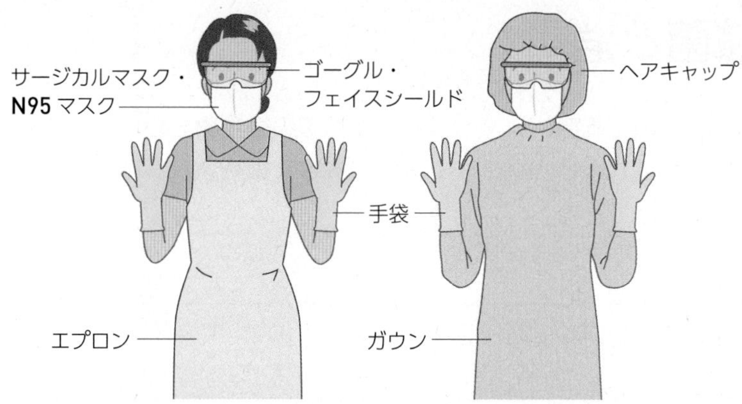

平時のケアや感染症対策など，場面に応じて防護具を適切に組み合わせる。

図9-6● 個人防護具の例

着」，D「ガウンテクニック」を参照されたい。個人防護具（Personal Protective Equipment；PPE）の例を図 9-6 に示す。

2. 感染経路別予防策

標準予防策に加え，予防策を実施するために目的に応じた個人防護具が使用される（表 9-8）。

表9-8● 感染予防策の対象と対応

	対象	対応
空気感染予防策	結核，麻疹，水痘	・陰圧個室管理：病室内の空気が他の病室と交わらないような空調システムをもつ病室。病室内の空気は HEPA フィルターを通して排出される ・医療従事者は N95 マスクを装着して病室に入る
飛沫感染予防策	・咳やくしゃみで伝播する病原微生物 ・院内で注意すべき疾患には，MRSA や多剤耐性グラム陰性桿菌が喀痰から検出されている場合，流行性耳下腺炎，風疹，百日咳，インフルエンザウイルス感染症，RS ウイルス感染症，マイコプラズマ肺炎，A 群溶血性レンサ球菌による咽頭炎など多数	・病室は個室管理が望まれるが陰圧の必要はない ・医療従事者はサージカルマスクを着用する
接触感染予防策	直接または間接的に病原体に接触することが伝播の経路となるもの MRSA，多剤耐性グラム陰性桿菌，緑膿菌が検出されている患者，下痢の患者（クロストリジオイデス［クロストリジウム］・ディフィシル，ノロウイルス，ロタウイルス，エンテロウイルス，細菌性腸炎などによる），A 型肝炎，E 型肝炎，疥癬など	アルコール耐性の病原体も多い。アルコールが無効な代表的微生物に，クロストリジオイデス（クロストリジウム）・ディフィシル，ノロウイルス，ロタウイルスがある

C 滅菌と消毒

滅菌は，細菌，真菌，ウイルスなど**すべての微生物**を殺滅することである。消毒は感染症を発症しない水準にまで**人体に有害な微生物**（病原微生物）を殺滅または減少させることである。

1．滅菌法

●**焼却**　微生物を構成する分子構造が完全に壊れる。

●**加熱滅菌**

- 高圧蒸気滅菌法（オートクレーブ）：2 気圧・121℃・20 分が最も一般的に利用される（図 9-7）。布類，ガラス製品，金属製品など熱に対して安定なものが対象となる。
- 乾熱滅菌：ガラスや陶器などではオーブンに器具を入れ，乾燥空気中 160～200℃で 2 時間加熱する。

●**放射線滅菌**　ガンマ線や電子線により微生物を殺滅させる方法である。放射熱は強い電離能をもち，微生物の核酸の切断，および微生物内部の水を電離して活性種*をつくり，これが核酸をさらに切断することで微生物を殺滅する。医療機関で使用する医療器材などに製造者によってあらかじめ照射されている。

●**ガス滅菌**　エチレンオキサイドガス（EOG）を用いる。EOG は，微生物たんぱく

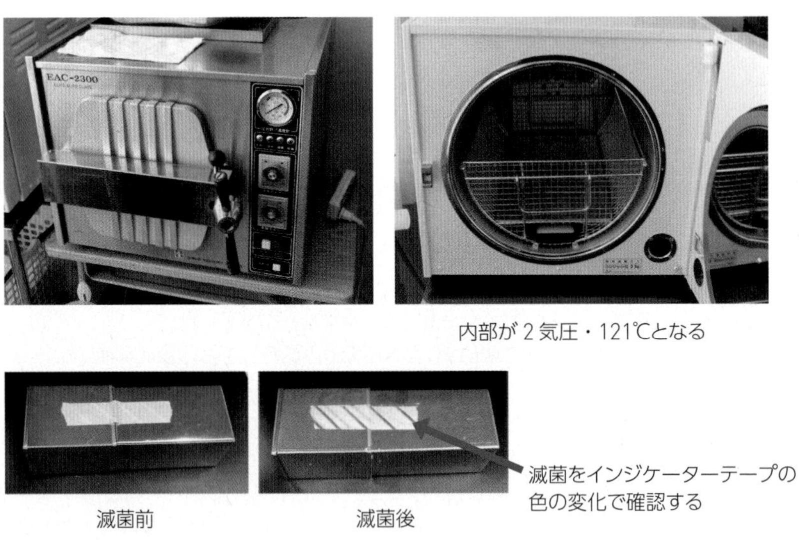
EAC-2300
内部が 2 気圧・121℃となる
滅菌をインジケーターテープの
色の変化で確認する
滅菌前
滅菌後

図9-7● 高圧蒸気滅菌器

*活性種：フリーラジカルともよばれ，イオンや反応性が高い状態の分子や原子のことで，周囲の物質と化学反応を起こして構造変換する。

質をアルキル化*して構造変換することで微生物を殺滅する。加熱滅菌できないビニールやプラスチック製品など，体内の無菌組織と接触あるいは挿入する医療器具として手術器具，血管カテーテル，人工透析回路が対象となる。ただし，EOGは毒性があるため，残留ガスが安全レベルまで下がっていることを確認する。

●**濾過滅菌**　血清や薬物など，熱で分解または変性する液状のものを無菌にする目的で，濾過により細菌と真菌の除去を行う。濾過膜の穴は0.22 μm以下とし，細菌や真菌を濾過により膜で捕捉することを目的とする。なおウイルスは除去できないため，滅菌というより高度の除菌である。

2. 消毒法

❶ 物理的方法

●**煮沸消毒**　沸騰水で15～30分，物品の煮沸を行う。煮沸温度の100℃では，芽胞をつくらない細菌の多くは死滅するが，セレウス菌などの芽胞*（spore）は殺滅できない。

●**低温殺菌**　パスツリゼーションともよばれる。ワインの腐敗を防ぐ目的でパスツールにより考案された方法で，60～80℃で30秒から30分程度の時間を組み合わせた様々な方法が利用される。本法では，含まれるすべての細菌を死滅させることを目的としないが，人体に害のないレベルまで減少させる。現在，牛乳の殺菌に利用されている。

●**加熱予防**　食中毒予防のために加熱が行われる。病原微生物や毒素ごとに加熱の効果が異なる。殺菌のためにはビブリオでは65℃・1分以上，サルモネラ，カンピロバクター，腸管出血性大腸菌は75℃・1分以上，ノロウイルスは85℃以上・1分30秒以上が必要である。なお食品の加熱では，内部に生息する菌を殺菌するために十分な加熱時間が必要となる。毒素のうち，ボツリヌス毒素は80℃・30分で失活するが，黄色ブドウ球菌毒素は耐熱性であり100℃で20分加熱しても毒性は保たれる。

❷ 化学的方法

消毒薬は表9-9に示すものが主に利用されている。

- 高水準のグルタラールやホルマリンなどは毒性が強いので，人体には使用できない。
- 中水準のポビドンヨードは手術野，創傷部位，感染部位に使用し，消毒用エタノールは手指，皮膚，手術野に使用する。なお，消毒用エタノールは殺菌力が最も強い70～80%となっている。次亜塩素酸ナトリウムは人体には使用できず，器具や環境消毒薬として使用される。次亜塩素酸ナトリウムは，日常的に病棟内で

＊**アルキル化**：アルキル基にはメチル基やエチル基などがあり，これが結合すると構造が変換して本来の機能を失う。
＊**芽胞**：ある種の細菌では，休眠状態に入ると内生胞子とよばれる構造体をつくる。紫外線照射，乾燥や消毒用アルコールなど通常の消毒薬に対して抵抗性をもつ。次亜塩素酸ナトリウムがやや有効である。高圧蒸気滅菌，ガス滅菌，ガンマ線滅菌が有効である。

表9-9● 代表的な消毒薬の特徴

	消毒薬	作用機序	使用濃度・対象・使用法	注意点	有効微生物
高水準	グルタラール	たんぱく質変性，DNA 障害	・使用濃度：2〜3.5% ・対象：内視鏡，ウイルス汚染の医療機器	刺激臭強い 刺激性強い 接触・吸引不可	一般細菌，結核菌，真菌，ウイルス，芽胞形成菌
	ホルマリン	たんぱく質変性，DNA 障害	・使用濃度：1〜5% ・対象：医療機器，手術室，環境 ・使用法：燻蒸法も行われる	刺激臭強い 刺激性強い 接触・吸引不可	
	フタラール	たんぱく質変性，DNA 障害	・使用濃度：0.55% ・対象：内視鏡	刺激性強い 接触・吸引不可 残留多いため十分にすすぐ	
	過酢酸	酸化作用	・使用濃度：0.3% ・対象：内視鏡	刺激臭強い 刺激性強い 金属腐食性	
中水準	次亜塩素酸ナトリウム*	次亜塩素酸による酸化	・使用濃度：0.01〜1% ・対象：食器，まな板，リネン，医療機器，ウイルス汚染の環境	体表には使えない	一般細菌，結核菌，真菌 ウイルス
	ポビドンヨード	ヨウ素による酸化	・使用濃度：0.25〜10% 10%；手術部位の皮膚粘膜，創傷部位 0.25〜0.7%（7% 原液を10〜30 倍希釈）；含嗽用	皮膚刺激性弱い 有機物混入で効果低下する ヨウ素過敏症には不可	
	消毒用エタノール	たんぱく質変性，溶解，代謝障害	・使用濃度：70〜80% ・対象：手指，皮膚，手術部位の皮膚，環境，医療機器	脱脂作用強い 創傷面，粘膜には不可	
低水準	グルコン酸クロルヘキシジン	低濃度では細菌の細胞膜に障害を与え，細胞質成分の不可逆的漏出や酵素阻害を起こし，高濃度では細胞内のたんぱく質や核酸の沈着を起こすことが報告されている	・使用濃度：0.02〜0.5% ・対象：手指・皮膚，医療機器，手術室・病室・家具・器具・物品	過敏症がある 残存する石けん類で効果減じる	一般細菌，真菌 結核菌，芽胞，多くのウイルスに無効
	ベンザルコニウム塩化物（逆性石けん）	菌体表面に吸着した後に細胞膜を破壊	・使用濃度：0.05〜0.2% ・対象：手指・皮膚，医療機器，手術室・病室・家具	残存する石けん類で効果が減じる	

＊次亜塩素酸ナトリウムは，高濃度・長時間処理により細菌芽胞を殺菌可能である。ただし，通常の使用条件では芽胞に十分な殺菌効果を示さない場合がある。

HBV，ノロウイルスやクロストリジオイデス（クロストリジウム）・ディフィシルにより汚染された環境消毒に使用される。

- 低水準のクロルヘキシジンは一般細菌や真菌に有効であるが，結核菌，芽胞や多くのウイルスに無効である。皮膚刺激が弱いため皮膚の消毒に用いられる。ベンザルコニウム塩化物は逆性石けんの代表的なもので，一般細菌と真菌に有効であり，皮膚や粘膜の消毒に用いられる。ただし，たんぱく質や普通石けんが少しでも混ざると効果が著しく低下するので，使用時には注意が必要となる。

D 感染性廃棄物の扱い

医療機関などから排出され，ヒトに感染するおそれのある病原体が含まれ，もしくは付着している廃棄物は以下の表に示すバイオハザードマーク（図 9-8）の付いた専用容器に分別する。

E 予防接種

感染症予防には病原体の成分を体内に接種することにより，免疫を獲得させる方法（ワクチン接種）が実施される。一般的にワクチン接種から免疫の獲得まで 1～3週間が必要である。ワクチン接種は法律に基づいて市区町村が主体となって実施する「定期接種」と，希望者が各自で受ける「任意接種」がある（表 9-10）。なお，定期接種のワクチンを指定の期間以外に任意で接種することは可能である。

定期接種を行うワクチンは，A 類疾病予防目的のものと B 類疾病予防目的の 2 つに分けられる。A 類疾病は主に集団予防，重篤な疾患の予防が求められるもので，本人（保護者）に接種の努力義務がある。B 類疾病は主に個人予防に重点を置き，本人（保護者）に努力義務はない。

赤（液状・泥状のもの）
手術などで発生する組織，血液・体液などの廃液。

橙（固形物）
固形状の可燃物（点滴セット，注射筒などのプラスチック類，ガーゼなどの繊維類），固形状の不燃物（ビンなどのガラス類）など。

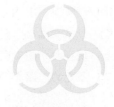

黄（鋭利なもの）
注射針，メスの刃，ガイドワイヤー，シース，アンプル。

図9-8● バイオハザードマーク

表9-10● ワクチン接種の分類と内容

分類		内容
定期接種	A類疾病： 集団予防を目的とする感染症 （対象年齢は政令で規定）	【生ワクチン】 BCG*，MR（麻疹風疹混合ワクチン），麻疹(はしか)（M），風疹（R），水痘，ロタウイルス（1価，5価）
		【不活化ワクチン・トキソイド等】 百日咳・ジフテリア・破傷風・不活化ポリオ・インフルエンザ菌b型混合（DPT-IPV-Hib），百日咳・ジフテリア・破傷風・不活化ポリオ混合（DPT-IPV），百日咳・ジフテリア・破傷風混合（DPT），ポリオ（IPV），ジフテリア・破傷風混合トキソイド（DT），日本脳炎，肺炎球菌（13価，15価），インフルエンザ菌b型（Hib），B型肝炎，ヒトパピローマウイルス（HPV）（2価，4価，9価）
	B類疾病： 個人予防を目的とする感染症	【不活化ワクチン】 高齢者が対象の肺炎球菌，高齢者が対象の季節性インフルエンザ 【mRNAワクチン・組換えたんぱくワクチン】 新型コロナウイルス
任意接種	• 個人の感染・重症化予防 • 海外渡航の際に，渡航先によって接種することが望ましい場合 • 定期接種を受けそびれたり受ける機会がなかった人が，対象年齢以外で受ける場合 など	【生ワクチン】 流行性耳下腺炎（おたふくかぜ），黄熱，帯状疱疹（水痘ワクチンを使用），インフルエンザ（経鼻）
		【不活化ワクチン・トキソイド等】 季節性インフルエンザ，破傷風トキソイド注)，成人用ジフテリアトキソイド注)，A型肝炎，狂犬病，髄膜炎菌（4価），帯状疱疹，RSウイルスワクチン

注）定期接種の対象年齢以外で受ける場合　　（2024［令和6］年5月現在）

●**生ワクチン**　病原微生物を弱毒化したものを接種するため自然感染に近く，液性免疫と細胞性免疫の両方が誘導できるため，終生免疫が期待できる。生きた微生物を使用するため，免疫不全者や妊婦には使用できない。

●**不活化ワクチン**　ホルマリンなどで変性させた微生物全体または一部を接種するので発症のリスクはない。ただし，液性免疫のみの誘導となり，免疫期間も短いものもある。現在わが国で使用されているインフルエンザウイルスワクチンは鶏卵で作成しているため，鶏卵アレルギーがある人は注意が必要である。

●**トキソイド**　細菌毒素をホルマリン処理などで無毒化したもので，接種後に免疫を引き起こす機能があるもの。

＊ **BCG**：ウシの結核菌を弱毒化したもので，接種することによりヒトの結核の感染予防に使われる生ワクチンである。BCGの語はワクチンを開発した研究者の名の頭文字である（Bacille Calmette-Guerin：カルメットとゲランの菌）。

Ⅴ 感染症の検査・診断

感染症を疑った際には，以下の順で検査・診断を行う。

- 病原体の検出：
  ①細菌であれば，病変部位からの検体の染色により菌体を検出する。肺炎の原因菌では，喀痰中の細菌の染色による検出が行われる。尿路感染では尿中の細菌の検出が行われる。尿路感染の場合，尿の試験紙法で，白血球の存在，亜硝酸塩陽性なども尿路感染の指標となる。
  ②検体の培養検査を行い，感染原因菌が何であるかを明らかにする。この過程を「同定」という。
  ③病原体ゲノム核酸の検出も存在証明には有力な方法である。プローブを用いたハイブリダイゼーション*による病原体核酸の検出と，PCR を用いた病原体核酸の増幅による存在の検出が代表的である。
  ④病原体抗原の免疫学的な検出も行われる。
- 特有の病理像：感染症の中には，特有の組織変化を起こすものもある。後述のサイトメガロウイルス感染やパピローマウイルス感染などでみられる。
- 病原体に対する抗体の検出：感染症では多くの場合，その原因病原微生物に対する抗体を産生する。梅毒スピロヘータのように培養できない細菌や，多くのウイルス感染症では抗体検出が感染の指標となる（本章-Ⅶ「感染症の診断に利用される免疫学的検査」参照）。

Ⅵ 感染症の治療

感染症の治療には，病原微生物の増殖を抗菌薬や抗ウイルス薬により化学的に阻害する方法と，感染防御抗体を投与して病原微生物を不活化する受動免疫の 2 種類がある。

A 化学療法

細菌，真菌，ウイルス，原虫のそれぞれに，有効な薬物が異なる。

＊**ハイブリダイゼーション**：病原体核酸の一部または全部を蛍光や酵素標識したもの（プローブ）をつくり，検査材料中にそれと相補的な配列をもつ核酸を検出する方法。

表9-11●抗菌薬の系統的分類

系統	はたらき	抗菌薬
βラクタム系薬	細胞壁合成阻害	ペニシリン系：ペニシリンG（ベンジルペニシリン），アンピシリン，ピペラシリン セファロスポリン系：セファゾリン（第一世代），セフタジジム（第三世代） カルバペネム系：イミペネム，メロペネム
アミノグリコシド系薬	たんぱく質合成阻害	アミカシン，ゲンタマイシン
ニューキノロン系薬	DNA 合成阻害	レボフロキサシン，シプロフロキサシン
マクロライド系薬	たんぱく質合成阻害	エリスロマイシン，クラリスロマイシン
テトラサイクリン系薬	たんぱく質合成阻害	ミノサイクリン
その他	細胞壁合成阻害	バンコマイシン
	たんぱく質合成阻害	リネゾリド
	葉酸代謝阻害を通して DNA 障害	ST 合剤
	DNA 障害	メトロニダゾール
	細胞膜障害	ダプトマイシン

1. 細菌

抗菌薬は構造により以下の系統に分類される。代表的な薬物を表 9-11 にあげる。

抗菌薬の抗菌作用には殺菌性と静菌性の 2 つの機序がある。

●殺菌性抗菌薬 分裂増殖中の菌を殺す作用を示し，静菌性の抗菌薬は菌の発育速度を抑える作用をもつ。殺菌性の抗菌薬は細菌の壁の合成酵素に結合して細胞壁合成を阻害して増殖時に破裂させるもの，細菌の膜を障害して透過性を高めるもの，細菌の DNA 合成または RNA 合成阻害して増殖を阻害するもの，細菌のリボソームに結合して異常なたんぱく質の合成を引き起こすものがある。

●静菌性抗菌薬 細菌のリボソームに結合し阻害して，細菌のたんぱく質合成を遅延させるものがある（図 9-9）。

2. 抗真菌薬

真菌は真核細胞であり，細菌とは構造や代謝経路が異なる。この特徴を標的とした薬物が利用されている。

真菌の膜の一部と結合して不安定化するアンホテリシン B，エルゴステロール合成酵素を阻害するアゾール系抗真菌薬のミコナゾールやイトラコナゾール，膜のグルカン合成酵素を阻害するキャンディン系抗真菌薬のミカファンギンなどがある。

3. 抗ウイルス薬

抗ウイルス薬は，HIV，HBV，HSV，CMV，VZV，インフルエンザウイルスに対するものが臨床的に使用されている。

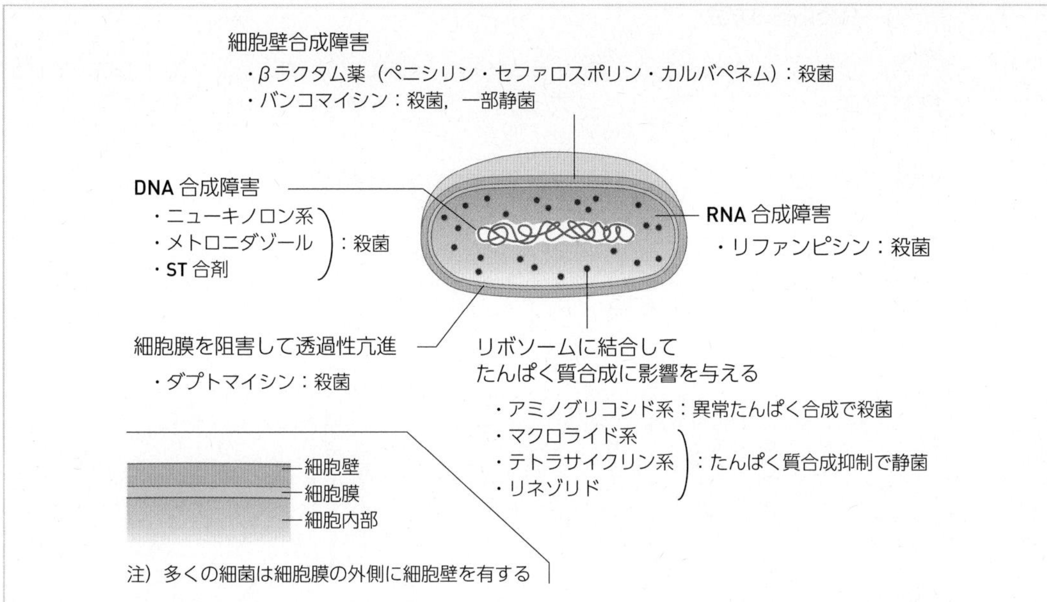

図9-9●**抗菌薬の作用点**

作用点は，①ウイルスの細胞への侵入を阻害する，②ウイルス核酸の合成阻害，③ウイルスの成熟抑制，④ウイルス粒子の細胞からの放出の阻害がある。HIV や HBV に対するラミブジンは核酸合成阻害，インフルエンザウイルスに対するオセルタミビルはインフルエンザウイルスの細胞からの放出阻害を行っている。

4. 抗原虫薬

代表的なものにメトロニダゾールがあり，赤痢アメーバ，ランブルべん毛虫，トリコモナスに対して使用される。マラリアにはキニーネやクロロキンが使用される。

B 受動免疫

病原体や毒素に対する抗体を投与する方法である。動物に毒素を接種して毒素に対する抗体をつくらせ，それをヒトに投与するものであり，破傷風，ジフテリア，ボツリヌスに対するものがある。また，ヒト血液から精製した免疫グロブリンを投与して，含まれる抗毒素抗体や抗病原体抗体による感染防御能を利用する。HBV，CMV，VZV による感染の治療に使用される。

Ⅶ 感染症の診断に利用される免疫学的検査

感染症の診断には，①病原体の検出を行う（第 10 章－Ⅰ－A「細菌の基礎」参照），

表9-12● 免疫応答の方法

抗体の検出	梅毒，クラミジア・トラコマチス，溶血性レンサ球菌（ASO価），百日咳，マイコプラズマ，トキソプラズマ，B型肝炎，C型肝炎，麻疹，風疹，HSV，VZV，CMV，パルボウイルス，ほか。
細胞性免疫の検出	ツベルクリン反応，インターフェロンγ遊離試験。

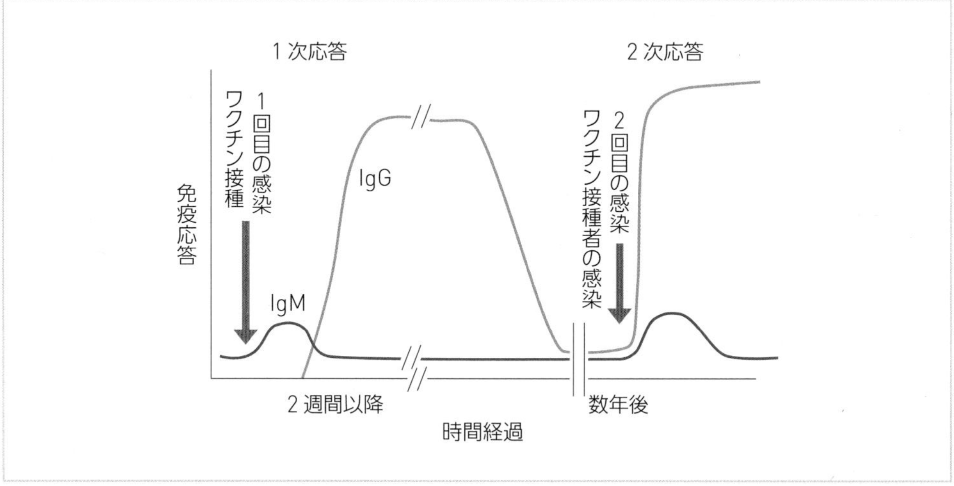

図9-10● 免疫の一次応答と二次応答

②生体応答としての当該病原体に対する免疫応答を検出するの2つがある。免疫応答については，抗体を検出するものと細胞性免疫を検出する2種が利用されている（表9-12）。抗体を検出するための検査を血清学的検査とよぶことがある。

A　感染症の免疫応答

病原体に感染した後の血液中の抗体の典型的な上昇パターンを図9-10に示す。感染やワクチンにより初めて病原体あるいはその成分が侵入すると，まずそれに対応するIgMが上昇する。その後2週間以上経過するとIgGがつくられるようになる。このIgGが感染および発症防御に有効なことが多い。ひとたび病原微生物に特異的なIgGがつくられると，期間は様々であるが1年以上このIgGによる感染および発症防御能をもつことができる。したがって，IgGとIgMを区別できる検査であればIgM型が高ければ今回初めての感染で，IgGが高ければ既感染といえる。

B　免疫検査の種類

免疫反応は患者血液中の病原微生物に対する抗体を検出するものを含め，以下のような反応があり，検査に利用される。代表的な反応を以下に示す（図9-11）。

●凝集反応　抗体が微生物などの抗原粒子と結合して，塊をつくらせる反応。血液型判定が代表的である。感染症検査には以下のような反応がある。

- ワイル-フェリックス反応：リケッチア感染患者がプロテウスを凝集する抗体を産生することを利用する。OXK ツツガムシ病，OX19 発疹(ほっしん)チフス。
- ヴィダール反応：チフス感染者が産生する抗チフス抗体を検出する。腸チフス，パラチフス菌。
- ポール-バンネル反応：EBV 感染者に出現するヒツジ赤血球を凝集する抗体を検出する。
- 寒冷凝集反応：マイコプラズマ肺炎の患者血液中には，寒冷凝集素とよばれる赤血球膜と反応する自己抗体が増加する。

●**沈降反応**　通常は溶解していて検出できない抗原が抗体と結合することで不溶性となり，沈殿物となる反応。これが応用されている検査に，免疫電気泳動がある。

●**中和反応（NT）**　抗体が毒素や病原微生物に結合して病原性を失わせる。これを中和能とよぶ。ワクチン接種による抗体は，この中和能の働きによる毒素活性や感染の抑制を目的としている。

●**溶解反応**　抗原に抗体が結合し，その上に補体が結合する。補体がその場所で活性化してたんぱく分解酵素(こうそ)としての機能を発揮する。これにより，抗原が溶解する。抗原が赤血球の場合は溶血となり，抗原が細菌の場合は溶菌とよばれる。

●**補体結合反応（CF）**　補体による溶血反応が原理となる。抗原抗体反応で消費された補体の量を測定することで，被検血清中の抗体量を測定する。梅毒感染検査のワッセルマン反応*，ウイルス抗体価*やリケッチア抗体価の測定に利用される。

●**特殊な赤血球凝集反応**　赤血球表面にはある種のウイルスと結合するウイルスレセプターが存在するため，抗原抗体反応を介さずに赤血球を凝集する。赤血球と結合するウイルス粒子の成分が**ヘマグルチニン**である。この反応を行うウイルスにはインフルエンザウイルス，麻疹(ましん)ウイルス，風疹(ふうしん)ウイルスがある。

- 赤血球凝集抑制反応（HI）：インフルエンザウイルスに感染したヒトは，インフルエンザウイルスのヘマグルチニンに対する抗体を産生する。患者血清中の抗ヘマグルチニン抗体が，ヘマグルチニンによるニワトリや七面鳥などの赤血球凝集を抑制する。抑制がみられたら，インフルエンザウイルスに感染したと判定される。

●**特殊な溶解反応 ASO 価測定**　溶血性レンサ球菌は溶血毒のストレプトリジン O を産生する。溶血性レンサ球菌に感染したヒトはストレプトリジン O に対する抗体（ASO）を産生する。ASO は試験管内で溶血を抑制する。ASO 陽性は溶血性レンサ球菌感染の指標となる。

●**標識抗体法**　微量成分を検出するには高い感度が求められる。そこで開発されたの

＊**ワッセルマン反応**：梅毒感染者の血清中に出現するリン脂質に対する抗体を補体結合反応で検出する方法。感度が高いが，SLE などの梅毒以外の疾患でも陽性となることがある（生物学的偽陽性）。

＊**抗体価**：抗体量を表現する単位。抗体量を測定する血清を 2 倍，4 倍，8 倍，16 倍，32 倍，64 倍と倍々に希釈し，何倍で反応するかを抗体価とする。たとえば，8 倍希釈の血清で反応し，16 倍希釈の血清では反応なしの場合，抗体価は 8 となる。抗体価が 64 の場合，64 倍希釈でも反応したことになるので，8 より 64 のほうが高濃度の抗体を含むことになる。多くの場合，抗体価が高いことはその感染症に罹患中または治癒直後を意味する（図 9-11 参照）。

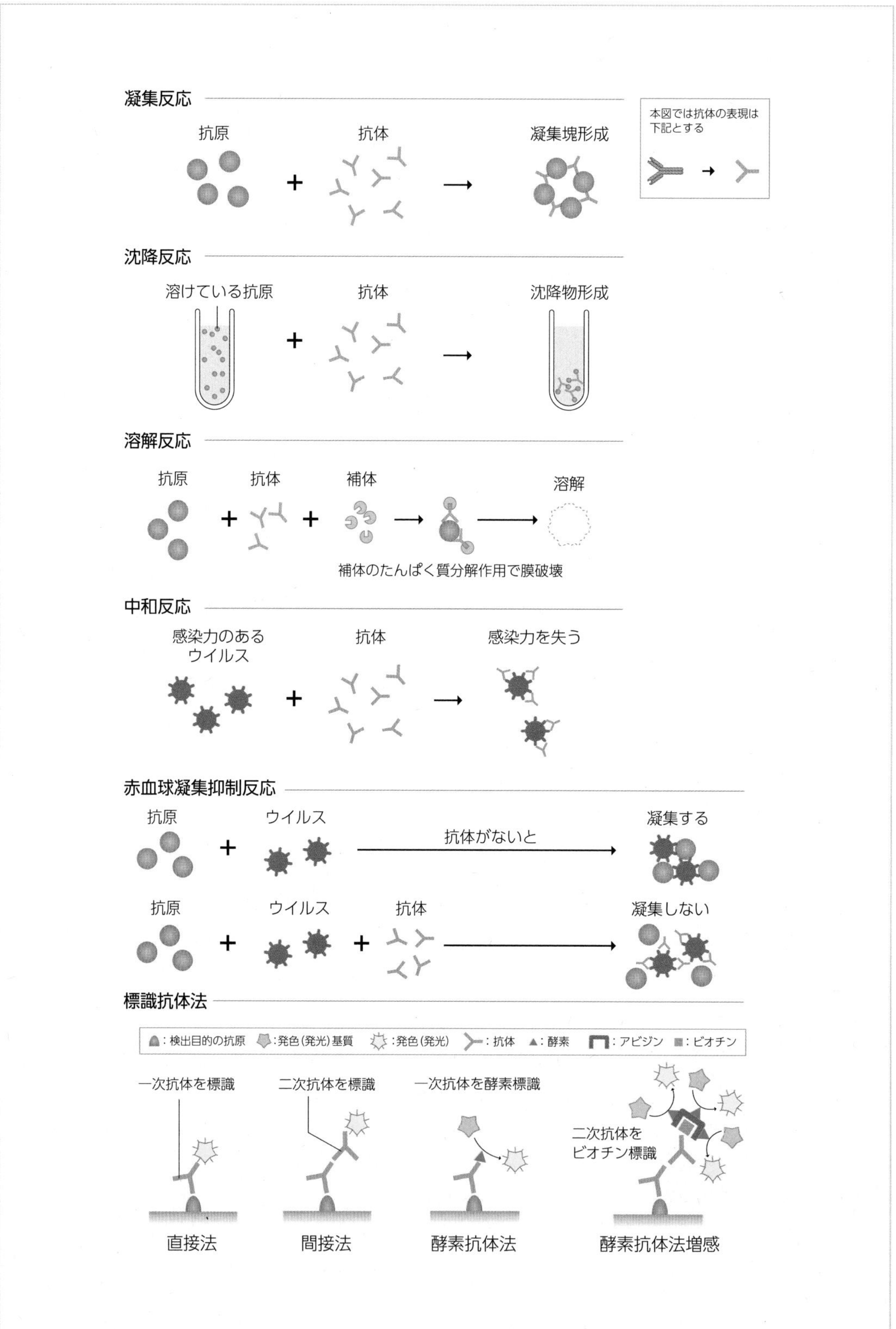

図9-11●検査に利用する抗原抗体反応

ELISA 法（酵素結合免疫吸着法）の原理

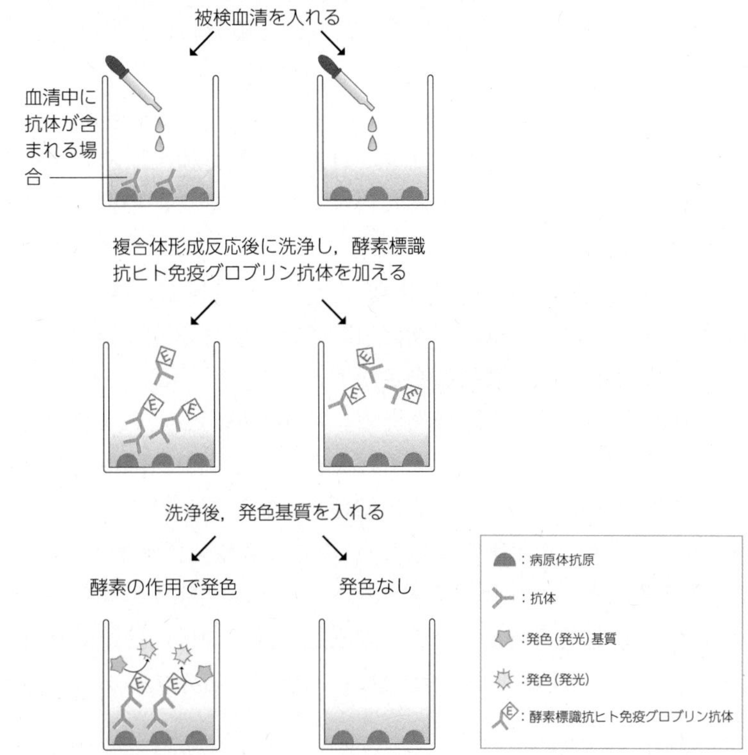
被検血清を入れる
血清中に抗体が含まれる場合
複合体形成反応後に洗浄し，酵素標識抗ヒト免疫グロブリン抗体を加える
洗浄後，発色基質を入れる
酵素の作用で発色
発色なし
：病原体抗原
：抗体
：発色（発光）基質
：発色（発光）
：酵素標識抗ヒト免疫グロブリン抗体

イムノクロマト法

抗原を検出する場合

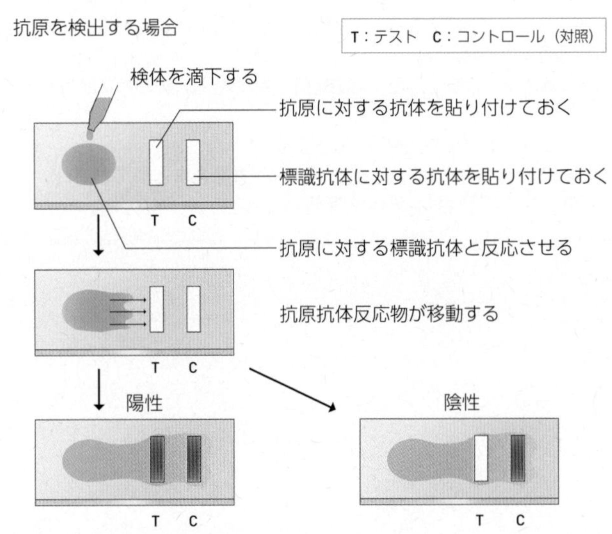
T：テスト　C：コントロール（対照）
検体を滴下する
抗原に対する抗体を貼り付けておく
標識抗体に対する抗体を貼り付けておく
抗原に対する標識抗体と反応させる
抗原抗体反応物が移動する
陽性
陰性
T C

図9-11● (つづき)

が，①蛍光物質を結合させた抗体（蛍光標識抗体）が結合した箇所を蛍光として検出する方法，②発光物質を発光させる酵素を結合させた抗体（酵素標識抗体）が結合した部分を発光させる方法である。(図 9-11 参照)。本法は，微量物質の検出と定量を行う ELISA 法と，組織中で抗原の存在箇所の検出を行う免疫組織染色へ応用がある。

● **ELISA 法**　検体中に含まれる抗体あるいは抗原を検出し濃度の測定を行う検査法である。図 9-11 では，病原体抗原に対する抗体を検出する方法を例示する。病原体抗原をプラスチック穴の底に貼り付けておき，そこに被検血清を加える。病原体に対する抗体が存在すれば抗原抗体複合体を形成する。洗浄後，酵素標識した抗ヒト免疫グロブリン抗体を反応させる。もう 1 度洗浄し，標識した酵素で発色する物質を添加する。被検血清中に検出目的の抗体が存在する場合，その量に比例した発色が起きるため，抗体濃度の測定ができる。

本法の応用は以下のように様々ある。抗原を検出したい場合は，プラスチック穴の底に抗体を貼り付ける。感度を上げるためにビオチン標識の抗ヒト免疫グロブリンを反応させ，ビオチンに特異的に結合するアビジンに大量の酵素を結合させたものを反応させた後に発色基質を加える。これにより発色を増加させることができる。

● **イムノクロマト法**　濾紙上に検体を滴下し，抗原抗体反応を起こさせ，その抗原抗体反応物が濾紙上で広がっていき，濾紙上に備えつけた抗体でとらえる。標識抗体を利用して，抗原抗体反応物を発色などで検出する方法である。迅速検査に利用される。

学習の手引き

1. 微生物の基礎を理解して，臓器・器官別に感染症をまとめておこう。
2. 感染症法における 1 類感染症～5 類感染症の感染症疾患名，考え方，届出，対応・措置について理解しておこう。
3. 感染予防の基本的な考え方と，標準予防策（スタンダードプリコーション）について説明してみよう。
4. 滅菌と消毒の違いについて説明してみよう。
5. 感染症治療における化学療法と受動免疫の特徴をまとめておこう。
6. 検査に利用される抗原抗体反応を理解しておこう。

第9章のふりかえりチェック

次の文章の空欄を埋めてみよう

1 細菌が産生する外毒素

- ボツリヌス菌，破傷風菌：[1]
- 腸管出血性大腸菌：[2]
- 黄色ブドウ球菌：[3]，表皮剝離毒素，毒素性ショック症候群毒素
- サルモネラ，コレラ菌：[3]
- 溶血性レンサ球菌：[4]
- クロストリジオイデス（クロストリジウム）・ディフィシル：[5]([6])

2 感染経路

空気感染は，病原体を含む[7]または[8]を吸い込んで感染する。[9]，[10]，[11]などの感染経路である。

飛沫感染は，病原体を含む[12]を吸引するか，[13]や[14]の粘膜に付着して感染する。[15]，[16]など多数の病原体の感染経路である。

3 消毒薬

- 高水準の[17]や[18]などは毒性が強いので，人体には使用できない。
- 中水準の[19]や[20]は手指消毒や創傷部位，手術野の消毒に最も多く利用される。
- 低水準の[21]は一般細菌や真菌に有効であるが，結核菌，芽胞や多くのウイルスに無効である。皮膚刺激が弱いため皮膚の消毒に用いられる。

4 ワクチン

- 生ワクチン：病原微生物を[22]したものを接種するため自然感染に近く，液性免疫と細胞性免疫の両方が誘導できるため，[23]が期待できる。生きた微生物を使用するため，免疫不全者や[24]には使用できない。
- 不活化ワクチン：ホルマリンなどで変性させた[25]全体または一部を接種するので発症のリスクはない。ただし，[26]のみの誘導となり，免疫期間も短いものもある。

■ 病理学総論

第10章 感染症の原因となる病原微生物

▶**学習の目標**

- ●細菌の系統的分類，病原性，検査法，治療を理解する。
- ●ウイルスの形態，分類，感染経路，病原性，検査法，治療を理解する。
- ●真菌の特徴，主な疾患を理解する。
- ●原虫の感染経路，病原性を理解する。
- ●プリオンの病原性を理解する。

I 細菌

A 細菌の基礎

1. 細菌の系統的分類

細菌分類の段階は上位から，門（division），綱（class），目（order），科（family），属（genus），種（species）である。

大腸菌での分類の段階を図 10-1 に示す。

門（division）	プロテオバクテリア門（*Proteobacteria*）
↓	↓
綱（class）	γプロテオバクテリア綱（*Gammaproteobacteria*）
↓	↓
目（order）	エンテロバクター目（*Enterobacterales*）
↓	↓
科（family）	腸内細菌科（*Enterobacteriaceae*）
↓	↓
属（genus）	エスケリキア属（*Escherichia*）
↓	↓
種（species）	大腸菌（*Escherichia coli*）

図10-1● **大腸菌の系統的分類**

臨床現場では，病原細菌を示す際に，種まで特定して表現するもの，属で表現するもの，また種以下の細かい分類まで使って表現するものが混在している。本書では，頻用されているものを使用する。

2. 増殖の際における酸素の必要性による分類

酸素が必要なものと，酸素があると死滅するものなどで，大きく4つに分類される（表10-1）。

3. 細菌の染色

細菌を顕微鏡下で観察するために染色が行われる。代表的な染色法であるグラム染色法の原理を図10-2に示す。グラム染色では紫と赤の2種類の染色液を使用する。紫色にはクリスタル紫，赤色にはサフラニンやフクシンが用いられる。紫に染まった菌をグラム陽性菌とし，赤に染まった菌をグラム陰性菌とよぶ。これに加え，棒状であれば桿菌（かんきん），球状であれば球菌となる。

①まず細菌をスライドグラスに塗抹（とまつ）し，火炎やアルコールで固定し，クリスタル紫で染色すると，グラム陽性・陰性どちらの菌も紫色に染まる。

②次にヨウ素液を加えると，菌体内でクリスタル紫とヨウ素の複合体が形成され，大

表10-1● 増殖における酸素の必要性による分類

分類	特徴	代表的な細菌
好気性菌	増殖に酸素が必要。	緑膿菌，アシネトバクター，百日咳菌など。
通性嫌気性菌	酸素があってもなくても増殖できる。	ブドウ球菌，レンサ球菌，腸内細菌科細菌など。
偏性嫌気性菌	酸素が存在すると死滅する。	破傷風菌，ウエルシュ菌，クロストリジオイデス（クロストリジウム）・ディフィシル，ボツリヌス菌など。
微好気性菌	わずかな濃度の酸素を必要とする。	淋菌，髄膜炎菌など。

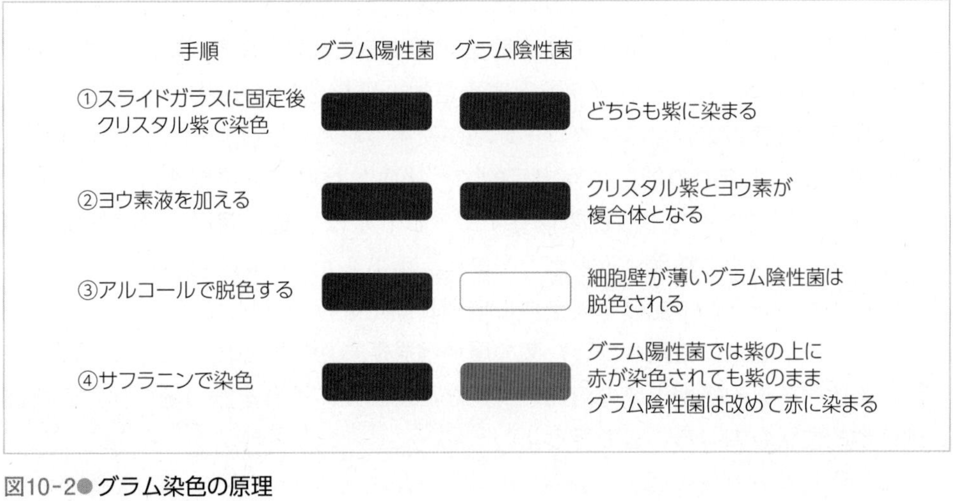

図10-2● グラム染色の原理

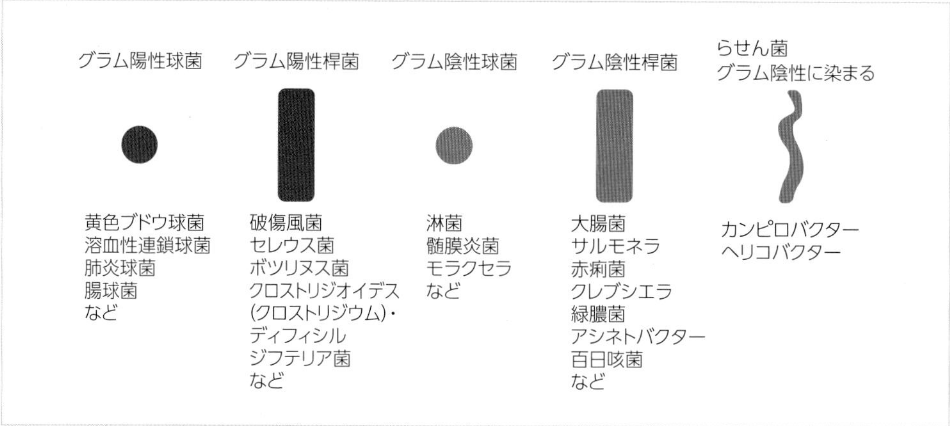

図10-3●**グラム染色による染色性と代表的な菌種**

きな分子となる。

③アルコールを作用させると，細胞壁が厚いグラム陽性菌ではアルコールによって細胞壁が壊れず，紫の色素が細菌内から流出しないが，細胞壁が薄いグラム陰性菌では細胞壁が壊れて，紫の色素が細菌から外に流れ出て無色となる。

④最後にサフラニンなどの赤の色素を加えると，どちらの菌も染色されるが，グラム陽性菌では紫の上の赤色なので紫のままで，グラム陰性菌は赤色となる。

グラム染色後に顕微鏡で観察した結果，その色と形状により図10-3のように分類される。

結核菌や非結核性抗酸菌の検出には**チール-ニールセン染色**が行われる。

4. 培養と同定

臨床所見と染色性で菌種の推測がある程度つくが，正確に同定するには，培養が必須となる。培養のためには，血液寒天培地，ドリガルスキー培地が一般的に使用される。血液寒天培地は，溶血の有無の観察が可能である（図10-4）。ドリガルスキー培地は，色の変化で乳糖の発酵を観察できる（図10-5）。

これ以外に，赤痢菌とサルモネラ菌を鑑別するためにSS寒天培地，インフルエンザ菌の培養のためのチョコレート寒天培地，結核菌には小川培地（図10-6）が使われる。真菌の培養にはサブロー培地が使用される。

- 血液培養：血液中の細菌の検出目的で，採血した血液を培養液の入ったボトル（図10-7）に注入し，数日間培養する。ボトルは好気性菌用と嫌気性菌用の2種がある。細菌の増殖がみられた際には，ボトルから一部を抜き取り，染色して検鏡する。また，上記の寒天培地に接種し同定を行う。

次いで，培地上に増殖してきた菌の属や種を明らかにする**同定**を行う。同定はグラム染色の結果や培地上での溶血の有無などに加え，それぞれの菌の代謝の性質や生化学的性状を調べることで行う。

分子学的な同定法には，①細菌のゲノムDNAを抽出し16S rRNA領域の塩基

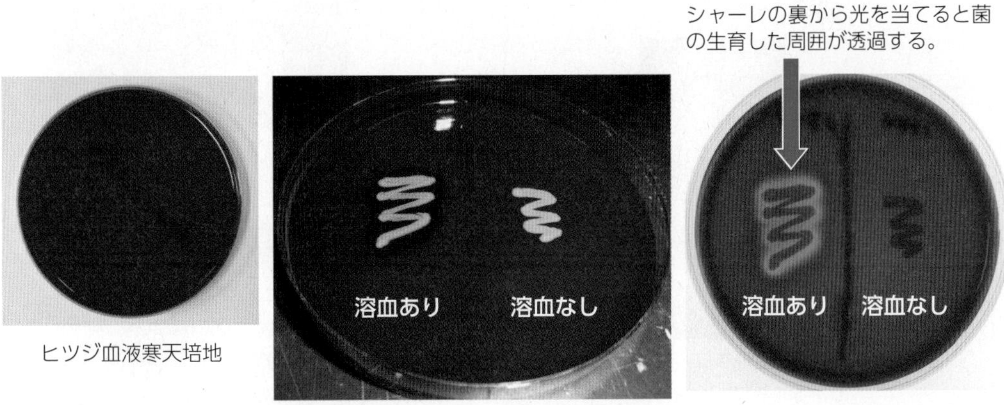

ヒツジ血液寒天培地に 2 株の黄色ブドウ球菌を接種する。

図10-4● 血液寒天培地上の溶血所見

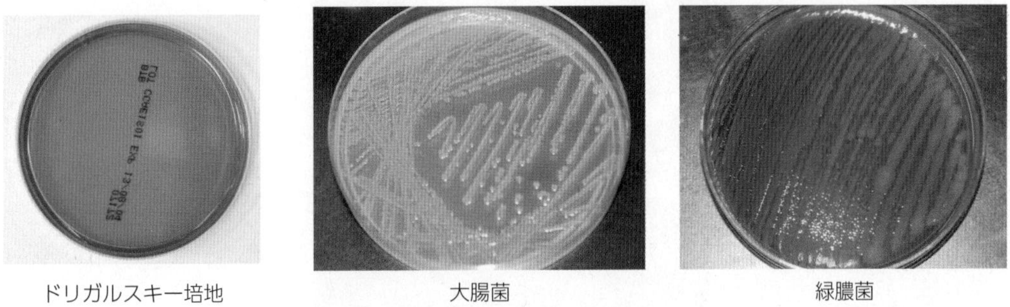

乳糖とブロモチモルブルーを含む。

乳糖を発酵して酸性になるため，コロニーとその周囲の培地が黄色を呈する。

エネルギー源として乳糖を使えないため，培地中のアミノ酸を分解してエネルギー源とする。
副産物としてアンモニアが生じ塩基性となり，青色を呈する。

図10-5● ドリガルスキー培地上の発酵菌と非発酵菌の生育

配列により属・種を決定する方法と，②細菌のたんぱく質の質量分析（MALDI-TOF MS）により行う方法がある。

5. 抗菌薬感受性試験と抗菌薬耐性菌

分離された菌株ごとに使用される可能性のある抗菌薬の有効性を確かめるための試験が行われる。効果ありを感受性（感性），効果なしを耐性という。

❶ ディスク法

菌をシャーレに塗布（とふ）し，抗菌薬を染み込ませた濾紙（ろし）（ディスク）を静置し，培養する。培養後に菌の生育を抑制できるか否かを判定する。図 10-8 にディスク法の例を示す。ディスクの周囲に透明な円として認められる部分を阻止円（そしえん）とよび，大き

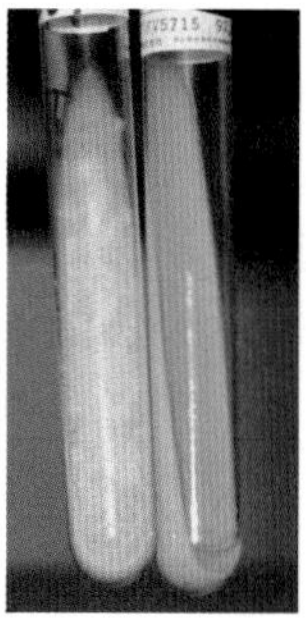

左：菌の生育あり，右：接種前

図10-6●小川培地

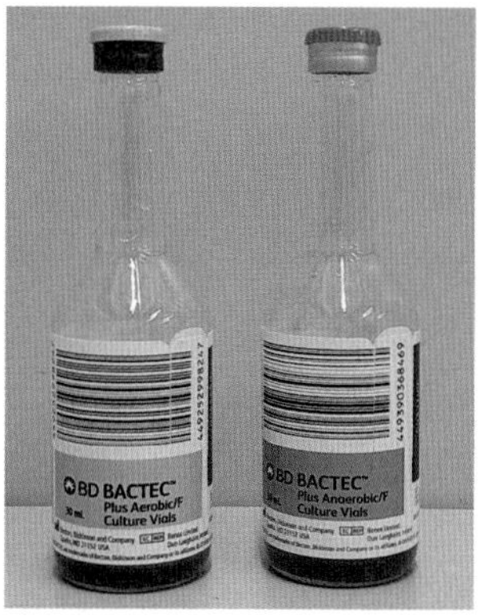

左：好気性菌用，右：嫌気性菌用

図10-7●血液培養用ボトル

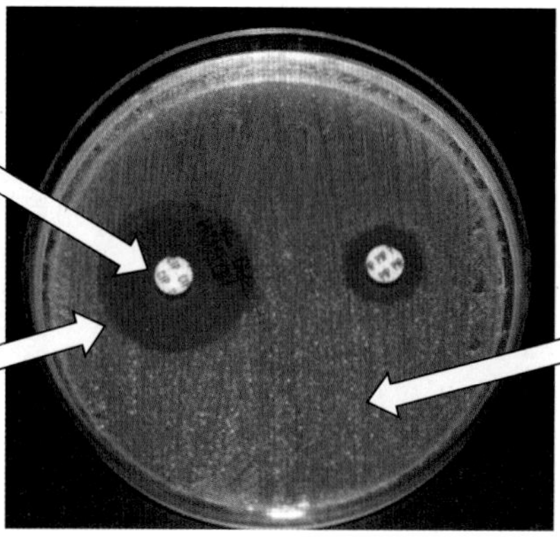

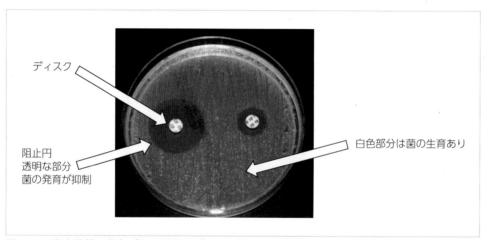

図10-8●臨床分離の黄色ブドウ球菌のディスク法による抗菌薬感受性検査

いほど低濃度で効果があることを示す。感受性・耐性の判定のための阻止円（そしえん）の大きさは，それぞれの抗菌薬により決まっている。

2 微量液体希釈法

抗菌薬が細菌の増殖を抑制できる濃度（最小発育阻止濃度［minimal inhibitory concentration；MIC］）を求める方法である。方法の原理を図 10-9 に示す。MIC の値が小さいほど，その抗菌薬が有効であることになる。菌種と抗菌薬ごとに，MIC 値に基づいて感受性（S），中間（I）と耐性（R）の基準が設定されている。

3 抗菌薬耐性菌

細菌は抗菌薬が臨床使用され始めると，ほどなくしてその抗菌薬が抗菌効果を現せない耐性菌が出現する。表 10-2 に代表的な抗菌薬耐性菌を示す。

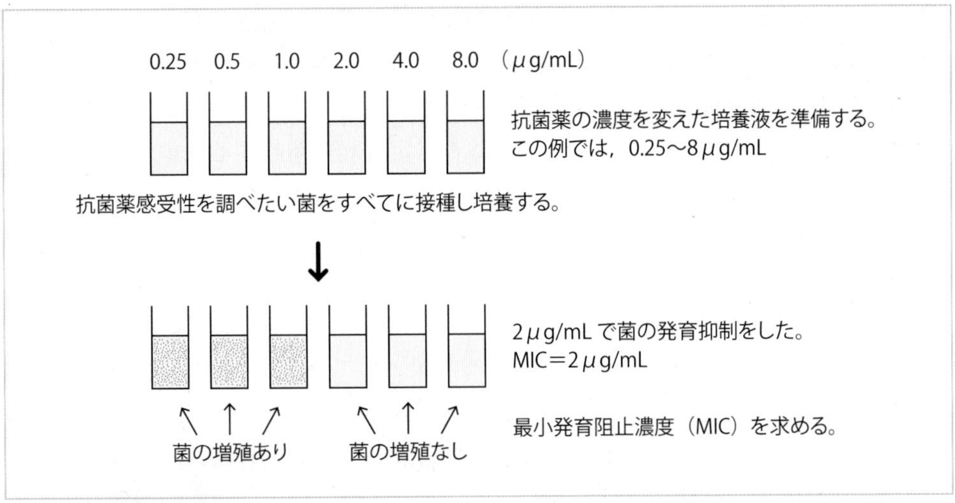
0.25 0.5 1.0 2.0 4.0 8.0 （μg/mL）
抗菌薬の濃度を変えた培養液を準備する。
この例では，0.25〜8μg/mL
抗菌薬感受性を調べたい菌をすべてに接種し培養する。
2μg/mL で菌の発育抑制をした。
MIC＝2μg/mL
最小発育阻止濃度（MIC）を求める。
菌の増殖あり
菌の増殖なし

図10-9● 微量液体希釈法

表10-2● 抗菌薬耐性菌

- **メチシリン耐性黄色ブドウ球菌（MRSA）**：ほとんどのβラクタム薬に耐性
- **メチシリン耐性コアグラーゼ陰性ブドウ球菌（MRCNS）**
- **ペニシリン耐性肺炎球菌（PRSP）**
- **多剤耐性緑膿菌（MDRP）**：カルバペネム，アミノグリコシド，ニューキノロン耐性
- **カルバペネム耐性腸内細菌科細菌（CRE）**
- **ESBL 産生菌（大腸菌，クレブシエラ，プロテウス，シトロバクター）**
- **多剤耐性アシネトバクター（MDRA）**：カルバペネム，アミノグリコシド，ニューキノロン耐性
- **メタロβラクタマーゼ（MBL）産生菌（腸内細菌科細菌，緑膿菌など）**
- **βラクタマーゼ陰性アンピシリン耐性インフルエンザ菌（BLNAR）**
- **バンコマイシン耐性腸球菌（VRE）**
- **キノロン耐性淋菌（QRNG）**
- **多剤耐性結核菌（MDRTB）**：リファンピシン，イソニアジド耐性
- **超多剤耐性結核菌（XDRTB）**：リファンピシン，イソニアジド，ニューキノロン耐性

B 主要な細菌

1．グラム陽性球菌

❶ ブドウ球菌属（*Genus Staphylococcus*）

顕微鏡で観察すると，球状の菌体がブドウの房のように配列しているため（図10-10 参照），この名称がついた。ブドウ球菌属の細菌にはコアグラーゼ陽性で病原性の強い黄色ブドウ球菌とコアグラーゼ陰性の表皮ブドウ球菌のほか，30 種に及ぶ病原性の弱いコアグラーゼ陰性ブドウ球菌（coagulase-negative *Staphyococci*；CNS）がある。コアグラーゼとは菌体外毒素の一つで，ヒトのフィブリノゲンを

フィブリンに変換する作用をもち，感染した個体の中で凝固させたフィブリンを菌体の周りに付けることで，生体による排除作用から逃れる機能を果たす。

①黄色ブドウ球菌（*Staphylococcus aureus*）

自然界に広く存在しており，ヒトの体表に定着して常在する。創傷（そうしょう）などにより，バリアが破られると化膿（かのう）を引き起こす。生体の抵抗力が低下している患者においては，肺炎や敗血症などの深部感染の原因となる。

●**感染経路**　接触が主である。市中感染，医療関連感染(院内感染)のどちらもある。食中毒の場合は経口感染である。

●**病原性**　市中感染には，皮膚・軟部組織感染として蜂巣炎（ほうそうえん）（蜂窩織炎（ほうかしきえん）），膿痂疹（のうかしん），毛嚢炎（もうのうえん）などがある。通常は身体外表に近い部位の感染症であるが，抵抗力が落ちている場合などで血液に入ると，敗血症，感染性心内膜炎，骨髄炎（こつずいえん），化膿性関節炎，肺炎，深部臓器の膿瘍（のうよう）などを引き起こす。医療関連感染には，中心静脈カテーテル関連感染，医療関連肺炎，人工呼吸器関連肺炎，手術部位感染がある。

黄色ブドウ球菌がもつことのある毒素を表 10-3 に示す。熱傷のように表皮が剥離する熱傷様皮膚症候群の原因毒素や，毒素ショック症候群の原因毒素がある。PVL は白血球崩壊（ほうかい）を起こすため，感染部位で崩壊した白血球から放出された成分によりさらに炎症が広がる。エンテロトキシン（腸管毒）を有する菌株もあるため，毒素型の食中毒を引き起こすこともある。

●**抗菌薬耐性**　**メチシリン耐性黄色ブドウ球菌**（MRSA）は，黄色ブドウ球菌が *mecA* という遺伝子を獲得したものであり，βラクタム薬をはじめとして多くの抗菌薬に耐性を示す。

●**治療**　感受性検査の結果に基づき，ペニシリン系薬，セファロスポリン系薬，テトラサイクリン系薬，マクロライド系薬，ニューキノロン系薬，アミノグリコシド系薬が使用される。抗 MRSA 薬としてバンコマイシン，リネゾリド，ダプトマイシンが使用される。

●**検査**　感染部位由来の検体のグラム染色を行い，グラム陽性球菌であることを確認し，次いで培養（ばいよう）同定および抗菌薬感受性検査を実施する。図 10-10 に喀痰（かくたん）中のグラム染色による黄色ブドウ球菌を示す。

②表皮ブドウ球菌（*Staphylococcus epidermidis*）

●**病原性**　皮膚の常在菌で病原性は弱い。医療関連感染症としては人工弁，人工関節，中心静脈カテーテル感染の原因となることがある。

表10-3●黄色ブドウ球菌が保有することのある毒素

毒素	特徴
表皮剥離毒素（exfoliative toxin；ET-1，-2）	熱傷様皮膚症候群（SSSS）の原因毒素
toxic shock syndrome toxin；TSST-1，-2	毒素ショック症候群の原因毒素
Panton-Valentine leukocidin；PVL	白血球崩壊により感染症を重症化する毒素
エンテロトキシン	食中毒の原因となる耐熱性の毒素

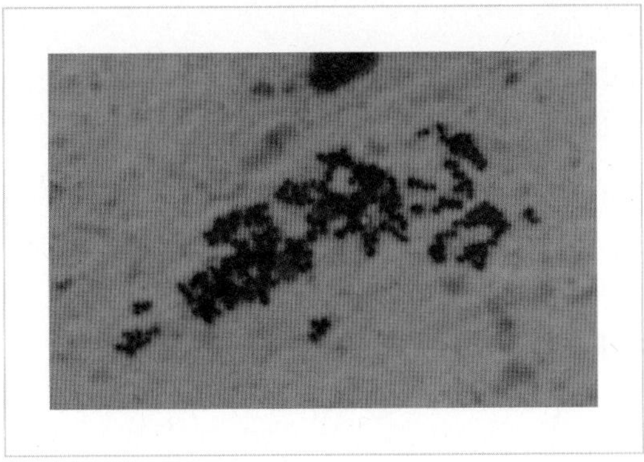

図10-10● 喀痰中の黄色ブドウ球菌（グラム染色）

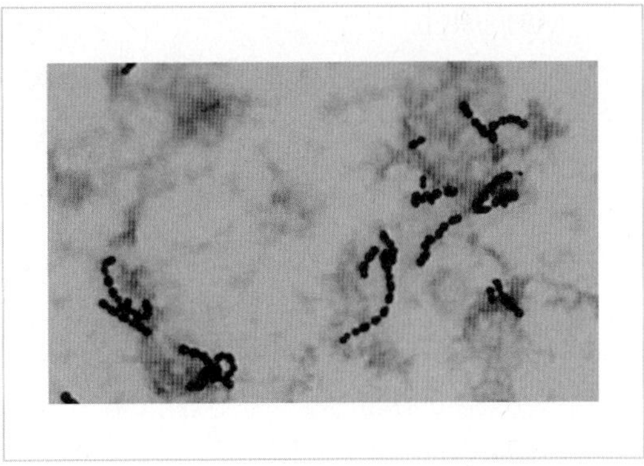

図10-11● 血液培養から検出されたA群β溶血性レンサ球菌（グラム染色）

●抗菌薬耐性　表皮ブドウ球菌など黄色ブドウ球菌以外のブドウ球菌をコアグラーゼ陰性ブドウ球菌（CNS）とまとめてよぶ。MRCNS は *mecA* 保有 CNS であり，MRSA と同様に，多くの抗菌薬に耐性を示す。

●検査・診断　血液培養で診断される。

2 レンサ球菌属（Genus *Streptococcus*）

レンサ球菌属には多くの種がある。図 10-11 に示すように，グラム陽性球菌が連鎖しているため名付けられた。

●分類　溶血の仕方による分類と，血清型（A～H，K～V 群）のランスフィールドの分類がある。血清型は，表面の構造による相違に基づいて分けられる。

- 溶血性による分類

　α溶血：不完全溶血。血液寒天培地上で緑色となる。

　β溶血：完全溶血。血液寒天培地で無色（図 10-12）。

　γ溶血：非溶血。血液寒天培地上で溶血なし。

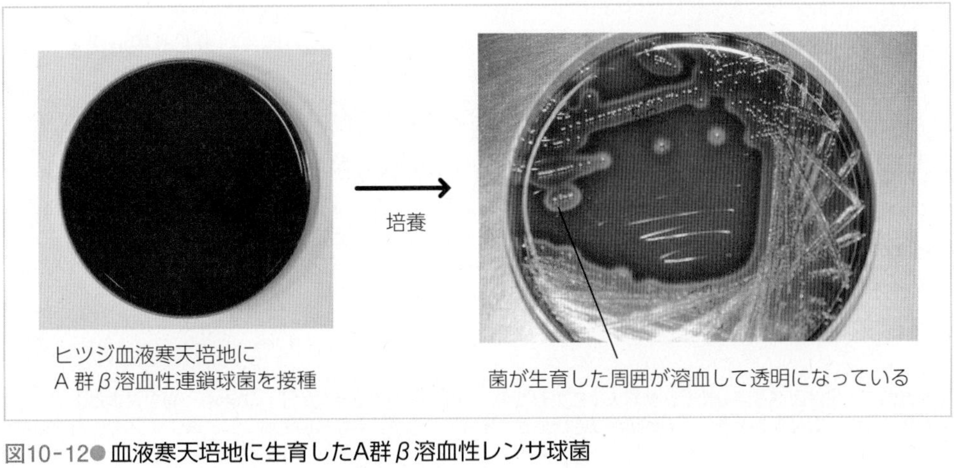
培養
ヒツジ血液寒天培地に
A 群β溶血性連鎖球菌を接種
菌が生育した周囲が溶血して透明になっている

図10-12● 血液寒天培地に生育したA群β溶血性レンサ球菌

●病原性

① A群β溶血性レンサ球菌（*Streptococcus pyogenes*［溶レン菌］）

ヒトに感染して下記の多彩な疾患の原因となる。

- 化膿性疾患：咽頭炎，蜂巣炎，膿痂疹，毛囊炎，丹毒，壊死性筋膜炎，脳膿瘍など。
- 免疫反応による疾患：リウマチ熱や糸球体腎炎。
- 毒素による疾患：**猩紅熱***，**劇症型溶血性レンサ球菌感染症**。

② B群β溶血性レンサ球菌（*Streptococcus agalactiae*［group B *Streptococcus*；GBS］）

- 妊婦が膣内に保菌していると，新生児の髄膜炎や敗血症の原因となることがある。
- 劇症型溶血性レンサ球菌感染症の原因となることがある。

③緑色レンサ球菌（*Streptococcus viridans*）

口の中に常在する。ビリダンスレンサ球菌ともよばれる。感染性心内膜炎の原因となる。

●**治療** レンサ球菌感染症にはペニシリンG（ベンジルペニシリン）が使用される。

3 肺炎球菌（*Streptococcus pneumoniae*）

●**感染経路** 市中感染が中心である。

●**病原性** 肺炎，中耳炎，副鼻腔炎，髄膜炎などの原因となる。莢膜をもっているため，好中球による貪食に抵抗性がある。グラム染色で2つの菌の周囲に透明な部分となる莢膜が特徴的である（図10-13）。

●**治療** ペニシリンGが有効であるが，最近では**ペニシリン耐性肺炎球菌**（PRSP）の増加が著しい。

column

血清型

微生物の表面構造の抗原性による分類。

レンサ球菌ではLancefieldの血清型分類がある。AからV（IとJは除く）まで20群に分けられる。

- **O抗原**：菌体抗原である。大腸菌，コレラ菌，チフス菌などの分類に用いる。
- **H抗原**：鞭毛抗原である。大腸菌やサルモネラの分類に用いる。

インフルエンザ菌では莢膜抗原による型分類がある。HiBワクチンのBは莢膜抗原がB型であることを示す。

＊**猩紅熱**：小児がA群β溶血性レンサ球菌に感染した後，咽頭痛と発熱と同時に，本菌がもつ発赤毒素により全身に粟粒状の発疹が出現する疾患。イチゴ状舌（舌に小さな発疹ができる）も特徴的である。ペニシリンGで治療が可能である。

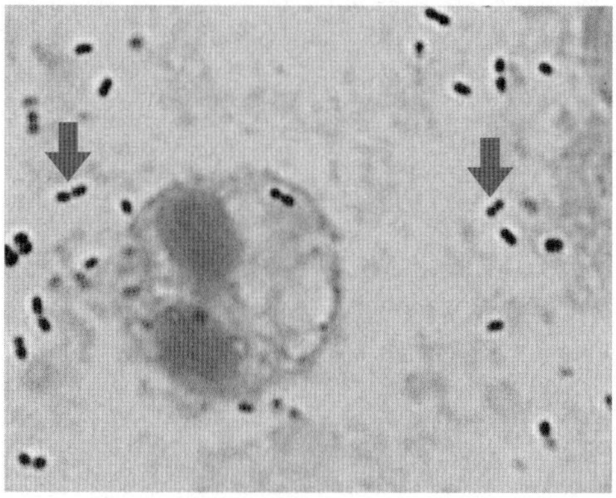
⬇：莢膜に包まれた肺炎球菌。

図10-13● 肺炎患者の喀痰のグラム染色

4 腸球菌属（Genus *Enterococcus*）

ヒトの消化管に常在している。病原性は弱く，通常は感染症の原因とならない。

患者の病変部位から分離されることが多いのは，*Enterococcus faecium* と *Enterococcus faecalis* である。時に尿路感染症，感染性心内膜炎などの原因となる。医療関連感染症としては，膀胱留置カテーテル感染，中心静脈カテーテル関連感染などの原因となる。**バンコマイシン耐性腸球菌**を VRE とよび，医療関連感染により院内でのアウトブレイク（突然起きる感染症の多数の発生）も報告されている。

2. グラム陰性球菌

1 淋菌（*Neisseria gonorrhoeae*）

●**病原性**　泌尿器系統や，目の粘膜に感染して炎症を起こす。男性では黄色の膿汁を排出し，排尿痛を伴う急性尿道炎，前立腺炎，副睾丸炎を起こす。女性では尿路，膣，子宮頸管まで炎症が進み，卵管炎，卵巣炎を起こして不妊の原因となる。

●**検査**　男性であれば尿道分泌物のグラム染色で確定診断可能だが，女性では膿の培養や PCR＊検査が必要となることが多い。

●**治療**　第三世代セファロスポリン系薬やニューキノロン系薬が使用される。

●**抗菌薬耐性**　ニューキノロン耐性淋菌（QRNG）が増加している。

2 髄膜炎菌（*Neisseria meningitidis*）

●**感染経路**　飛沫感染である。

●**病原性**　気道を介してまず菌血症を起こし，全身の皮膚や粘膜での出血斑を引き起こして，その後，髄膜炎を発症する。重症化すると播種性血管内凝固症候群（DIC）

＊ PCR：ポリメラーゼ連鎖反応（polymerase chain reaction）。検出目的の DNA の一部を数百万倍以上に増幅する技術である。病原体ゲノム検出を目的とする場合，検体に含まれるその病原体に特有な遺伝子領域を増幅し，産物が得られた際に陽性とする。検体に病原体が含まれない場合は増幅産物が得られないので，陰性と判定される。増幅するため，極めて高感度となる。

を伴い，ショックに陥って死に至るウォーターハウス - フリーデリクセン症候群がある。

●**治療**　ペニシリンG（ベンジルペニシリン）が使用される。

●**検査・診断**　髄液のグラム染色で検出される。

3 モラクセラ・カタラーリス（*Moraxella catarrhalis*）

●**病原性**　ヒトの口腔，気道に常在している。肺炎や中耳炎の原因となることがある。

●**検査・診断**　喀痰のグラム染色で，食細胞に貪食された像がよく見られる。

●**治療**　βラクタマーゼをもつため，βラクタム薬を使用する場合はβラクタマーゼ阻害薬を配合しているものが必要となる。

3. グラム陽性桿菌

1 有芽胞菌－好気性

1）炭疽菌（*Bacillus anthracis*）

●**病原性**　土壌中で芽胞として存在し，動物の体内に入ると増殖を開始し，炭疽を発症させる。

●**感染経路**　ヒトには動物に付着した芽胞が傷口から侵入することで感染し，**皮膚炭疽**を発症させる。汚染した食物摂取により腸炭疽，またまれに芽胞を吸入して肺炭疽の原因となることがある。

2）セレウス菌（*Bacillus cereus*，図 10-14）

●**病原性**　環境中に広く存在する。腸管毒を保有するため，摂取すると嘔吐や下痢の食中毒症状を呈する。

●**感染経路**　複数回使用したおしぼりなどの繊維中に入ると，乾燥後も芽胞として生き残るため，再度水を含ませると菌が発芽し増殖する。このおしぼりには増殖したセレウス菌が多数含まれるので，清拭時に注意が必要である。血管カテーテル留置時にセレウス菌による敗血症の原因となる。

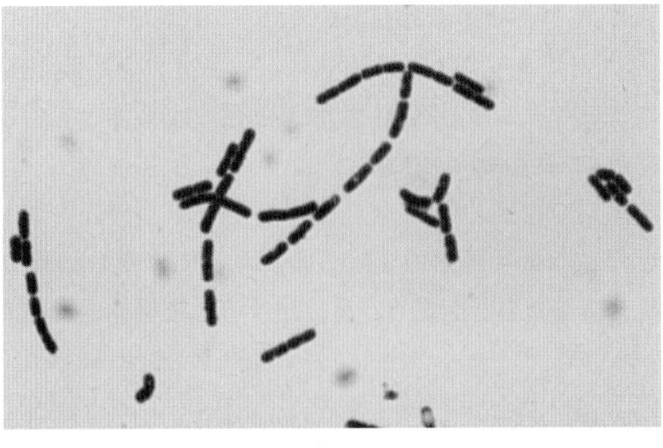

図10-14●血液寒天培地上に生育したセレウス菌（グラム染色）

2 有芽胞菌－嫌気性

1) 破傷風菌（*Clostridium tetani*）

●**病原性**　芽胞として土壌中に広く存在し，強い神経毒をもち，強直性痙攣を起こす。重篤となると呼吸筋麻痺で死に至る。

●**感染経路**　皮膚の傷口から侵入し，体内で発芽して増殖する。

●**予防**　破傷風トキソイドワクチンがある。

2) ウエルシュ菌（*Clostridium perfringens*）

●**病原性**　広く自然界に分布し，土，下水，食品に生息し，またヒトや動物の大腸内常在菌として存在する。食中毒やガス壊疽の原因となる。

●**感染経路**　食中毒は，食肉，あるいは魚介類などを使った調理品で加熱後でも生き残った芽胞が再度活性化して増殖すると感染源となり発症する。

腸管に常在するため，腸管手術後の腹腔内感染症の原因となる。

ガス壊疽は，本菌が傷を負った部位に感染し，急速に皮下から筋肉までの軟部組織でガスを発生する病変が進行し，ショックにまで陥る病態である。

3) ボツリヌス菌（*Clostridium botulinum*）

●**病原性**　芽胞が土壌中，特に海や河川の周辺に広く存在している。汚染された食物中の酸素のない状態で芽胞が発芽して増殖し，毒素を産生した場合，その食物の摂取により中毒症状を呈する。ボツリヌス毒素は筋肉の弛緩性麻痺を引き起こし，球麻痺，呼吸筋麻痺，心停止により死亡する。自然界で最も強い毒素である。毒素自体は熱により分解する。

●**感染経路**　ボツリヌス毒素で汚染された食物の摂取による。

●**検査・診断**　患者血清，糞便，嘔吐物，原因食物の免疫学的検査を行う。

●**治療**　ボツリヌス抗毒素血清を投与する。近年，微量のボツリヌス毒素が顔面痙攣の治療に使用されている。

4) ディフィシル菌（*Clostridioides* [*Clostridium*] *difficile*）

●**病原性**　健康成人5～10%の腸内に常在している。抗菌薬使用後に腸内細菌叢が乱れることで発症する，抗菌薬関連腸炎の主要な原因菌である。

●**リスクファクター**　高齢，炎症性腸疾患，消化器手術後があげられる。産生する毒素（**CDトキシン**）により，CDI（*Clostridioides* [*Clostridium*] *difficile* infection）を引き起こし，軽度な軟便から重症下痢，進行すると大腸粘膜が傷害される**偽膜性腸炎**の病態となる。

●**感染経路**　感染患者の便由来の菌が，環境中に長期にわたり芽胞として生息し続けるため，芽胞が口から取り込まれる院内感染が問題となっている。徹底的な手洗いが求められる。

●**診断**　下痢便中のCDトキシンをイムノクロマト法で検出する。

●**予防**　芽胞には，アルコールやクロルヘキシジンなどの消毒薬が無効である。環境の消毒には塩素系の消毒薬を使用する。

●**治療**　バンコマイシンやメトロニダゾールが使用される。

3 無芽胞菌－好気性～通性嫌気性

1）ジフテリア菌（*Corynebacterium diphtheriae*）

●**感染経路**　感染したヒトのみが感染源となり，主に咳やくしゃみの飛沫により上気道粘膜に感染する。

●**病原性**　扁桃，咽頭，気管の粘膜で増殖し，産生するジフテリア毒素の作用で炎症が起こり，壊死物質，フィブリン，白血球が滲出して偽膜性炎を呈する。毒素が血液中に入ると心筋障害，呼吸筋麻痺により死に至ることがある。ジフテリア菌は好気性または微好気性である。

●**検査**　鼻腔，咽頭，喉頭の病変部位の検体のグラム染色により，菌の検出を行う。ジフテリア菌を特異的に検出できるナイセル染色も利用される。血液寒天培地などで培養後に生化学性状を調べ，菌の同定を行う。

●**予防**　３種または４種混合ワクチンに含まれるトキソイドワクチンによって感染予防する。

2）リステリア属（Genus *Listeria*）

●**病原性**　ヒトに病原性をもつリステリア属の菌種は，*Listeria monocytogenes* である。人獣共通感染症の一つのリステリア症の原因となる。健康人の腸管に常在することもある。発病した場合の病型は髄膜炎，敗血症が代表的である。本菌は通性嫌気性である。

●**感染経路**　自然界に広く存在するため，汚染された食物を摂取することで感染する。

●**検査・診断**　血液や髄液からの菌の培養検査を行う。

●**リスクファクター**　免疫が低下した状態の易感染宿主，妊婦，新生児である。

4. グラム陰性通性嫌気性桿菌

1 腸内細菌科細菌（*Enterobacteriaceae*）

腸内細菌科細菌は通性嫌気性菌でありブドウ糖を発酵して酸を産生する。

1）大腸菌（*Escherichia coli*）

多くの大腸菌はヒトや動物の腸内常在菌であり，通常は非病原性である。

病原性を示す大腸菌を次に示す。

（1）下痢原性大腸菌

- 腸管病原性大腸菌（enteropathogenic *E.coli*；EPEC）：腸管粘膜に付着して，乳幼児の下痢の原因となる。
- 腸管毒素原性大腸菌（enterotoxigenic *E.coli*；ETEC）：エンテロトキシンを産生し，水溶性の下痢の原因となる。
- 腸管組織侵入性大腸菌（enteroinvasive *E.coli*；EIEC）：腸管粘膜に侵入して，血性下痢を引き起こす。
- 腸管出血性大腸菌（enterohemorrhagic *E.coli*；EHEC）：ベロ毒素（赤痢菌がもつ志賀毒素と同一）を産生する。強い腹痛と血性下痢を引き起こす。重症化すると，赤血球の破壊による溶血性貧血，血小板の減少および急性腎不全などの症

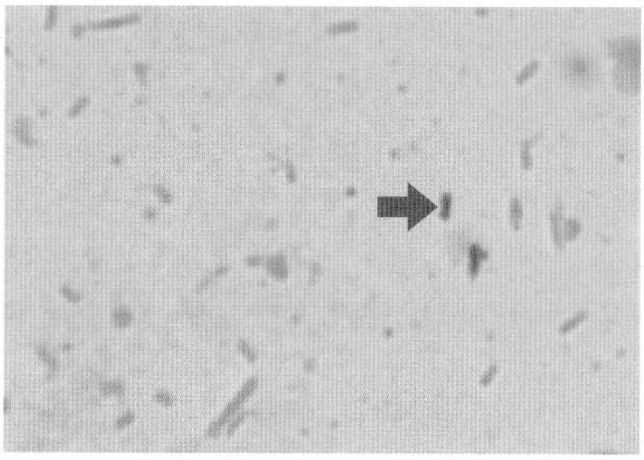

図10-15● **膀胱炎患者の尿中の大腸菌（グラム染色）**

状を伴う**溶血性尿毒症症候群**（Hemolytic Uremic Syndrome；HUS）を起こし，死に至ることがある。大腸菌表面の構造での分類上 O157 が最も多く，次いで O26，O111 がベロ毒素をもつことがある。

- 腸管凝集付着性大腸菌（enteroaggregative *E.coli*；EAggEC）：大腸菌が凝集して粘膜に付着し，下痢を引き起こす。

(2)　尿路病原性大腸菌

尿路に付着する因子を有する。女性の単純性膀胱炎の原因の 80～90% を占める。尿中に検出された大腸菌を図 10-15 に示す。

(3)　そのほか

新生児の髄膜炎の原因となる表面構造をもつ株もある。

●**診断**　検体のグラム染色でグラム陰性桿菌であることが確認され，ドリガルスキー培地を黄色にする菌が増殖した場合に腸内細菌科細菌を疑う。培地上で増殖した菌の生化学性状により同定を行う。

●**治療**　ニューキノロン系薬，ST 合剤，セファロスポリン系薬など各種の抗菌薬が使用される。最近，抗菌薬耐性化が進行し，第三世代セファロスポリン系薬に耐性の**基質拡張型 β ラクタマーゼ（ESBL）産生菌**や，ニューキノロン系薬耐性菌が増加しているため，抗菌薬選択には抗菌薬感受性検査が必須となる。

2)　サルモネラ属（Genus *Salmonella*）

サルモネラ属でヒトに病原性を示す菌種が *S. enterica* である。その中にチフス菌（*S. typhi*），パラチフス菌（*S. paratyphi*），サルモネラ食中毒の原因の *S. enteritidis* がある。パラチフス菌は A，B，C があるが，パラチフス A のみがパラチフスの原因となる。パラチフス B と C はサルモネラ菌による食中毒の原因菌とされる。

①チフス菌とパラチフス A 菌

●**病原性**　腸チフスはチフス菌感染後，消化管症状に加え，血液中に入り高熱，発疹，などの全身症状をきたす疾患である。同様の症状を示すパラチフス A 菌が原因の場合，パラチフスとよぶ。

●**感染経路**　チフス菌とパラチフスA菌はヒトにのみ感染する。直接ヒトからヒトへ，また本菌に汚染された食品や水を摂取することで経口感染する。消化管からリンパ組織に侵入し，その後，血液に入り菌血症を呈する。

●**経過**　通常，感染後7～14日の潜伏期間を経て，発熱，頭痛，食欲不振，全身倦怠感などの症状を発症する。

●**発症**　体温が段階的に上昇して39～40℃に達し，**比較的徐脈**，**バラ疹**，**脾腫**が出現する。次いで40℃台の稽留熱となり，チフス様顔貌がみられる。その後，弛張熱を経て解熱する。

●**合併症**　腸出血とそれに続く腸穿孔を起こすこともある。治癒後も胆囊内に菌が残って慢性保菌者となり，常に菌を排泄し続けることがある。

●**検査**　細菌の検出は血液，糞便，胆汁，尿などの培養により行う。

●**治療**　治療薬にはニューキノロン系薬が使用されてきたが，耐性菌が増加している。耐性菌には第三世代セファロスポリン系薬が使用される。

②食中毒の原因となるサルモネラ

●**病原性**　チフス菌とパラチフスA菌以外のサルモネラ属で腸炎を起こす菌をサルモネラ菌と総称する。サルモネラ食中毒を発症するには，多量の菌の摂取が必要となる。消化管障害が主であるが，まれに血液に侵入することがある。

●**感染経路**　本菌に汚染された肉類や卵の摂取，爬虫類などのペットを介する経口感染による。

●**経過**　通常，8～48時間の潜伏期の後，悪心および嘔吐で始まり，数時間後に腹痛および下痢を引き起こす。下痢は水様で，時に血液が混入する。 治癒後も保菌状態が持続することがある。

●**診断**　下痢便中から本菌の検出が行われる。

●**治療**　アンピシリンやニューキノロン系薬が使用される。

3)　シゲラ属（Genus *Shigella*，赤痢菌）

●**病原性**　赤痢菌には志賀赤痢菌（*S. dysenteriae*），フレキシネル赤痢菌（*S. flexneri*），ボイド赤痢菌（*S. boydii*），ソンネ赤痢菌（*S. sonnei*）の4種がある。毒性が最も強いのは志賀赤痢菌で，ベロ毒素と同じ志賀毒素を産生する。現在わが国で検出されるものは，ソンネ赤痢菌が70～80%を占めており，軽度な下痢のみで経過することが多い。

●**経過**　典型例では，経口感染後，潜伏期1～3日で発症し，全身の倦怠感，悪寒を伴う急激な発熱，水様性下痢を呈する。発熱は1～2日続き，腹痛，**しぶり腹（テネスムス）***，**膿粘血便***が特徴的である。

●**診断**　下痢便中から本菌の検出が行われる。

●**治療**　ニューキノロン系薬が使用される。

＊**しぶり腹（テネスムス）**：直腸部に病変があると，頻回の排便回数とともに排便痛を伴い排便を行っても少量の排便をみるのみで，すぐに便意を催す状態。

＊**膿粘血便**：膿，粘液，血液に便が混ざったような状態の便。

4) セラチア属（Genus *Serratia*）

セラチア属のうち，ヒトに病原性をもつ可能性があるのがセラチア・マルセッセンス（*Serratia marcescens*）である。湿潤環境に常在している弱毒菌であり，健康人の便中にも常在することがある。パンに感染して赤色の色素を産生することから，**霊菌**（れいきん）ともよばれる。時に，日和見（ひよりみ）感染症として敗血症，肺炎，尿路感染症の原因となる。CRE が増加している。

5) クレブシエラ属（Genus *Klebsiella*）

●**病原性**　クレブシエラ属のうち，肺炎桿菌（かんきん）（*K. pneumoniae*）とクレブシエラ・オキシトカ（*K. oxytoca*）が臨床的に問題となる。健康人の腸に常在することがある弱毒菌である。日和見感染症として，尿路感染症や呼吸器感染症の原因となる。ペニシリン系に自然耐性であるため，ペニシリン投与中に本菌が増殖する菌交代現象が問題となることがある。

●**治療**　セファロスポリン系薬が使用される。

●**抗菌薬耐性**　第三世代セファロスポリン系薬に耐性の ESBL 産生菌や CRE が増加しているため，抗菌薬感受性検査が必須である。

6) プロテウス属（Genus *Proteus*）

プロテウス属のうち，プロテウス・ブルガーリス（*P. vulgaris*）とプロテウス・ミラビリス（*P. mirabilis*）が臨床的に問題となる。土壌（どじょう）などの環境中および健康人の腸に常在することがある弱毒菌である。日和見感染症として，尿路感染症の原因となる。

7) エンテロバクター属（Genus *Enterobacter*）

●**病原性**　エンテロバクター属のうち，エンテロバクター・クロアーカ（*E. cloacae*）とエンテロバクター・エロゲネス（*E. aerogenes*［現在は分類学上 *Klebsiella aerogenes* と変更された］）が臨床的に問題となる。日和見感染症として，肺炎，尿路感染症の原因となる。

●**抗菌薬耐性**　第一，第二世代セファロスポリン系薬には自然耐性であること，加えて ESBL 産生菌，CRE も増加している。

8) エルシニア属（Genus *Yersinia*）

エルシニア属のうちペスト菌（*Y. pestis*），仮性結核菌（*Y. pseudotuberculosis*）および腸炎エルシニア（*Y. enterocolitica*）が臨床的に問題となる。

①腸炎エルシニアと仮性結核菌

●**病原性**　食中毒の原因となる。虫垂炎（ちゅうすいえん），腸管膜リンパ節炎を引き起こすこともある。

●**感染経路**　哺乳類（ほにゅうるい）の腸管や自然環境中に存在し，汚染物の経口摂取により感染する。4℃冷蔵保存でも増殖する。

②ペスト菌

●**感染経路**　ネズミに寄生したノミによりヒトに感染する人獣共通感染症である。ヒト-ヒト感染もある。

●**病原性**　治療をしなかった場合，60〜90% の致命率である。ノミの刺し傷から侵入したペスト菌が所属リンパ節に移行し，リンパ節の壊死・膿瘍形成して腫脹して腺ペストをきたす。血液中にペスト菌が侵入すると敗血症型ペスト，肺にまで拡大すれば肺ペストとなる。肺ペストとなると，患者の飛沫で感染する。

●**治療** ストレプトマイシン，テトラサイクリン系，ニューキノロン系薬が使用される。

2 ビブリオ属（Genus *Vibrio*）

1）コレラ菌（*Vibrio cholerae*）

●**感染経路** コレラ毒素をもつ血清型O1あるいはO139のコレラ菌で汚染された水や食物を摂取することによって感染する。

●**経過** 1日以内の潜伏期のち，米のとぎ汁様便とよばれる白色の水様便を呈する。このため脱水症状を呈する。

●**診断** 下痢便中に本菌を検出する。

●**治療** 喪失した水と電解質の補給を行い，ニューキノロン系薬やテトラサイクリン系薬が使用される。

2）腸炎ビブリオ（*Vibrio parahaemolyticus*）

●**感染経路** 発育に食塩を必要とし，汽水域や海水中に生息する。このため魚介類を介する経口感染が特徴的である。

●**経過** 潜伏期間は8～24時間前後で，激しい腹痛，水様性や粘液性の下痢がみられる。一般的に2日程度で回復する。

●**診断** 下痢便中に本菌を検出する。

●**予防** 加熱で予防可能である。

3 ヘモフィルス属（Genus *Haemophilus*）

1）インフルエンザ菌（*Haemophilus influenzae*）

●**感染経路** ヒトの上気道に常在し，ヒトからヒトへ飛沫感染する。

●**病原性** 6歳以下の小児と65歳以上の肺炎，髄膜炎の原因となる。菌の表面の莢膜多糖抗原の相違でa～fの血清型と無莢膜株（non-typable）に分類され，このうちb型が病原性をもつ。これをHib（ヒブ，*Haemophilus influenzae* type b）とよぶ。

●**予防** Hibワクチンがある。

●**診断** 感染巣から分離培養により本菌を検出する。

●**抗菌薬耐性** βラクタマーゼ陰性アンピシリン耐性（beta lactamase negative ampicillin resistant；**BLNAR**）とよばれる耐性菌の増加が顕著である。

●**治療** ペニシリン系薬，セファロスポリン系薬，カルバペネム系薬，マクロライド系薬，ニューキノロン系薬が使用される。

2）軟性下疳菌（*Haemophilus ducreyi*）

●**病原性** 性感染症の一つである軟性下疳の原因となる。性器の感染部位に強い痛みを伴う発赤と潰瘍を生じ，鼠径リンパ節の化膿を起こす。

●**診断** 本菌の培養は困難であり，臨床診断が主となる。PCR検査による病変部位からの細菌ゲノムの検出が行われる。

5. グラム陰性好気性桿菌

1 緑膿菌（*Pseudomonas aeruginosa*）

●**病原性**　水まわりなど環境中に存在する。健常人には病原性を示さない弱毒菌である。日和見（ひよりみ）感染症の原因の代表的な菌種であり，院内感染として複雑性尿路感染症，肺炎，敗血症の原因となる。緑色の色素を産生することからこの名称となった。菌体の膜にリポ多糖からなるエンドトキシンをもつため，緑膿菌（りょくのうきん）敗血症となると激しい炎症応答を起こし，エンドトキシンショックを引き起こす。

●**抗菌薬耐性**　抗菌薬に対し自然耐性が強い。カルバペネム系薬，アミノグリコシド系薬，ニューキノロン系薬の3系統に耐性を獲得した緑膿菌をmultiple drug resistant *Pseudomonas aeruginosa*（**MDRP**）とよぶ。

●**診断**　病変部位から菌の検出を行う（図10-16）。

●**治療**　感受性検査の結果に基づき，第三世代セファロスポリン系薬，カルバペネム系薬，アミノグリコシド系薬，ニューキノロン系薬が使用される。MDRPにはコリスチンが使用される。

2 アシネトバクター属（Genus *Acinetobacter*）

●**病原性**　アシネトバクター属のうち，臨床材料からの分離頻度が最も高い菌種はアシネトバクターバウマニ（*A. baumannii*）である。土壌や水まわりなどの環境中に存在している弱毒菌である。日和見感染症として，肺炎，尿路感染症，敗血症などの原因となる。

●**抗菌薬耐性**　カルバペネム系薬，アミノグリコシド系薬，ニューキノロン系薬の3系統に耐性を獲得したアシネトバクターをmultiple drug resistant *Acinetobacter*（**MDRA**）とよぶ。

●**診断**　病変部位から菌の検出を行う。

●**治療**　感受性検査の結果に基づき，第三世代セファロスポリン系薬，カルバペネム

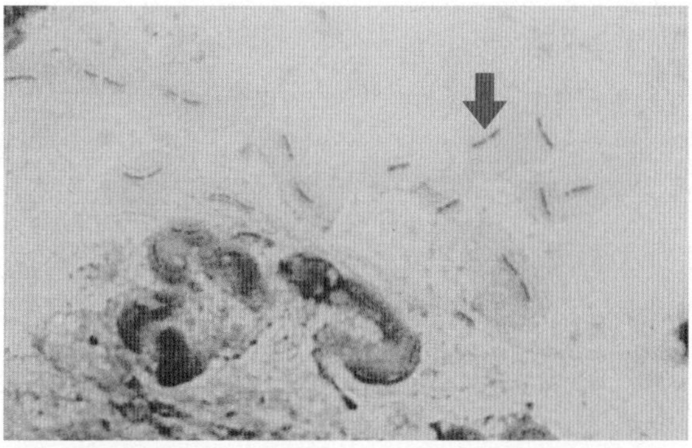

⬇：緑膿菌

図10-16●肺炎患者の喀痰中に検出された緑膿菌（グラム染色）

系薬，アミノグリコシド系薬，ニューキノロン系薬が使用される。MDRAにはコリスチンが使用される

3 百日咳菌（*Bordetella pertussis*）

●**病原性**　百日咳(ひゃくにちぜき)は特有の痙攣(けいれん)性の咳発作を特徴とする小児に多い感染症である。近年，成人での発症も増加している。

●**感染経路**　鼻咽頭(いんとう)や気道からの飛沫(ひまつ)感染と接触感染である。

●**診断**　喀痰(かくたん)中からの菌の検出であるが検出率は低い。PCR検査による咽頭や後鼻(こうび)腔(くう)粘液中の細菌ゲノムの検出が行われる。

●**予防**　DPT3種混合ワクチンがある。

●**治療**　マクロライド系薬が使用される。

4 野兎病菌（*Francisella tularensis*）

●**感染経路**　ノウサギや齧歯(げっし)類(るい)などの野生動物に寄生している野兎病菌(やとびょうきん)がマダニなどにより媒介される人獣共通感染症である。ヒト-ヒト感染はない。

●**病原性**　発熱，悪寒(おかん)や戦慄(せんりつ)，頭痛，筋肉痛，嘔吐(おうと)で発症し，所属リンパ節の腫脹(しゅちょう)と疼痛(とうつう)を伴う。

●**診断**　病変部位から菌の検出を行う。

●**治療**　アミノグリコシド系薬が使用される。

5 ブルセラ属（Genus *Brucella*）

ブルセラ症は**マルタ熱**ともよばれる波状熱を伴う感染症である。

●**感染経路**　原因はブルセラ属の細菌であり，感染したヤギやウシなどの動物との接触や，感染動物の乳製品の摂取による人獣共通感染症である。

●**診断**　病変部位から菌の検出を行う。

●**治療**　テトラサイクリン系薬，アミノグリコシド系薬が使用される。

6 バルトネラ・ヘンセレ（*Bartonella henselae*）

●**感染経路**　バルトネラ感染したネコにかまれたり引っ掻(か)かれた際に感染し，**ネコひっかき病**を発症する。人獣共通感染症である。

●**病原性**　局所に赤い隆起，およびリンパ節腫脹を引き起こす。

●**経過**　通常は自然治癒するが，易(い)感染宿主(しゅくしゅ)では重症化する。

●**診断**　この菌に対する血液中の抗体を検出する。

7 コクシエラ・バーネッティ（*Coxiella burnetii*）

様々な哺乳(ほにゅう)動物にコクシエラが不顕性(ふけんせい)感染している。コクシエラはかつてリケッチアに分類されていた。

●**感染経路**　本菌が含まれるエアロゾルの吸引による気道感染で，**Q熱**を発症する。

●**病原性**　Q熱は発熱，気道症状などのインフルエンザ様症状を呈する。

●**検査**　本菌は人工培地(ばいち)で培養(ばいよう)不能であり，PCR検査で気道分泌液(ぶんぴつえき)中の細菌ゲノムの検出が行われる。

●**治療**　テトラサイクリン系薬が使用される。

6. グラム陰性らせん菌

1 カンピロバクター属（Genus *Campylobacter*）

●**病原性**　カンピロバクター属のカンピロバクター・ジェジュニ（*Campylobacter jejuni*）とカンピロバクター・コリ（*Campylobacter coli*）はウシ，ヒツジ，ニワトリなどの泌尿生殖器，腸管から検出され，食中毒の原因となる。

ギランバレー症候群を合併することもある。

●**経過**　潜伏期は 2～7 日程度である。

●**診断**　下痢便中に本菌を検出する。

●**治療**　自然治癒するが，マクロライド系薬も使用される。

2 ヘリコバクター・ピロリ（*Helicobacter pylori*）

●**病原性**　ヘリコバクター・ピロリは胃粘膜に感染し，胃炎，胃潰瘍，胃がん，MALT リンパ腫（粘膜関連リンパ組織リンパ腫）の原因となる。また，特発性血小板減少性紫斑病の原因ともなる。

●**検査・診断**　菌の存在の検出として，胃の生検材料の病理組織学的検査や，便中抗原の検出，尿素呼気試験が行われる。また，血液中の抗体の検出も行われる。

●**治療**　除菌にはプロトンポンプ阻害薬，アモキシシリン，クラリスロマイシンの 3 剤併用を行う。

7. レジオネラ属（Genus *Legionella*）

●**病原性**　レジオネラ属のうち，レジオネラ・ニューモフィラ（*Legionella pneumophila*）が代表的である。土壌や水環境に常在する弱毒菌である。重症肺炎を**在郷軍人病***，軽度なものを**ポンティアック熱***とよぶ。

●**感染経路**　冷却塔やジャグジーから生じるエアロゾルとして拡散し，それを免疫力が低下したヒトが吸引して肺炎を起こすことがある。

●**検査**　グラム染色では染色されない。特殊染色のヒメネス染色を行う。

●**治療**　ニューキノロン系薬やマクロライド系薬が使用される。

8. スピロヘータ

1 梅毒トレポネーマ（*Treponema pallidum*）

●**感染経路**　粘膜から侵入する。ヒト-ヒト感染のみである。

●**経過**　第 1 ～ 4 期に分けられる。

- 第 1 期：3 週間後に感染局所に硬性下疳を形成する。その後，無痛性鼠経リンパ節腫脹を起こす。

＊**在郷軍人病**：1976 年に米国フィラデルフィアのホテルで開かれた在郷軍人の集会において，重症肺炎患者が集団発生したことにより命名された。空調機の冷却塔の水の中で増殖したレジオネラが空調により飛散し，吸引されることで感染した。

＊**ポンティアック熱**：1968 年に米国ポンティアックで集団発生した。かぜ症状と発熱・筋肉痛はあるが肺炎には至らない軽症型のレジオネラ感染症のこと。

表10-4●梅毒の抗体検査の判定結果

STS法	抗TP法	判定
−	−	未感染，感染直後
＋	−	感染早期，生物学的偽陽性
＋	＋	感染中
−	＋	治癒後

- 第2期：3か月を過ぎると梅毒トレポネーマが血液中を循環し，皮膚粘膜にバラ疹，丘疹（きゅうしん）を起こす。
- 第3，4期：3年を過ぎると，ゴム腫，大動脈瘤（りゅう），中枢（ちゅうすう）神経障害を起こす。

●**診断**　梅毒トレポネーマは人工培地（ばいち）で増殖させることができないため，抗体検査が診断に用いられる。抗体（こうたい）は上昇しても感染防御能はない。

●**検査**　抗体検査にはSTS法と抗TP法の2法がある。判定を表10-4に示す。

- STS法：梅毒時に陽性となる抗リン脂質抗体を血清（けっせい）から検出する。SLE，抗リン脂質抗体症候群でも陽性となる**生物学的偽陽性**がある。感度が高い。ガラス板法，RPR法，ワッセルマン反応が代表的である。
- 抗TP法：梅毒トレポネーマ菌体成分に対する抗体を検出する。感度はSTSに劣るが，特異度は高い。TPHA法，FTA-ABS法が代表的である。

●**治療**　ペニシリン系薬が使用される。

2 ボレリア属（Genus *Borrelia*）

1）ライム病*ボレリア

●**感染経路**　野生動物からマダニにより媒介される人獣共通感染症の原因となる。

●**病原性**　マダニ刺咬部（しこうぶ）を中心とする遊走性紅斑（こうはん）が出現し，発熱，筋肉痛などを呈する。

●**診断**　確定診断のためには，菌の分離や血液中の抗体の検出が行われる。

●**治療**　テトラサイクリン系薬が使用される。

2）回帰熱ボレリア

●**感染経路**　野生動物からダニあるいはシラミにより媒介される。

●**病原性**　40℃近い発熱と頭痛が3～7日続いた後，解熱して無熱期となり，3～5日後に再び高熱となる**回帰熱***を呈する。

●**診断**　発熱期には，血液中に本菌が検出可能である。

●**治療**　テトラサイクリン系薬が使用される。

3 レプトスピラ属（Genus *Leptospira*）

●**病原性**　病原性をもつレプトスピラ属の菌をネズミが腎臓に保有する。感冒様症状のみで軽快する軽症型から，ワイル病とよばれる黄疸（おうだん），出血，腎障害を伴う重症型

＊**ライム病**：1976年に米国コネチカット州のライムで集団発生したことでこの名がついた。遊走性紅斑とダニに刺されたという自覚が診断の有力な情報となる。

＊**回帰熱**：全世界に分布しているが，わが国には常在しない。感染後の熱型が特徴的である。

まで多彩な症状を示す。

●**感染経路** ネズミ尿が感染源となり，汚染された水，土壌を介して，経皮感染，経口感染し，レプトスピラ症の原因となる人獣共通感染症である。

●**診断** 発熱期の血液・尿から本菌の分離を行う。PCR 検査による血液や尿中の細菌ゲノムの検出が行われる。

●**治療** テトラサイクリン系薬やペニシリン系薬が使用される。

9. マイコプラズマ属（Genus *Mycoplasma*）

●**病原性** マイコプラズマ属で，ヒトの肺炎の原因となるのが肺炎マイコプラズマ（*Mycoplasma pneumoniae*）である。喀痰の少ない乾性咳嗽が長期に続く。

●**感染経路** 飛沫感染する。ヒト-ヒト感染のみである。

●**診断** 咽頭粘液や喀痰の培養を PPLO 培地により行うが，1 週間ほど要する。診断には PCR 検査による喀痰や咽頭粘液中の細菌ゲノムの検出，または抗体検出が行われる。

●**治療** 細胞壁がないため，β ラクタム薬は無効である。マクロライド系薬，テトラサイクリン系薬，ニューキノロン系薬が使用される

10. リケッチアとクラミジア

1 リケッチア属（Genus *Rickettsia*）

リケッチア属は自然界では節足動物および小動物が保有し，ダニ，ノミ，シラミなどの媒介動物（ベクター）によりヒトに感染する。生細胞の中でのみ増殖する偏性細胞内寄生体である。人工培地で培養することはできない。

●**診断** 病原体の培養ができない。**ワイル-フェリックス反応**とよばれる血清診断が行われる。この反応では，プロテウス属の菌株の凝集が表 10-5 のように認められる。しかし感度は高くない。血液中の抗体の測定も行われる。PCR 検査による血中のリケッチアゲノムの検出も行われる。

●**治療** テトラサイクリン系薬が使用される。

1) 発疹チフスリケッチア（*Rickettsia prowazekii*）

●**感染経路** ヒトが宿主となりコロモジラミやアタマジラミが伝播し，ヒト-シラミ-ヒトという感染サイクルをとる。

●**病原性** 感染すると発熱，発疹，神経症状をきたす。

表10-5● ワイル-フェリックス反応

	凝集するプロテウス：(+) 凝集あり
発疹チフス	OX19（+++），OX2（+）
発疹熱	OX19（+++），OX2（+）
ツツガムシ病	OXK（+++）
日本紅斑熱	OX2（+++），OX19（+）

1 疾病の成り立ちを学ぶ
2 病気の種類とその要因
3 先天異常
4 退行性病変と進行性病変
5 循環障害
6 炎症
7 腫瘍
8 免疫
9 感染と予防
10 感染症の原因となる病原微生物
11 臨床病理検査

2) 発疹熱リケッチア（*Rickettsia typhi*）

●**感染経路** ネズミなどが保有しており，ノミによりヒトに感染する。

●**症状** 頭痛，発熱で発症するが症状は軽度である。

3) ツツガムシ病リケッチア（*Orientia tsutsugamushi*）

●**感染経路** 森林，農村地帯に生息するネズミが保有しており，ツツガムシとよばれるダニの幼虫がヒトを刺して感染させる。

●**病原性** 発熱，斑状発疹，肺炎およびリンパ節腫脹を引き起こす。

4) 日本紅斑熱リケッチア（*Rickettsia japonica*）

●**感染経路** 森林のネズミなどの齧歯類が保有し，マダニが媒介してヒトに感染する。

●**病原性** 発熱，斑状発疹を引き起こす。

2 クラミジア科（Family *Chlamydiaceae*）

クラミジア科の微生物は，リケッチアと同様に偏性細胞内寄生体である。クラミジア科に属するヒトの病原体は図 10-17 のように分類される。

1) トラコーマ・クラミジア（*Chlamydia trachomatis*）

●**感染経路** ヒトを宿主にして，主に眼と泌尿生殖器の粘膜に感染する。

●**病原性** 性感染症として，性器クラミジア症，非淋菌性尿道炎，咽頭炎の原因となる。また，ある種の血清型のトラコーマ・クラミジアは第四性病の**鼠径リンパ肉芽腫***の原因となる 。

2) 肺炎クラミジア（*Chlamydophila pneumoniae*，肺炎クラミドフィラ）

ヒトを宿主として，咳などの飛沫感染で肺炎の原因となる。

3) オウム病クラミジア（*Chlamydophila psittaci*，オウム病クラミドフィラ）

●**感染経路** 鳥類を宿主として，それらの分泌物や排泄物に含まれた塵埃を吸引すると肺炎の原因となる。

●**病原性** 重症化して髄膜炎や DIC を引き起こすことがある。

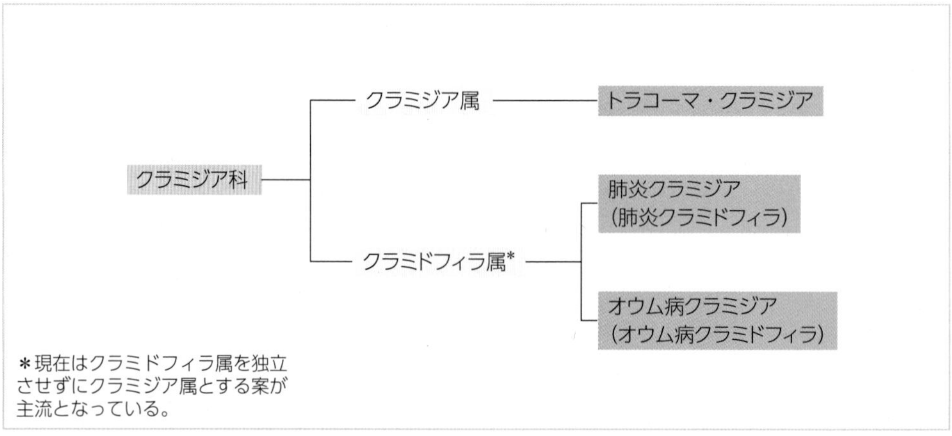

図10-17●クラミジア科の病原体

＊**鼠径リンパ肉芽腫**：性行為の 3 日程度後に外陰部に丘疹が生じ，びらん・潰瘍化し，1～2 週間後に鼠径リンパ節に有痛性の腫脹を認める疾患である。

●診断　鳥との接触歴が診断のポイントとなる。診断のためには血液中の抗体の検出と，PCR検査による咽頭粘液や喀痰中のオウム病クラミジアゲノムの検出が行われる。

●治療　テトラサイクリン系薬，マクロライド系薬，ニューキノロン系薬が使用される。

11. マイコバクテリウム属

マイコバクテリウム属（*Genus Mycobacterium*）は好気性のグラム陽性桿菌で，菌の最外層にロウ様物質をもつ。通常は染色が困難であるが，チール-ニールセン染色などでいったん染色された後は酸やアルコールで脱色に抵抗性を示すため，抗酸菌ともよばれる。

1 結核菌（*Mycobacterium tuberculosis*）

●感染経路　結核菌を含んだ飛沫核の吸引による空気感染で感染する。

●経過　図10-18に感染後の経過を示す。感染後，マクロファージ内で増殖し，菌体に対する細胞性免疫が成立するため95%は発症しないが，菌は体内に残り休眠状態となる。5%程度では菌の増殖が進み，肺門リンパ節結核，結核性髄膜炎，粟粒結核の病態をとる1次結核とよばれる状態となる。休眠した例の5%程度では，結核菌が数年～数十年後に再度増殖を開始して肺結核を発症する場合がある。これを2次結核とよぶ。一部では骨髄結核，腎結核，消化器結核また粟粒結核へと進展する。

●検査・診断　胸部X線，CT撮影に加え，細菌学的検査が必須である。

- 塗抹検査：喀痰のチール-ニールセン染色により菌体を検出する（図10-19）。喀痰が採れない場合は，胃液を採取する。塗抹検査では，結核菌と非結核性抗酸菌の鑑別はできない。顕微鏡下500倍で観察し，検出された菌数によりガフキー号数が決められる。2000（平成12）年出版の『新結核菌検査指針』により，ガフキー号数から－～3＋の記載法が示された（表10-6）。

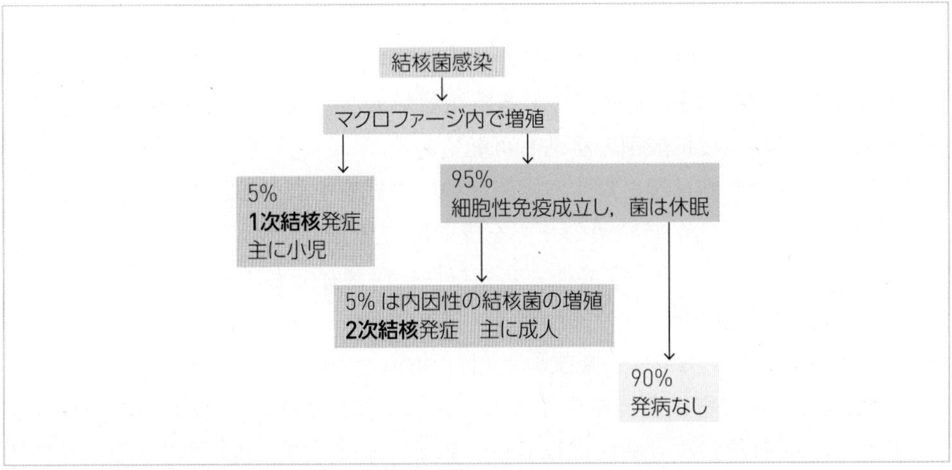

図10-18● 1次結核と2次結核

1 疾病の成り立ちを学ぶ
2 病気の種類とその要因
3 先天異常
4 退行性病変と進行性病変
5 循環障害
6 炎症
7 腫瘍
8 免疫
9 感染と予防
10 感染症の原因となる病原微生物
11 臨床病理検査

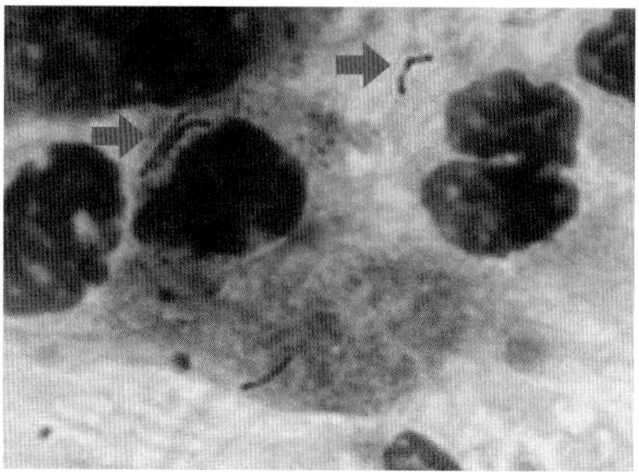

図10-19●肺結核患者の喀痰のチール－ニールセン染色

表10-6●検出菌数によるガフキー号数と新結核菌検査指針による記載法

ガフキー号数	検出菌数	
0	全視野に0	
1	全視野に1～4個	
2	数視野に1個	
3	1視野平均1個	
4	〃	2～3個
5	〃	4～6個
6	〃	7～12個
7	〃	やや多数（13～25個）
8	〃	多数（26～50個）
9	〃	はなはだ多数（51～100個）
10	〃	無数

新結核菌検査指針2000

記載法	チール－ニールセン染色（1000倍）	対応するガフキー号数
－	0/300視野	0
±	1～2/300視野	1
1＋	1～9/100視野	2
2＋	≧10/100視野	5
3＋	≧10/1視野	9

- 培養検査：MGIT（液体培地）または小川培地（固形培地）を使用する。
- 核酸検出：喀痰のPCR検査による結核菌ゲノムの検出。死菌でも検出できる。結核菌と非結核性抗酸菌の鑑別も可能である。
- 免疫学的検査：結核菌に対する細胞性免疫の保有を調べる。
- ツベルクリン反応：結核菌の一部を皮内に接種して，48時間後の発赤や硬結の大きさで判定する。BCG接種や非結核性抗酸菌症でも陽性となるので，わが国では診断的価値は低い。
- インターフェロンガンマ遊離試験（interferon gamma release assays；IGRA）：採取した血液に結核菌抗原を加える。結核菌に対応するTリンパ球が存在すると，結核菌抗原により活性化してインターフェロンガンマを産生する。結核に感染したヒトでは陽性となる。

●治療 化学療法薬としてイソニアジド，リファンピシン，ストレプトマイシン，エタンブトール，ピラジナミド，レボフロキサシンなどが使用される。

●多剤耐性菌

- 多剤耐性結核菌（multi-drug resistant tuberculosis；MDR-TB）：イソニアジドとリファンピシンに耐性の結核菌。
- 超多剤耐性結核菌（extensively drug-resistant tuberculosis；XDR-TB）：MDR-TB の耐性に加え，ニューキノロン系薬とカナマイシン，アミカシン，カプレオマイシンのいずれかに耐性の結核菌。

2 レプラ菌（*Mycobacterium leprae*）

●病原性 **ハンセン病**の原因となる。皮膚と末梢神経が主に侵される。外形的な変形を残す場合がある。

●経過 長い潜伏期間を経て発病する。

●診断 人工培地には生育しない。病変部位のチール-ニールセン染色や PCR 検査による病変部位中の細菌ゲノムの検出が行われる。

●治療 リファンピシン，クロファジミン，ジアフェニルスルホンの 3 剤併用療法を行う。

3 非結核性抗酸菌（nontuberculous mycobacteria；NTM）

●病原性 結核菌とレプラ菌以外の抗酸菌による感染症。弱毒菌で，主に易感染宿主の呼吸器感染症の原因となる。多くの菌種があるなか，**Mycobacterium avium complex**（**MAC**）とよばれる *Mycobacterium avium* と *Mycobacterium intracellulare* が原因として最も多く，MAC 症ともよばれる。

●感染経路 土壌，水などの環境に常在し，環境から直接感染する。

●診断 喀痰の培養や PCR 検査による喀痰中の細菌ゲノムの検出が行われる。

●治療 MAC 症ではリファンピシン，エタンブトール，クラリスロマイシンの 3 剤併用療法が行われる。

12. 放線菌目

放線菌（*Order Actinomycetes*）は自然界に広く分布している。原核細胞でありながら，分枝をもつ菌糸を形成する。細菌の最外層に結核菌に類似したロウ様物質をもつ。

放線菌のうち，ストレプトマイセス属は，ストレプトマイシン，カナマイシンなど多種の抗微生物薬を産生する。放線菌目に属するノカルジアやアクチノマイセスが弱毒菌ではあるが，ヒトに病原性をもつことがある。

1 ノカルジア属（Genus *Nocardia*）

●病原性 ノカルジア属はヒトに日和見感染し，ノカルジア症の原因となる。肺や皮膚感染症がある。

●診断 グラム染色により，病巣から図 10-20 に示すようなフィラメント様に分岐したグラム陽性桿菌の検出が行われる。

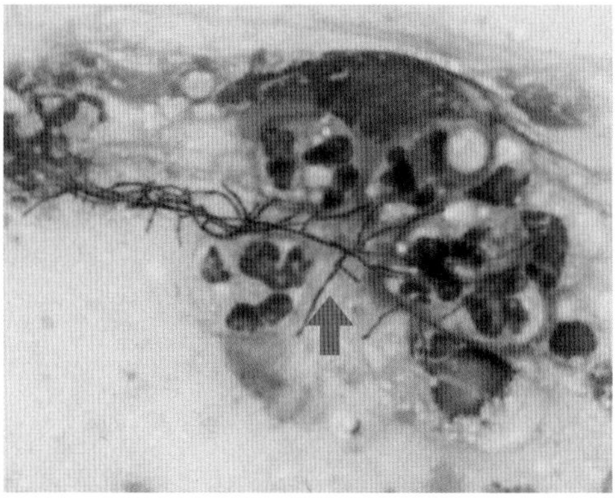

図10-20●肺炎患者の喀痰中のノカルジア（グラム染色）

●**治療**　トリメトプリム / スルファメトキサゾールが使用される。

2 アクチノマイセス属（Genus *Actinomyces*）

●**病原性**　アクチノマイセス属のうち，口腔内常在菌の *Actinomyces israelii* がヒトに病原性をもつ。内因性感染をして，膿瘍や肺炎の放線菌症の原因となる。

●**診断**　グラム染色により分岐したグラム陽性桿菌を認める。

●**治療**　ペニシリン系薬が使用される。

Ⅱ ウイルス

A ウイルスの形態

ウイルスは，たんぱく質によって囲まれたゲノム核酸（DNA または RNA のどちらか）を基本構造とした粒子である。このウイルス粒子はビリオンともよばれる。ウイルス粒子の大きさは，0.02～0.3 μm 程度と様々である。保有する核酸の長さは，5000～19 万塩基程度である。

代表的なウイルスの構造の概念図を図 10-21 に示す。核酸はカプシドとよばれるたんぱく質と複合体を形成していて，これをヌクレオカプシドとよぶ。ヌクレオカプシドは，正 20 面体の構造のものと，核酸がたんぱく質に巻きついた形態のものがある。ヌクレオカプシドが**エンベロープ***に包まれた形態のウイルスもある。

＊**エンベロープ**：ヌクレオカプシドの外側を囲む脂質とたんぱく質からなる膜のことである。表面にスパイクをもち，標的の細胞に付着する。エンベロープはアルコールにより壊れるので，エンベロープをもつウイルスはアルコール消毒が有効である。

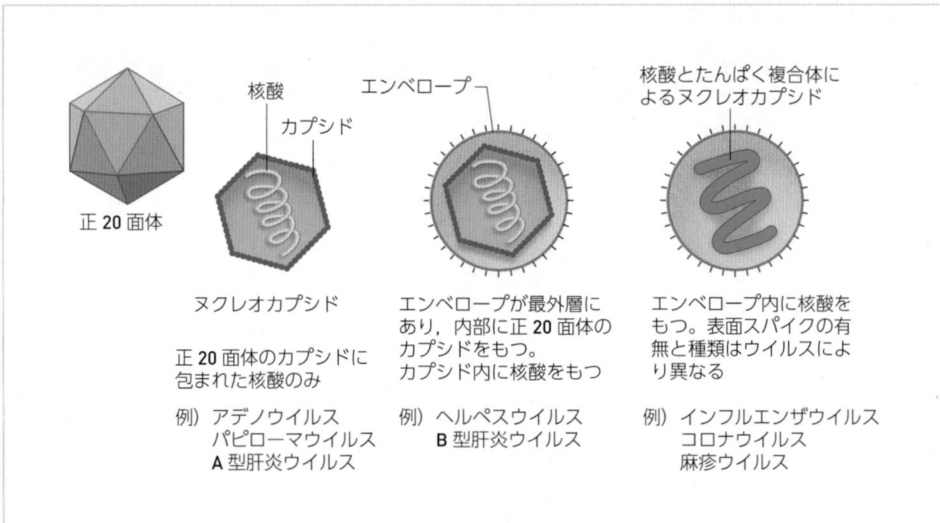

図10-21●**ウイルスの構造**

B ウイルスの分類

ウイルスは保有するゲノム核酸の種類，エンベロープの有無によりDNAウイルスとRNAウイルスに分類される。学名は科，属，種で命名される。表10-7にヒトに病原性をもつウイルスを示す。

C ウイルスの検査法

ウイルスは細菌や真菌のように人工培地（ばいち）上での培養（ばいよう）ができない。そこで，次の検査技術が利用される。

●**生体応答としての抗体検出**　病原ウイルスに感染すると多くの場合，抗体（こうたい）を産生する。抗体検出法には，補体結合反応，赤血球凝集阻止反応，中和反応，ELISA法，イムノクロマト法がある。第9章-Ⅶ「感染症の診断に利用される免疫学的検査」参照。

●**抗原の検出**　血液や尿中に含まれる抗原の検出には，標識抗体を利用したELISA法やイムノクロマト法が利用される。組織標本を用いた標識抗体を使った免疫組織染色が行われる。

●**ウイルスゲノムの検出**　ウイルスゲノムの特定の領域を増幅して存在の証明を行う方法である。PCR検査が代表的である。

表10-7●ヒトに病原性をもつウイルスの分類

ゲノム	エンベロープ	科	属または種に基づく名称，または慣用名 （ ）内は代表的な疾患名
2本鎖DNA	有	ヘルペスウイルス科	単純ヘルペスウイルス1型，2型 水痘・帯状疱疹ウイルス サイトメガロウイルス EBウイルス ヒトヘルペスウイルス6,7（突発性発疹）
		ポックスウイルス科	天然痘ウイルス 伝染性軟属腫ウイルス（みずいぼ）
		ヘパドナウイルス科	B型肝炎ウイルス
	無	パピローマウイルス科	ヒトパピローマウイルス（子宮頸がん）
		アデノウイルス科	アデノウイルス（流行性角結膜炎）
		ポリオーマウイルス科	BKウイルス，JCウイルス（進行性多巣性白質脳症）
1本鎖DNA	無	パルボウイルス科	パルボウイルスB19（伝染性紅斑）
2本鎖RNA	無	レオウイルス科	ロタウイルス
1本鎖RNA ＋鎖	有	トガウイルス科	チクングニアウイルス 西部ウマ脳炎ウイルス 東部ウマ脳炎ウイルス ベネズエラウマ脳炎ウイルス
		マトナウイルス科	風疹ウイルス
		コロナウイルス科	SARSコロナウイルス MERSコロナウイルス SARS-CoV-2
		フラビウイルス科	ウエストナイルウイルス 黄熱ウイルス ジカウイルス デングウイルス 日本脳炎ウイルス C型肝炎ウイルス
		レトロウイルス科	成人T細胞性白血病ウイルス ヒト免疫不全ウイルス
	無	ピコルナウイルス科	ポリオウイルス（急性灰白髄炎） エンテロウイルス（手足口病） コクサッキーウイルス（手足口病） エコーウイルス ライノウイルス A型肝炎ウイルス
		カリシウイルス科	ノロウイルス
1本鎖RNA －鎖	有	オルトミクソウイルス科	インフルエンザウイルス
		パラミクソウイルス科	麻疹ウイルス ムンプスウイルス（急性耳下腺炎） パラインフルエンザウイルス
		ニューモウイルス科	ヒトRSウイルス メタニューモウイルス
		ラブドウイルス科	狂犬病ウイルス
		フィロウイルス科	エボラウイルス マールブルグウイルス
		アレナウイルス科	ラッサウイルス リンパ球性脈絡髄膜炎ウイルス
		ブニヤウイルス科	ハンタウイルス（腎症候性出血熱） クリミア・コンゴ出血熱ウイルス SFTSウイルス

1 疾病の成り立ちを学ぶ
2 病気の種類とその要因
3 先天異常
4 退行性病変と進行性病変
5 循環障害
6 炎症
7 腫瘍
8 免疫
9 感染と予防
10 感染症の原因となる病原微生物
11 臨床病理検査

D 代表的なウイルス

1. ヘルペスウイルス科（Family *Herpesviridae*）

1 単純ヘルペスウイルス 1 型，2 型（*Herpes simplex virus* -1，2；HSV-1，2）

●感染経路 皮膚や粘膜に接触感染し，感染部位で水疱（すいほう）などを生じる。その後，複製したウイルスが末梢（まっしょう）神経に侵入し，神経節に潜伏感染する。

●病原性 過度の日光に曝露（ばくろ）された身体的または精神的ストレス下，免疫能（めんえきのう）が低下した際などに再活性化し，その神経支配領域に病変を生じる。

- HSV-1：三叉（さんさ）神経節に潜伏感染し，ウイルスが再活性化すると，口唇（こうしん）ヘルペスや角膜ヘルペスを発症する。
- HSV-2：性感染症の一つである。性器に感染した後，腰仙髄（ようせんずい）神経節に潜伏感染し，再活性した際に外陰部（がいいんぶ）に水疱，潰瘍（かいよう）を形成する。
- ヘルペス脳炎：重篤（じゅうとく）な脳炎である。新生児のヘルペス脳炎は，産道感染したHSV-2 が原因となることが多い。新生児以外は，HSV-1 の再活性化や初感染により発症する。

●診断 水疱など病変部の PCR 検査，直接蛍光抗体（こうたい）法，または血液中の抗体検出により行う。

●治療 ウイルス DNA 合成阻害薬のアシクロビルが代表的である。

2 水痘・帯状疱疹ウイルス（*Varicella Zoster virus*；VZV）

●感染経路 接触感染，飛沫（ひまつ）感染，空気感染をする。

●病原性 初感染は水痘（すいとう）（水ぼうそう）である。その後，脊髄（せきずい）後根神経節に潜伏感染する。加齢や免疫能低下時に再活性化し，神経支配領域に激しい痛みを伴った水疱を形成する帯状疱疹（たいじょうほうしん）を引き起こす。

全身に進展したものを汎発性帯状疱疹とよぶ。水疱内には多量のウイルスが含まれる。高齢者の帯状疱疹では，皮膚症状の治癒後も後遺症として帯状疱疹後神経痛が長期間持続することがある。

●診断 水疱など病変部の PCR 検査，直接蛍光抗体法，または血液中の抗体検出により行う。

●治療 ウイルス DNA 合成阻害薬のアシクロビルが代表的である。

●予防 ワクチン接種を行う。

3 エプスタイン-バーウイルス（*Epstein Barr virus*；EBV，EB ウイルス）

●感染経路 成人の 90% 以上で潜伏感染しており，唾液（だえき）を介して幼少期に不顕性（ふけんせい）感染していると考えられている。思春期以降に初感染した場合に，伝染性単核球症として発症する。

●病原性

- 伝染性単核球症：疲労，発熱，咽頭炎（いんとうえん），およびリンパ節腫脹（しゅちょう）があり，時に重症化し脾腫，肝障害を起こす。

●**診断**　**ポール－バンネル反応**や血液中の抗体の検出が行われる。血液像上，**異型リンパ球**が高率に認められる。

8 番染色体に存在する *c-myc* と 14 番染色体の免疫グロブリン重鎖 IgH とが相互転座した染色体転座 t(8；14) を FISH 法で検出する。また，PCR 検査でウイルスゲノムの検出が行われる。

- 上咽頭がん：血液中の抗 EBV 抗体価の上昇が認められる。がん組織の EBV 由来の小 RNA である EBER（EBV-encoded small RNA）の検出が行われる。

●**治療**　抗 EBV 薬はない。通常自然治癒する。

- バーキットリンパ腫：主に小児に発症する。B リンパ球の悪性リンパ腫である。

4 サイトメガロウイルス（*Cytomegalovirus*；CMV）

多くの場合，幼小児期に唾液・尿などの分泌液を介して不顕性感染し，生涯潜伏感染する。成人の 50% 以上が抗体を保有している。臓器移植後や AIDS 患者など免疫抑制状態下で再活性化し，種々の病態を引き起こす。妊婦が初感染し，胎児に母子感染（垂直感染）を起こすと，流産，死産，難聴，小頭症，頭蓋内石灰化などを引き起こす。

CMV 感染症の病態は**巨細胞封入体症**とよばれ，図 10-22 に示すフクロウの目とよばれる細胞内封入体をもつ巨細胞が認められる。

●**診断**　PCR 検査による病変部位からのウイルスゲノムの検出，抗 CMV 抗体による白血球中のウイルス抗原の検出（アンチゲネミア），血液中の抗体の検出が行われる。

●**治療**　ガンシクロビルが使用される。

5 ヒトヘルペスウイルス 6，7（*Human Herpes Virus*；HHV-6，7）

1 歳以下の突発性発疹の原因となる。

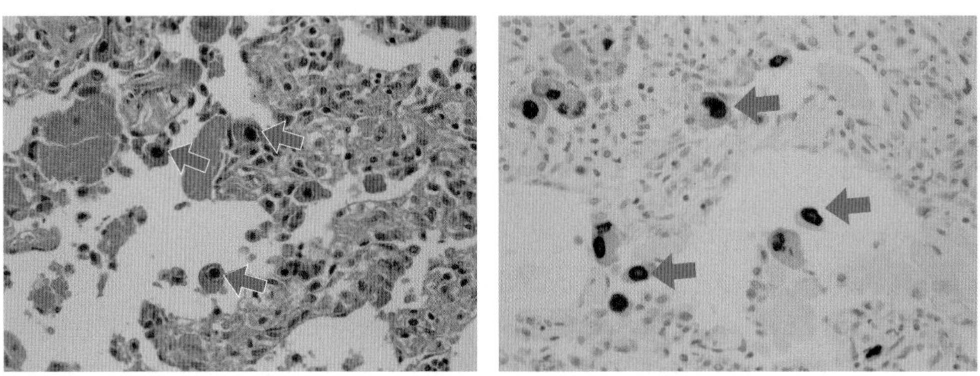

HE 染色　　　抗 CMV 抗体で染色

⬅：封入体

図10-22●肺にみられる巨細胞封入体症

2. ポックスウイルス科（Family *Poxviridae*）

1 天然痘（痘瘡）ウイルス（*Poxvirus variolae*）

飛沫（ひまつ）によりヒトの気道に感染し，全身に拡大して，発熱，全身に水疱（すいほう）や膿疱（のうほう）を形成する。致死率は20～50％である。1796年にジェンナーが種痘による予防に成功し，1980年5月には世界保健機関（WHO）により地球上からの天然痘根絶（てんねんとう）が宣言された。

2 伝染性軟属腫ウイルス

●感染経路　皮膚の小さな傷穴や毛穴からウイルスが侵入し，皮膚の細胞に感染する。

●病原性　一般的に「みずいぼ」とよばれる幼小児に好発する皮膚疾患を起こす。自然治癒を待つ。

3. ヘパドナウイルス科（Family *Hepadnaviridae*）

肝臓を標的とするウイルスで，ヒトにはB型肝炎ウイルス（*Hepatitis B Virus*；HBV）がある。

●感染経路　血液からの感染であり，水平感染として性行為・刺青・針刺し事故がある。垂直感染として母子感染があげられる。かつては輸血での感染が多かったが，現在は日本赤十字社輸血用血液製剤についてはウイルス検査を厳密に行っているため，ほとんどない。

●経過　水平感染の場合，感染後1～6か月で急性肝炎症状が発現し，抗HBs抗体の出現とともに治癒する。経過中，一部は重症化し劇症肝炎となる。また，ウイルスが完全排除されずにHBVキャリアとなる場合もある。

垂直感染では，持続感染状態となりHBVキャリアとなる。成人に達する前に慢性肝炎を発症することがある。

●検査　表10-8に示すマーカーとなる抗原と抗体検査が実施される。

抗原抗体およびHBV DNAの変動と経過について，急性肝炎の場合と持続感染の場合を図10-23に示す。

●予防　予防法には，ワクチンによる能動免疫と，抗HBs抗体を投与する受動免疫

表10-8● 日常的に実施されている肝炎ウイルス検査

マーカー名	解釈特徴
HBs抗原	ウイルスの存在を示す。ワクチンに用いる抗原となる。
抗HBs抗体	治癒後に上昇する。感染防御能をもつ中和抗体である。ワクチン接種後に陽性となる。
抗HBc抗体	IgM型：感染初期に現れ，数か月後には消える。最近HBVに感染したことを示す。 IgG型：感染後IgM型に遅れて出現し，生涯陽性が持続する。
HBe抗原	肝臓でHBVが活発に増殖している際に増加する。陽性では感染力が強いことを示す。
抗HBe抗体	HBe抗原に対する抗体で，HBVの増殖力が低下していることを示す。
HBV DNA	血液中にHBVが存在することを示す。

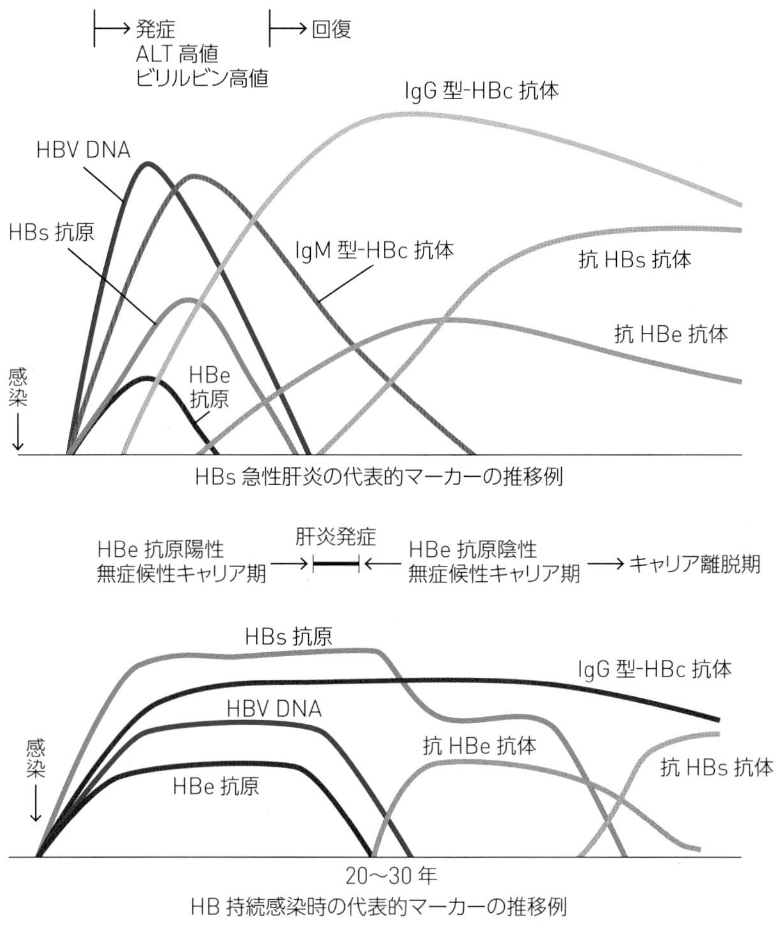

図10-23● 抗原抗体およびHBV DNAの変動と経過

がある。ワクチンはHBs抗原を組み換えDNA技術で合成したものを接種し，感染防御抗体(こうたい)である抗HBs抗体の上昇を待つ。

受動免疫(めんえき)は抗HBsヒト免疫グロブリン（human anti-HBs immune globulin；HBIG）を製剤としたものである。

2016（平成28）年から，ワクチンは1歳までの定期接種となっている。医療従事者の予防には，ワクチン接種を行う。HBVキャリアの母親から生まれる児にはHBIGとワクチンを接種する。HBV陽性血による針刺し事故の場合，被汚染者がHBs抗原，抗HBs抗体ともに陰性の場合，直ちにHBIGを投与し，引き続きワクチンを接種する。

● **治療** 生体の免疫能を制御するインターフェロンやウイルスDNA合成を阻害するラミブジン，エンテカビル，アデホビルが使用される。

4. パピローマウイルス科（Family *Papillomaviridae*）

❶ ヒトパピローマウイルス（*Human papillomavirus*：HPV）

●**病原性**　乳頭腫とよばれる疣を形成するため，ヒトパピローマ（乳頭腫）ウイルスともいわれる。150 種類以上の型がある。型により引き起こす疾患が異なり，皮膚の尋常性疣贅(1，2，4 型)，肛門，亀頭，陰唇部の疣贅の尖圭コンジローマ(6，11 型)，子宮頸がん，陰茎がん（16，18，31，33，35，39，45，51，52，56，58，59，68，73，82 型）などがある。

●**診断**　PCR 検査による細胞診検体中のウイルスゲノムの検出が行われる。

●**予防**　ワクチンには 4 価ワクチン（6，11，16，18 型），9 価ワクチン（4 種＋31，33，45，52，58）がある。

5. アデノウイルス科（Family *Adenoviridae*）

●**感染経路**　主なヒトアデノウイルス（*Human Adenovirus*）は飛沫や接触により感染する。

●**病原性**　感染力が極めて強く，5～7 日の潜伏期の後，肺炎，咽頭結膜熱(プール熱)，流行性角結膜炎（epidemic keratoconjunctivitis；EKC），出血性膀胱炎，胃腸炎，肝炎，膵炎，髄膜炎など多彩な病態を示す。

●**診断**　検体中のウイルス抗原の検出や，PCR 検査による鼻咽頭粘液中のウイルスゲノムの検出が行われる。血液の抗体価の測定には，補体結合反応，赤血球凝集阻止反応，中和抗体価測定が行われる。

●**予防・治療**　ワクチンはない。抗ウイルス薬はなく，対症療法により通常は自然治癒する。

6. ポリオーマウイルス科（Family *Polyomaviridae*）

ヒトに感染するポリオーマウイルス科のウイルスには，BK ウイルスと JC ウイルスがある。

- BK ウイルス：尿細管上皮に潜伏感染し，腎移植後など易感染宿主で再活性化し腎炎などを起こす。
- JC ウイルス：尿細管上皮に潜伏感染し，易感染宿主で**進行性多巣性白質脳症**を起こす。

7. パルボウイルス科（Family *Parvoviridae*）

●**病原性**　自然界に存在する動物ウイルスのなかで最も小さく，直径 23nm の正 20 面体である。ヒトに感染するのはパルボウイルス B19(*Parvorirus B19*)である。

子どもに感染すると**伝染性紅斑**（**リンゴ病**），成人に感染すると関節炎を発症することがある。妊婦では胎児水腫や流産を引き起こすことがある。

●**感染経路**　飛沫感染と母子感染（垂直感染）がある。

●**診断**　血液中の抗体の検出が行われる。

●**予防・治療**　ワクチンはなく，治療は対症療法となる。

8. レオウイルス科（Family *Reoviridae*）

●**病原性**　ロタウイルス（*Rotavirus*）が乳幼児期（0～6歳）の急性の胃腸炎の原因となる。この期間でほぼすべての乳幼児が感染する。

●**感染経路**　微量のウイルスが経口感染（糞口感染）する。

●**経過**　2～3日の潜伏期間の後，嘔吐と水溶性下痢を繰り返す。下痢便中に大量のウイルスが排泄される。

●**診断**　便中のウイルス抗原を検出する。

●**予防**　ワクチンがある。

●**治療**　有効な治療薬はない。脱水に対する治療が行われる。

9. トガウイルス科（Family *Togaviridae*）

●**病原性**　チクングニアウイルス（*Chikungunya virus*），西部ウマ脳炎ウイルス（*Western equine encephalitis virus*），東部ウマ脳炎ウイルス（*Eastern equine encephalitis virus*），ベネズエラウマ脳炎ウイルス（*Venezuelan equine encephalitis virus*）がヒトに病原性をもつ。発熱・関節痛が中心であるが，時に重症化する。

●**感染経路**　これらのウイルスは主に蚊の吸血時に感染する。

●**予防・治療**　いずれも治療は対症療法のみでワクチンはない。

10. マトナウイルス科（Family *Matonaviridae*）

●**病原性**　風疹ウイルス（*Rubella virus*）がヒトに病原性をもつ。ヒトのみが自然宿主である。

●**感染経路**　感染者の飛沫や接触により感染する。

●**経過**　2～3週の潜伏期の後，感冒様症状を示し，その後，紅色の発疹とリンパ節腫脹が認められる。

●**妊婦**　妊娠10週までに初感染すると，高率に胎児に**先天性風疹症候群**を起こす。先天性風疹症候群の三大症状は，心奇形，難聴，白内障である。

●**診断**　PCR検査による鼻咽頭粘液中のウイルスゲノムの検出や，血液中の抗体の検出が行われる。

●**予防**　ワクチン接種を行う。

11. コロナウイルス科（Family *Coronaviridae*）

ヒトに感染するコロナウイルスには，日常的に冬季のかぜの原因となるものと，動物からヒトに感染するSARSコロナウイルス，およびMERSコロナウイルスがある。また，2019（令和元）年末にはCOVID-19の原因となる新型コロナウイルス SARS-CoV-2 が出現した。

❶ SARS コロナウイルス（SARS-Cov）

●**病原性**　中国南部の広東省で 2002 年に発生した重症急性呼吸器症候群（severe acute respiratory syndrome）の原因として同定された。

●**感染経路**　飛沫によりヒトからヒトへと感染する。自然宿主（しゅくしゅ）はコウモリと考えられている。

●**診断**　PCR 検査による鼻咽頭粘液中のウイルスゲノムの検出が行われる。

❷ MERS コロナウイルス（MERS-Cov）

●**病原性**　アラビア半島など中東地域で 2012 年以降報告された中東呼吸器症候群（Middle East respiratory syndrome）とよばれる重症呼吸器感染症の原因として同定された。

●**感染経路**　ヒトコブラクダとの接触に加え，ヒト-ヒト感染も報告された。

●**診断**　PCR 検査による鼻咽頭粘液中のウイルスゲノムの検出が行われる。

❸ SARS-CoV-2

●**病原性**　中国湖北省武漢市で 2019 年に新型コロナウイルス感染による重症肺炎の集団発生が報告され，COVID-19（coronavirus disease 2019）と命名された。世界中でパンデミックを引き起こした原因がコロナウイルスの一種であり，SARS-CoV-2 と命名された。

●**感染経路**　飛沫によりヒト-ヒト感染する。

●**診断**　PCR 検査による鼻咽頭粘液中のウイルスゲノムの検出が行われる。

12. フラビウイルス科（Family *Flaviviridae*）

フラビウイルス属，ペスチウイルス属（ヒト感染はない），ヘパシウイルス属の 3 属から成る。

❶ フラビウイルス属（Genus *Flavivirus*）

フラビウイルス属は節足動物と脊椎（せきつい）動物の間で図 10-24 のように感染を繰り返す。

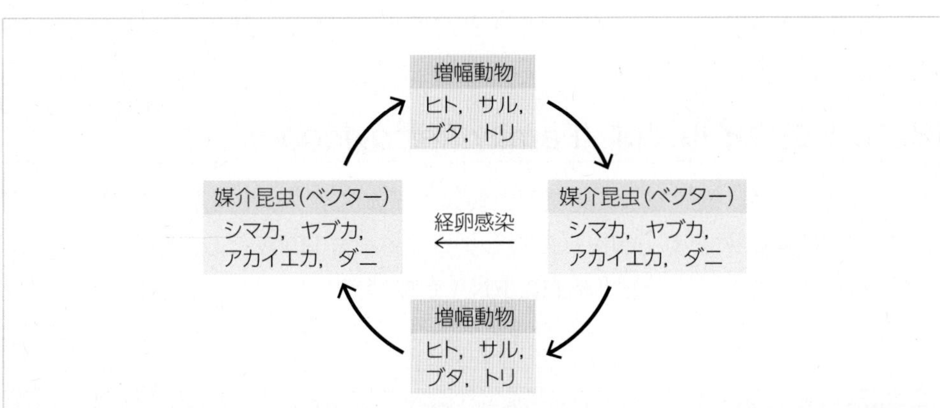

図10-24● フラビウイルスの感染環

表10-9● フラビウイルス感染の特徴

	媒介昆虫	宿主	症状
ウエストナイルウイルス（*West Nile virus*）	アカイエカ	トリ，ヒト	熱性疾患
黄熱ウイルス（*Yellow fever virus*）	ネッタイシマカ	ヒト，サル	熱性疾患
ジカウイルス（*Zika virus*）	ネッタイシマカ ヒトスジシマカ	ヒト，サル	熱性疾患 胎児小頭症
デングウイルス（*Dengue virus*）	ネッタイシマカ ヒトスジシマカ	ヒト	デング熱 デング出血熱
日本脳炎ウイルス（*Japanese encephalitis virus*）	コガタアカイエカ	ヒト，ブタ	脳炎

●**分類** フラビウイルス感染の多くは不顕性(ふけんせい)感染で終わることが多いが，発症する場合は，脳炎を主症状とするものと出血傾向を伴う熱性疾患（出血熱）を主症状とするものに分類される（表10-9）。

●**診断** PCR検査による血液中のウイルスゲノムの検出や，血液中の抗体の検出が行われる。

●**予防** ワクチンは黄熱ウイルス，日本脳炎ウイルスに対するものが実用化されている。

2 ヘパシウイルス属（Genus *Hepacivirus*）

1） C型肝炎ウイルス（*Hepatitis C virus*；HCV）

●**病原性** ヒトとチンパンジーのみに感染し，慢性肝炎を発症する。持続感染をし，30年程度後に肝硬変や肝細胞がんを発症させる。

●**感染経路** 伝播(でんぱ)は市中では性行為や覚醒剤(かくせいざい)使用時の注射針の使いまわし，医療従事者での針刺し事故など，血液を介する。かつて輸血による感染もあったが，現在では日本赤十字社輸血用血液製剤は厳密に検査されており，ほとんど感染源とならない。

●**予防** ワクチンはない。

●**治療** 治療薬として，インターフェロンとリバビリンが使用されてきた。現在では，インターフェロンを使わない治療（インターフェロンフリー治療）として，HCVに直接作用する薬物のソホスブビル，レジパスビルなどが使用され，HCVの排除が可能となっている。

13. レトロウイルス科（Family *Retroviridae*）

このウイルスは標的細胞に感染した後，ウイルスゲノムRNAをウイルスが保有する**逆転写酵素**(こうそ)*によりDNAに変換しプロウイルスDNAとし，宿主(しゅくしゅ)ゲノムDNAに組み込む。この結果，宿主細胞のRNA合成装置とたんぱく質合成装置を利用してウイルスを生成する。

****逆転写酵素**：RNAを鋳型としてDNAを合成する酵素。「転写」がDNAを鋳型としてRNAを合成し，遺伝子発現を行う反応である。DNAをゲノムとする生物は，DNAに書き込まれた情報をRNAに転写して使用する。その逆の反応を行うため，この名称がついた。

表10-10● AIDSを疑う指標疾患の一部

- 真菌症：カンジダ症，クリプトコックス症（肺以外），ニューモシスチス肺炎など。
- 原虫症：トキソプラズマ脳症，クリプトスポリジウム症など。
- 細菌感染症：結核，非結核性抗酸菌症など。
- ウイルス感染症：サイトメガロウイルス感染症など。
- 腫瘍：カポジ肉腫。

1 成人T細胞白血病ウイルス（*Human T-cell leukemia virus type 1*；HTLV-1）

●**感染経路**　伝播は主に母乳による母子感染である。輸血や性行為による感染もある。CD4陽性Tリンパ球に感染し，潜伏感染する。

●**病原性**　感染者の5%程度が40～50歳代で成人T細胞白血病（ATL）を発症する。また，HTLV-associated myelopathy（HAM）とよばれるHTLV-1関連脊髄症，HTLV-associated uveitis（HU）とよばれるHTLV-1関連ぶどう膜炎の原因となる。

●**診断**　血液中の抗体の検出が行われ，陽性がウイルスの存在を示唆する。PCR検査による血液中のウイルスゲノムの検出も行われる。

●**予防**　ワクチンはない。

2 ヒト免疫不全ウイルス（*Human Immunodeficiency Virus*；HIV）

●**感染経路**　伝播は，市中では性行為や覚醒剤使用時の注射針の使いまわし，医療行為としては輸血など血液を介する。

●**病原性**　CD4陽性Tリンパ球に感染する。無症候の数年～10年程度経過した後，CD4陽性Tリンパ球数が減少し，200個/mm^3以下（基準値；800～1000）に減少すると，生体防御能が著しく低下し，後天性免疫不全症候群（AIDS）を発症する。AIDSでは，表10-10に示す日和見感染症を起こす。

●**診断**　PCR検査による血液中ウイルスゲノムの検出，血中の抗体の検出が行われる。

●**予防**　ワクチンはない。

●**治療**　抗HIV薬は多種類の薬剤が合成されている。作用機序により，逆転写酵素阻害薬，プロテアーゼ阻害薬，インテグラーゼ阻害薬，侵入阻止薬があり，それらの組み合わせで治療が行われる。

14. ピコルナウイルス科（Family *Picobirnaviridae*）

多種類のウイルス属があり，エンテロウイルス属（Genus *Enterovirus*），ヘパトウイルス属（Genus *Hepatovirus*）が，ヒトに病原性を示す代表的な属である。

1 エンテロウイルス属

1) ポリオウイルス（*poliovirus*）

●**病原性**　急性灰白髄炎（ポリオ）の原因である。ウイルスは脊髄前角細胞内で増殖し，神経細胞を破壊し，さらに延髄，中脳，大脳皮質の運動領域の神経細胞に感染し破壊するため，麻痺症状を生じる。不顕性感染や，感染しても夏かぜ症状，無菌性髄膜炎にとどまることも多い。

●**感染経路**　経口感染する。咽頭や腸管に感染し，便中にウイルスが排泄される。

●**診断**　PCR 検査による糞便中のウイルスゲノムの検出と，血液中の抗体の検出が行われる。

●**予防**　ワクチン接種を行う。わが国では 1981（昭和 56）年以降，野生型のポリオの発生はない。

●**治療**　治療薬はない。

2）エンテロウイルス（*Enterovirus*），コクサッキーウイルス（*Coxsackievirus*），エコーウイルス（*Echovirus*）

●**感染経路**　経口感染，飛沫感染，接触感染により伝播する。

●**病原性**　軽症では感冒様症状，皮膚粘膜の発疹，中枢まで達すれば髄膜炎を引き起こす（表 10-11）。

●**診断**　PCR 検査による鼻咽頭粘液中のウイルスゲノムの検出や，血液中の抗体の検出が行われる。

●**予防**　ワクチンはない。

●**治療**　対症療法により自然治癒を待つ。

3）ライノウイルス（*Rhinovirus*）

●**感染経路**　鼻汁中にウイルスが含まれているため，鼻汁で汚染された手指を介した感染や，くしゃみによる飛沫感染で伝播する。

●**病原性**　本ウイルスは鼻腔と咽頭に限局していることがほとんどであり，多量の鼻汁と鼻閉が中心の鼻かぜの主要な原因である。

●**診断**　PCR 検査による鼻咽頭粘液中のウイルスゲノムの検出が可能である。

●**予防**　ワクチンはない。

●**治療**　対症療法により自然治癒を待つ。

表10-11● エンテロウイルスによる感染症（ポリオ以外）

	原因	症状，特徴
手足口病	コクサッキーウイルス A16，エンテロウイルス 71	口腔粘膜，四肢末端の水疱性疾患。 夏季に幼児に流行。
ヘルパンギーナ	コクサッキーウイルス A 群	口腔粘膜の水疱性発疹と発熱。 夏季に幼児に流行。
急性出血性結膜炎	エンテロウイルス 70，コクサッキーウイルス A24	充血，眼痛。
無菌性髄膜炎	エコーウイルス，コクサッキーウイルス A 群 B 群，エンテロウイルス 71	発熱，頭痛など髄膜炎症状。 夏季に幼児・学童に流行。
心筋炎，心膜炎	コクサッキーウイルス B 群	新生児から若年成人に感染し，上気道感染症状に続き発熱，胸痛，呼吸困難，不整脈を呈し，心不全に至ることもある。

2 ヘパトウイルス属

1) A 型肝炎ウイルス（*Hepatitis A virus*；HAV）

●**感染経路** 汚染された飲み水，食物を介して経口感染する。

●**経過** 約 4 週間の潜伏期の後，発熱，全身倦怠感（けんたいかん）が起き，数日後に黄疸（おうだん）をきたす。感染後，症状発現 2 週間前から糞便中にウイルスが排泄される。一般に予後は良好で，慢性化，あるいはキャリアとなることはなく，終生免疫（めんえき）を獲得する。

●**診断** IgM 型抗 HAV 抗体の検出が有用である。PCR 検査による糞便中のウイルスゲノムの検出も行われる。

●**予防** HAV に対する抗ウイルス薬はない。わが国では，若年層の多くは抗体を保有しない。ワクチンがあるので，汚染地域に行く際にはワクチン接種が望ましい。

15. カリシウイルス科（Family *Caliciviridae*）

ノロウイルス属（Genus *Norovirus*）のノーウォークウイルス（*Norwalk virus*），サポウイルス属（Genus *Sapovirus*）がある。

1 ノロウイルス

●**感染経路** ウイルスに汚染された二枚貝や感染者の嘔吐物（おうとぶつ），便から感染する。

●**経過** 感染後 1～2 日の潜伏期間の後，嘔吐，下痢（げり）を主症状とし数日で回復する。症状が治まった後も数日間，便中にウイルスが排泄される。

●**診断** 糞便中のウイルス抗原の検出や，PCR 検査による糞便中のウイルスゲノム検出が行われる。

●**予防** ワクチンはない。

●**治療** 対症療法を行う。

16. オルトミクソウイルス科（Family *Orthomyxoviridae*）

1 インフルエンザウイルス（*Influenzavirus*）

●**分類** インフルエンザウイルスは A，B，C の 3 型に分けられる。

インフルエンザ A はさらにヘマグルチニン（HA）とノイラミニダーゼ（NA）の型により亜型に分類される。現在流行している型は，A 型の H1N1 のロシア型と H3N2 の香港型および B 型である。感染症法で 2 類感染症に分類されている鳥インフルエンザは，A（H5N1）および A（H7N9）である。

●**感染経路** 飛沫感染。

●**病原性** 1～2 日の潜伏期の後，比較的急速に出現する悪寒（おかん），高熱，頭痛，全身倦怠感，筋肉痛および上気道炎症状を示す。

●**診断** 臨床診断に加え，PCR 検査による鼻咽頭粘液中のウイルスゲノムの検出や鼻咽頭粘液のイムノクロマト法によるウイルス抗原の検出が行われる。

●**予防** A 型のヘマグルチニン H1，H3 と B 型のヘマグルチニンを抗原とするワクチンが使用されている。

●**治療** 治療薬は，ノイラミニダーゼを阻害して細胞からのウイルスの遊離の過程を阻害するザナミビル（リレンザ®），オセルタミビル（タミフル®），ペラミビル（ラピアクタ®），ラニナミビル（イナビル®）がある。

17. パラミクソウイルス科（Family *Paramyxoviridae*）

❶ 麻疹ウイルス（*Measles virus*）

● **感染経路** 感染力が極めて強く，空気感染，飛沫感染，接触感染をする。

● **経過** 感染後 7～14 日で発症する。

● **病原性** 頬の口腔粘膜に出現する**コプリック斑**が特徴的である。顔面に丘疹性紅斑が現れ，その後，全身に紅斑が広がる。重症合併症として麻疹脳炎があり，また，治癒後数年以上経過して，**亜急性硬化性全脳炎**（subacute sclerosing panencephalitis；SSPE）を起こすこともある。

● **診断** 臨床診断に加え，PCR 検査による鼻咽頭粘液中のウイルスゲノムの検出や，血液中の抗体の検出を行う。

● **予防** ワクチン接種を行う。

● **治療** 対症療法を行う。

❷ ムンプスウイルス（*Mumps virus*）

● **感染経路** 飛沫または接触感染により上気道感染する。

● **経過** 2～3 週間の潜伏期の後，流行性耳下腺炎（おたふくかぜ）を引き起こす。

● **合併症** 無菌性髄膜炎，精巣炎，卵巣炎，膵炎がある。

● **診断** 臨床診断に加え，PCR 検査による鼻咽頭粘液中のウイルスゲノムの検出や，血液中の抗体の検出を行う。

● **予防** ワクチン接種を行う。

● **治療** 対症療法を行う。

❸ パラインフルエンザウイルス（*Human parainfluenza virus*）

● **感染経路** 飛沫，接触感染により小児，成人の気道感染症を引き起こす。

● **診断** PCR 検査による鼻咽頭粘液中のウイルスゲノムの検出や，血液中の抗体の検出を行う。

● **予防・治療** ワクチンや治療薬はない。

18. ニューモウイルス科（Family *Pneumoviridae*）

❶ ヒト RS ウイルス（*Human respiratory syncytial virus*）

● **感染経路** 飛沫または接触感染による。

● **病原性** 乳幼児の肺炎と細気管支炎の原因となる。成人でもかぜや気管支炎のような呼吸器症状を起こすことがある。

● **診断** PCR 検査による鼻咽頭粘液中のウイルスゲノムの検出，気道分泌物中のヒト RS ウイルス抗原の検出，血液中の抗体の検出を行う。

● **予防** ワクチンはない。未熟児や先天性肺疾患，心疾患をもつ乳幼児の予防ためには，ウイルスに対するモノクローナル抗体製剤が使用可能である。

●**治療**　対症療法を行う。

2 メタニューモウイルス（*metapneumovirus*）

飛沫，接触感染により小児の肺炎や細気管支炎の原因となる。5歳までにほぼ全員が抗体を保有する。PCR検査による鼻咽頭粘液中のウイルスゲノムの検出が行われる。

19. ラブドウイルス科（Family *Rhabdoviridae*）

1 狂犬病ウイルス（*Rabies virus*）

●**感染経路**　多くの哺乳類（イヌ，ネコ，コウモリなど）に感染し，これらからヒトに感染する。

●**経過**　潜伏期が1～3か月，さらに1年以上と長期間である。

●**病原性**　咬傷部からウイルスが神経を伝って中枢神経に到達し，そこで増殖し神経細胞を破壊する。その結果，脳炎を起こし短期間で死に至る。

●**診断**　PCR検査による病変組織からのウイルスゲノムの検出，ウイルス抗原の検出，血液中の抗体の検出が行われる。

●**予防**　ワクチンがあり，曝露前に予防的に用いる場合と，潜伏期が長いので曝露後にも接種して発症を防ぐことができる。

20. フィロウイルス科（Family *Filoviridae*）

1 エボラウイルス（*Ebolavirus*）

●**感染経路**　自然界ではコウモリなどの野生動物が保有している。エボラウイルスに感染した体液に接触すると，皮膚の細かい傷や粘膜からヒトの体内に侵入して感染する。

●**経過**　潜伏期間2～21日の後，全身倦怠感，発熱などで発症し，次いで嘔吐や下痢を呈する。重症例では神経症状，出血症状を伴い死亡する。致死率は50%以上である。

●**診断**　PCR検査による血液や感染組織中のウイルスゲノムの検出と，血液中の抗体の検出が行われる。

●**予防・治療**　ワクチンや治療薬はない。

2 マールブルグウイルス（*Marburgvirus*）

●**感染経路**　自然界からヒトへの感染経路は不明である。ヒトからヒトへは血液，体液，排泄物との接触により伝播する。

●**経過**　潜伏期間3～10日の後，発熱，頭痛などで発症し，重症化すると下痢，出血症状が起きる。致死率は30%程度である。

●**診断**　PCR検査による血液や感染組織中のウイルスゲノムの検出と，血液中の抗体の検出が行われる。

●**予防・治療**　ワクチンや治療薬はない。

21. アレナウイルス科（Family *Arenaviridae*）

1 ラッサウイルス（*Lassavirus*）

●**感染経路** 自然宿主はマストミスとよばれるネズミである。感染ネズミの尿，唾液との接触や咬傷により感染する。ヒトからヒトへは血液，体液，排泄物との接触により伝播する。

●**経過** 潜伏期間1～3週間の後，発熱，下痢，粘膜からの出血が起き，時にショックがみられる。

●**診断** PCR検査による血液や感染組織中のウイルスゲノムの検出と，血液中の抗体の検出が行われる。

●**予防・治療** ワクチンはない。治療薬にはリバビリンが使用される。

2 リンパ球性脈絡髄膜炎ウイルス（*Lymphocytic choriomeningitis virus*；LCMV）

●**感染経路** 自然宿主はハツカネズミで世界中に分布する。感染動物の尿，糞便にウイルスが含まれ，接触，経口感染する。

●**病原性** ヒトに感染しても無症状のことが多いが，インフルエンザ様症状や髄膜炎を発症することがある。

●**診断** ウイルスの分離と，血液中の抗体の検出が行われる。

●**予防・治療** ワクチンや治療薬はない。

22. ブニヤウイルス科（Family *Bunyaviridae*）

1 ハンタウイルス（*Hantavirus*）

●**感染経路** ハンタウイルスはネズミなどの齧歯類を自然宿主とし，排泄された糞尿や唾液などに含まれたウイルスを吸引，また感染動物に咬まれることで感染する。

●**経過**

- 腎症候性出血熱：感染後2～3週間で発熱，たんぱく尿，血尿，出血傾向で発症する。重症ではショック，腎不全を起こす。
- ハンタウイルス肺症候群：感染後1～5週間で発熱と筋肉痛に始まり，次いで呼吸不全，ショックを特徴とする。死亡率は40％以上と高率である。

●**診断** PCR検査による血液中のウイルスゲノムの検出と，血液中の抗体の検出が行われる。

●**予防・治療** ワクチンや治療薬はない。

2 クリミア・コンゴ出血熱ウイルス（*Crimean-Congo hemorrhagic fever virus*）

●**感染経路** 自然宿主のヤギ，ヒツジ，ウシからマダニを介してヒトに感染する。ダニ内でも成虫ダニから卵巣を経由して幼ダニに伝播する。

●**経過** 潜伏期間2～9日の後，発熱，頭痛，筋肉痛，腰痛，関節痛がみられ，重症化すると種々の程度の出血がみられる。

●**診断** PCR検査による血液中のウイルスゲノムの検出と，血液中の抗体の検出が行われる。

●**予防・治療**　ワクチンや治療薬はない。

3 SFTS ウイルス

重症熱性血小板減少症候群（severe fever with thrombocytopenia syndrome；SFTS）の原因ウイルスである。

●**感染経路**　ヤギなどの宿主からマダニを介してヒトに感染する。

●**経過**　潜伏期間 6～14 日の後，発熱，嘔吐・下痢などの消化器症状，頭痛，意識障害などの神経症状，血小板減少により皮下出血などの症状を呈する。

●**診断**　PCR 検査による血液や鼻咽頭粘液中のウイルスゲノムの検出と，血液中の抗体の検出が行われる。

●**予防・治療**　ワクチンや治療薬はない。

Ⅲ 真菌

A 真菌の特徴

真菌は真核生物で核があり，ミトコンドリア，小胞体などの細胞内小器官をそろえている。葉緑体はもたない。また，動物細胞とは異なり，多糖のマンナン，グルカン，キチンなどで構成されている細胞壁をもつ。細胞外から栄養素を取り入れ活動を行っている栄養型と，増殖のための胞子の形態がある。

生殖は有性と無性の両方の形態をもつ（図 10-25）。無性生殖は，有糸分裂により行われるものと，無性胞子（分生子）を生じるものがある。有性生殖の際には，有性胞子を産生する。

真菌は，形態により糸状菌と酵母様真菌に大別される。また，条件によっては両方の形態をとるもの（二形性真菌）もある。酵母の栄養型細胞は球形や楕円形の単細胞からなり，出芽や分裂により増殖する。菌種によっては菌糸様の構造をとることもある。糸状菌は菌糸体を形成し胞子により増殖する。

真菌の多くは病原性が低く，感染の形態には表在性真菌症と深在性真菌症に分けられる。

- 表在性真菌症：病変が皮膚の表層である表皮の角質層，および粘膜の表層に限られたものをいう。皮下や粘膜下組織には侵入しない。代表的なものが，皮膚糸状菌が原因となる白癬である。
- 深在性真菌症：生体防御能が低下した易感染宿主に起きる感染であり，日和見感染症の 1 つである。肺炎，敗血症，髄膜炎などの重篤な感染症がある。原因となる真菌は身の回りに常に存在しており，吸入，接触，経口摂取などの様々な経路で生体に侵入する。カンジダのように，宿主体内に常在している真菌が原因と

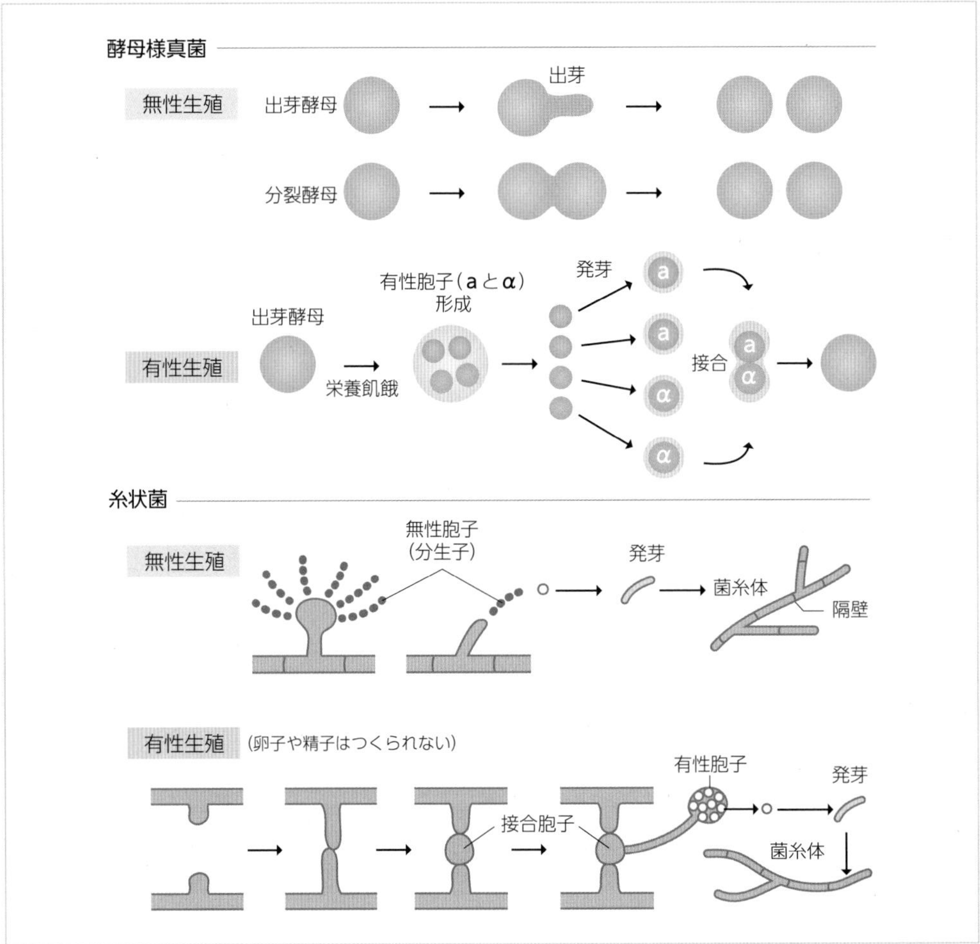

図10-25● **真菌の無性生殖と有性生殖**

なることもある。

B　真菌の検査法

真菌症の診断には，臨床所見と胸部X線検査やCT検査に加え，病変部位のサンプルから病原体を顕微鏡的あるいは培養により検出する方法，免疫学的に抗原や抗体を検出する方法，および真菌ゲノムの検出が行われる（表10-12）。

C　主要真菌

1．カンジダ属（Genus *Candida*）

●**病原性**　カンジダ属はヒトの侵襲性真菌感染症で最も高頻度に検出される。軽症の表在性真菌症から深在性真菌症まで様々ある。侵襲性真菌感染症の多くは，高度医

表10-12●真菌の診断

診断法		検出の特徴
病変部位サンプルの鏡検	KOH 法	体表の真菌感染であれば，鱗屑・爪などをスライドガラス上で 20%KOH 液により溶解し，組織を軟化したのちに顕微鏡で観察する。
	グラム染色	真菌が陽性に染色される。
	グロコット染色	真菌が黒褐色に染色される。
	墨汁法	髄液中のクリプトコックスの検出に用いる。
	PAS 染色	真菌が赤く染色される。
培養・同定	サブロー寒天培地，ポテトデキストロース寒天培地	・低い pH で高濃度のブドウ糖を含有しているため，細菌の生育が抑制され，真菌が選択的にコロニーを形成する。細菌の発育をより高度に阻害するためにクロラムフェニコールを含有するものも利用される。 ・生育したコロニーから得られた真菌の形態学および生化学性状に基づき同定を行う。
免疫学的検査		(1 → 3) - β - D -グルカン：真菌の細胞壁を構成する多糖である。細菌やウイルスにはみられない。血液中で陽性の場合は真菌感染症を示唆する。なお，クリプトコックスとムーコルでは陽性とならない。 ガラクトマンナン：アスペルギルスの細胞壁を構成する。

療に伴う日和見感染症である。カンジダ症の顕微鏡写真を図 10-26 に示す。

代表的な菌種は，カンジダ・アルビカンス（*Candida albicans*）である。

●**感染経路**　口腔食道粘膜真菌症や全身感染しカンジダ血症を起こすことがある。

●**診断**　感染部位から真菌の検出・同定，血清中（1 → 3）- β - D -グルカンの測定が行われる。

●**治療**　アゾール系抗真菌薬，キャンディン系抗真菌薬が使用される。

2. クリプトコックス属（Genus *Cryptococcus*）

クリプトコックス・ネオフォルマンス（*Cryptococcus neoformans*）が代表的である。

●**感染経路**　易感染宿主に呼吸器から感染し，肺炎を発症する。

●**病原性**　中枢神経系に播種して髄膜炎を起こすことがある。

●**検査**　クリプトコックス肺炎の HE 染色とグロコット染色像を図 10-27 に示す。髄液中のクリプトコックスは墨汁染色で検出される。

●**治療**　アゾール系抗真菌薬，キャンディン系抗真菌薬が使用される。

3. アスペルギルス属（Genus *Aspergillus*）

環境中のあらゆる箇所に生息している真菌である。通常はヒトに病原性を示さないが，日和見感染症として呼吸器アスペルギルス症や，特に免疫能が低下しているヒトには侵襲性アスペルギルス症を引き起こす。アスペルギルス・フミガツス（*Aspergillus fumigatus*）が高頻度に検出される。結核や肺膿瘍後の遺残空洞内

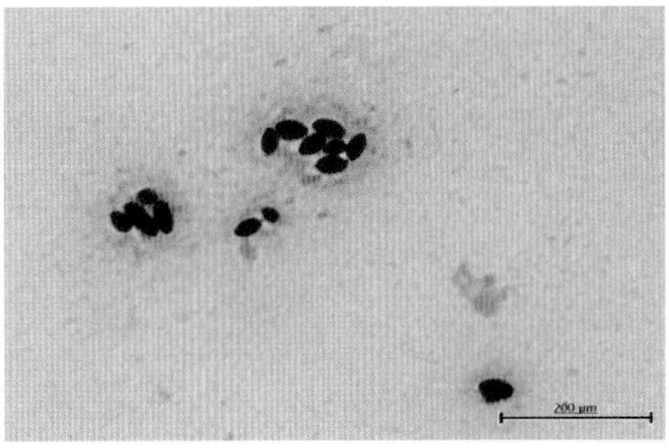

喀痰中に検出されたカンジダ
（グラム染色）

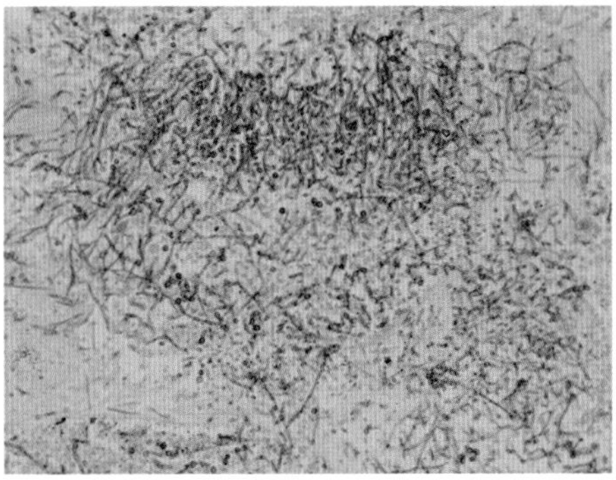

カンジダ肺炎
大量の菌糸を形成している（PAS 染色。剖検）

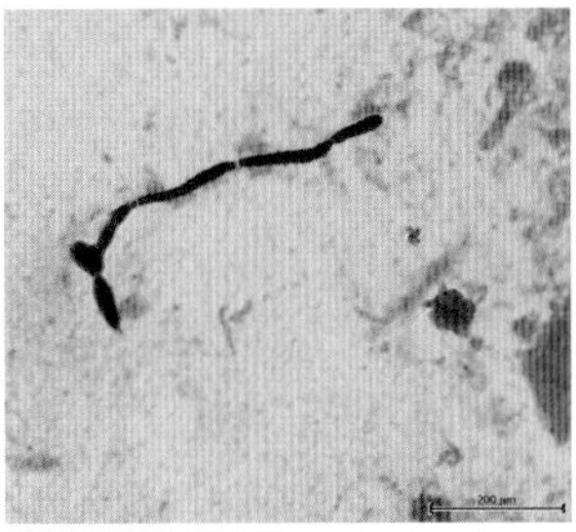

血液培養中のカンジダ
菌糸を伸ばしている（グラム染色）

図10-26● カンジダ症顕微鏡写真

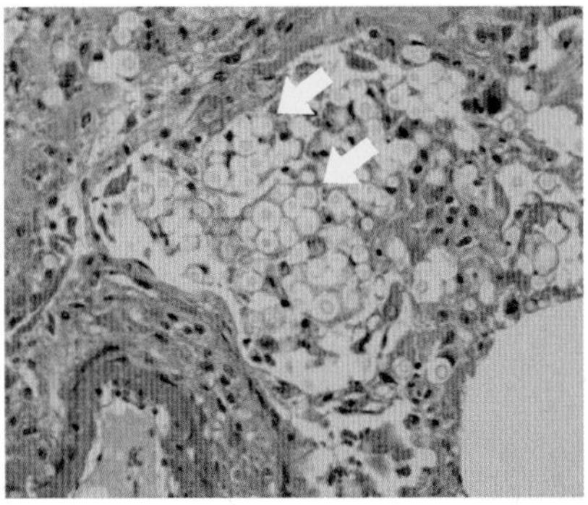

HE 染色
中央の矢印のように白く抜けた像として
観察される。

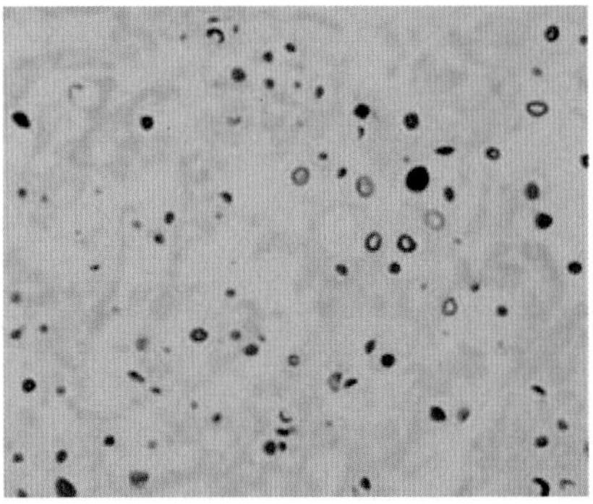

グロコット染色
菌体が黒褐色に染色される。

図10-27● クリプトコックス肺炎のHE染色とグロコット染色像

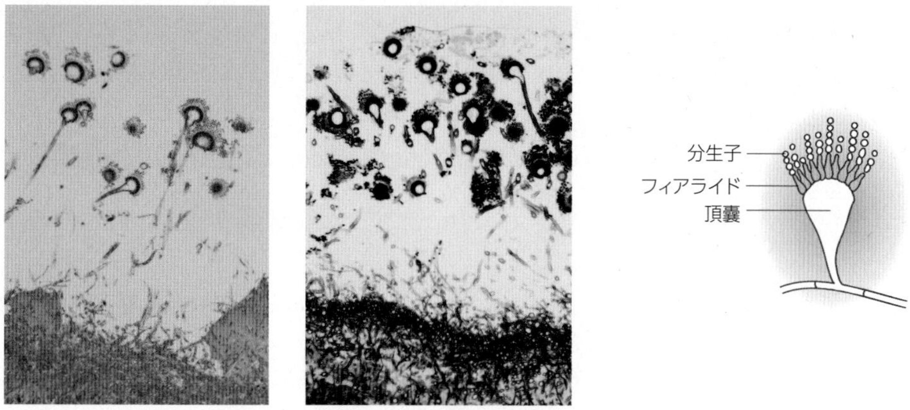

図10-28● 気管支のアスペルギルス感染症

でアスペルギルスが増殖し，**菌球***を形成する。気管支アスペルギルス症の HE 染色とグロコット染色像を図 10-28 に示す。

●**治療**　アゾール系抗真菌薬，キャンディン系抗真菌薬が使用される。

4. ムーコル属（Genus *Mucor*）

●**病原性**　自然界に広く分布している接合菌のいくつかがヒトに感染症を引き起こす。わが国ではムーコルが最も多い。白血病や糖尿病などの易感染宿主に，急激に進展する致死的な深在性真菌症を呈する。

●**診断**　組織検体の鏡検による菌体の検出が主で，培養も行われる。

●**治療**　アンホテリシン B が使用される。

5. トリコフィトン属（Genus *Trichophyton*）

●**病原性**　トリコフィトン属は，角質のケラチンを栄養源とする真菌で，皮膚の角質層，毛，爪に感染する。白癬菌ともよばれる。

●**診断**　臨床所見に加え，KOH 法で菌糸を観察して診断する。

●**治療**　外用抗真菌薬のほとんどが有効である。

6. ニューモシスチス・イロベチイ（*Pneumocystis jirovecii*）

●**病原性**　AIDS，悪性腫瘍などの易感染宿主における，ニューモシスチス肺炎とよばれる間質性肺炎の原因となる。

●**診断**　肺生検材料や気管支肺胞洗浄液にグロコット染色を行って検出する（図 10-

＊**菌球**：以前の病変でつくられた空洞内にアスペルギルスの菌糸や血液の塊，白血球などが絡まってできる塊のこと。アスペルギローマともよぶ。

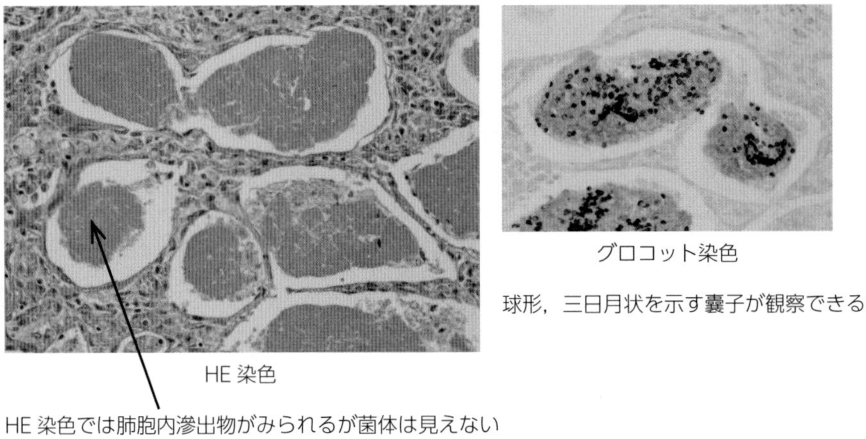

HE 染色
HE 染色では肺胞内滲出物がみられるが菌体は見えない
グロコット染色
球形，三日月状を示す嚢子が観察できる

図10-29●ニューモシスチス肺炎の剖検肺

29)。血清中（1 → 3）- β - D -グルカンの測定が行われる。

●**治療**　スルファメトキサゾール・トリメトプリム（ST）合剤が使用される。

7. トリコスポロン属（Genus *Trichosporon*）

●**病原性**　酵母型の真菌であり，皮膚に常在する。夏型過敏性肺炎とよばれるアレルギーの原因となる。加えて，表在性真菌症や深在性真菌症を引き起こす。表在性の感染では，白色砂毛症とよばれる毛髪の感染がある。本菌による深在性真菌症は白血病，臓器移植後などの易感染宿主に好発し，播種性に感染し重症化する。

●**診断**　検体からの分離培養が行われる。

●**治療**　アゾール系抗真菌薬が使用される。

8. スポロトリクス・シェンキー（*Sporothrix schenckii*）

●**病原性**　土壌中や植物表面に生息するスポロトリクス・シェンキーが皮膚や皮下組織に潰瘍性の病変を引き起こす（スポロトリコーシス）。わが国では深在性真菌症の大半を占める。易感染宿主で全身播種し，深在性真菌症に進展することがある。本菌は生育する温度により，菌糸型と酵母型の両方の形態をとる。

●**診断**　病変部からの分離培養が行われる。

●**治療**　アゾール系抗真菌薬が使用される。

9. 黒色真菌（dematiaceous fungi）

●**病原性**　細胞壁にメラニン色素を含有し，培地上でオリーブ色～灰色～黒色を呈する真菌を一括して黒色真菌とよぶ。環境中に多種が分布し，ヒトに対しては，小さな傷から皮膚組織内に入ると以下の 2 種の病型の感染症を引き起こす。黒色分芽菌症（chromoblastomycosis）が最も多く，感染部位に肉芽腫を形成する。黒色菌糸症（phaeohyphomycosis）では様々な形態の菌糸が観察される。

●**診断**　生検組織のKOH法やグロコット染色，および病変部位からの菌の培養同定が行われる。肉芽腫などの限局性病変は外科的に切除する。

●**治療**　抗真菌薬にはイトラコナゾールが使用される。

10. コクシジオイデス属（Genus *Coccidioides*）

●**病原性**　輸入真菌のコクシジオイデス・イミチス（*Coccidioides immitis*）およびコクシジオイデス・ポサダシ（*Coccidioides posadasii*）は，米国南西部やメキシコ西部の土壌中に生息する強毒の真菌である。強風や土木工事で空中に舞い上がった分生子（胞子）を吸引し，肺に感染する。肺コクシジオイデス症の一部は進行性となり，播種性となると髄膜炎（ずいまくえん）も引き起こす。

●**診断**　血液中の抗体の検出が有用である。培養検査では，増殖してきた菌体から分生子を吸引することで感染するので，疑い症例の場合は見逃さないよう注意が必要である。

●**治療**　アゾール系抗真菌薬やアンホテリシンBが使用される。

Ⅳ 原虫

単細胞の真核生物で動物としての特徴をもち，寄生性のものを原虫とよぶ。

1. 赤痢アメーバ（*Entamoeba histolytica*）

●**病原性**　生息環境によって活動状態の「栄養型」と，休眠状態の「囊子（のうし）（シスト）」が存在する。

●**感染経路**　囊子を経口的に摂取し，感染する。ヒトの大腸に感染して潰瘍性病変を引き起こし，粘血便をきたす。大腸粘膜に感染した赤痢（せきり）アメーバを図10-30に示す。腸管から門脈を通って肝臓に達し，肝内塞栓（そくせん）となり血管をふさぎ，その領域の壊死（えし）を引き起こし，肝膿瘍（かんのうよう）を起こすことがある。

●**診断**　糞便中（ふんべんちゅう）の虫体，血液中の抗体を検出する。

●**治療**　メトロニダゾールが使用される。

2. 腟トリコモナス（*Trichomonas vaginalis*）

●**感染経路**　主に性感染症としてヒトからヒトへ直接感染する。

●**病原性**　女性では腟（ちつ）や子宮頸管炎（けいかんえん），男性では尿道炎や前立腺炎（ぜんりつせんえん）の原因となる。

●**診断**　腟分泌液（ぶんぴつえき）中に虫体を検出する。

●**治療**　メトロニダゾールが使用される。パートナーも同時に治療する。

1 疾病の成り立ちを学ぶ
2 病気の種類とその要因
3 先天異常
4 退行性病変と進行性病変
5 循環障害
6 炎症
7 腫瘍
8 免疫
9 感染と予防
10 感染症の原因となる病原微生物
11 臨床病理検査

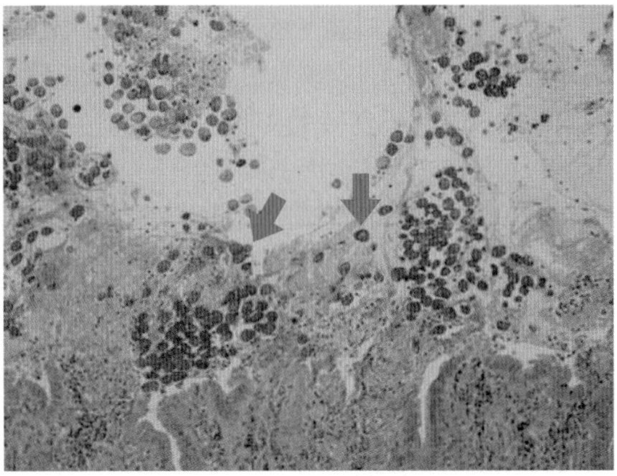

PAS 染色で多数のアメーバ虫体（矢印）が観察される

図10-30● **大腸粘膜上の赤痢アメーバ**

3. トキソプラズマ（*Toxoplasma gondii*）

● **感染経路**　ネコが終宿主であり，ヒトへの感染はネコ糞便，ブタやニワトリなど中間宿主に寄生した囊子を経口摂取することによる。世界中に広く蔓延している。

● **病原性**　健康人では感染しても無症状だが，易感染宿主では脳炎や肺炎を引き起こす。

- 妊婦：トキソプラズマに初感染し，胎盤の感染防御能が低下した際に，トキソプラズマが胎児に移行して先天性トキソプラズマ症を起こすことがある。先天性トキソプラズマ症は水頭症，脈絡膜炎による視力障害，脳内石灰化，精神運動機能障害を特徴とする。

● **診断**　血液中の抗体の検出や，PCR 検査による感染臓器・組織中のゲノムの検出を行う。胎児の感染が疑われる場合は，羊水の PCR 検査を行う。

● **予防**　肉類は十分加熱すること，ネコのトイレに触れた後は十分な手洗いなどを行う。

● **治療**　ピリメタミン，スルファジアジン，ホリナートが使用される。

4. マラリア（malaria，プラスモジウム属 [Genus *Plasmodium*]）

● **感染経路**　熱帯・亜熱帯のほぼ全域が流行地であり，ハマダラ蚊が媒介する。わが国では輸入感染症である。蚊による吸血時にヒト体内に侵入し，肝細胞で分裂した後，赤血球に侵入し寄生する。

● **病原性**　発熱，貧血，脾腫が主症状である。ヒトに感染するマラリアには，三日熱マラリア（*Plasmodium vivax*），熱帯熱マラリア（*Plasmodium falciparum*），四日熱マラリア（*Plasmodium malariae*），卵形マラリア（*Plasmodium ovale*）の 4 種がある。

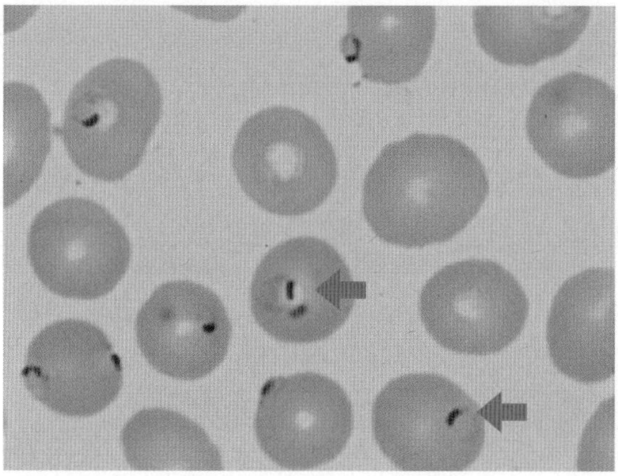
⬅：輪状体を示す。

図10-31● 赤血球に感染した熱帯熱マラリア（ギムザ染色）

赤血球に感染した熱帯熱マラリアを図 10-31 に示す。

●**治療**　キニーネ，メフロキン，スルファドキシン・ピリメタミンなどが使用される。

5. クリプトスポリジウム属（Genus *Cryptosporidium*）

●**感染経路**　経口感染。通常の水道水の塩素消毒では死滅しないため，水道水に混入すると集団感染する。

●**病原性**　激しい水様性下痢症状を呈し，通常数日から 2～3 週間後に自然治癒する。AIDS 患者など，易感染宿主では重症化する。

●**診断**　糞便中の虫体の検出を行うが，困難であるため PCR 検査による原虫ゲノムの検出も行われる。

●**予防**　生水を飲まない。

●**治療**　治療薬はない。

6. ランブルべん毛虫（*Giardia lamblia*）

●**感染経路**　世界各地に分布しており，帰国者下痢症の原因として最も多い。汚染された食品，飲料水から糞口感染し，小腸に定着し水様性下痢を引き起こす。

●**診断**　糞便中の虫体の検出を行う。虫体を図 10-32 に示す。

●**治療**　メトロニダゾールが使用される。

V プリオン

●**病原性**　プリオン（prion）は，異常プリオンたんぱくから構成されるゲノム核酸

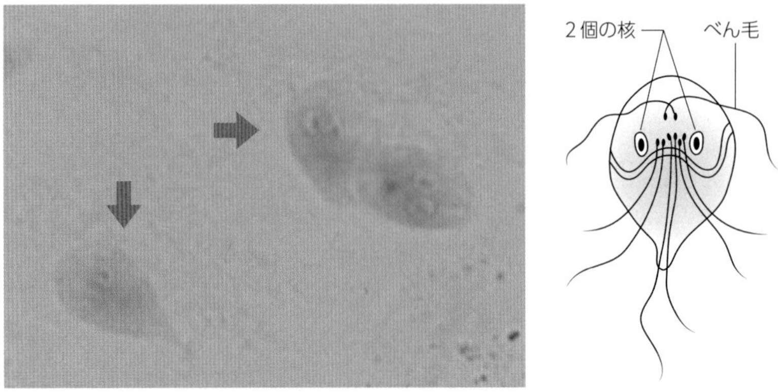

図10-32●ランブルべん毛虫（無染色）

をもたない病原体である。異常プリオンたんぱくが侵入すると，正常プリオンたんぱくが異常プリオンたんぱくに構造変換して蓄積し，病原性を示すと考えられている（図 10-33）。

ヒトでは，**クロイツフェルト-ヤコブ病**（Creutzfeldt-Jakob disease；CJD）が代表的である。50～75 歳が好発年齢であり，倦怠感（けんたいかん），頭痛の後，不随意運動が認められ，急速に認知症が進行し，発病から 1～2 年で死に至る。かつて，医原性 CJD が硬膜移植後に発生した。

●**感染経路**　不明である。

●**治療**　治療法はない。

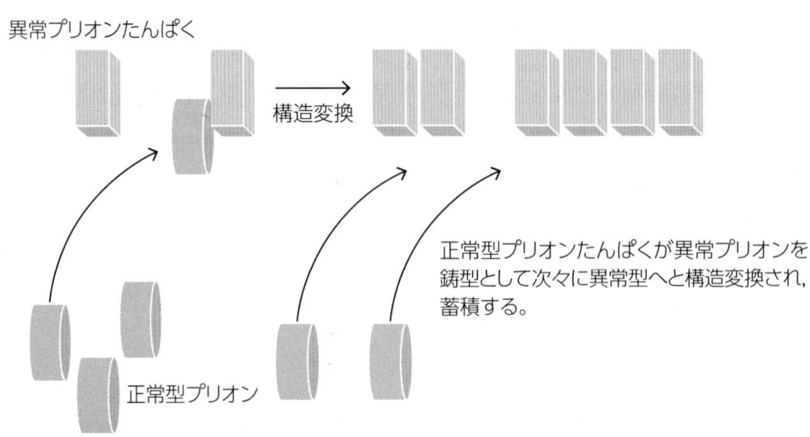

図10-33●異常プリオンの蓄積の概念図

学習の手引き

1. 細菌を顕微鏡下で観察するためのグラム染色法を理解しておこう。
2. ウイルスの形態と分類，検査法についてまとめておこう。
3. 細菌，ウイルス，真菌，原虫の感染経路，病原性，検査，診断，治療，予防について整理しておこう。

第10章のふりかえりチェック

次の文章の空欄を埋めてみよう。

1 細菌の酸素の必要性による分類と，代表的な細菌

- 好気性菌：［ 1 ］，［ 2 ］，［ 3 ］など。
- ［ 4 ］：ブドウ球菌，レンサ球菌，腸内細菌科細菌など。
- ［ 5 ］：破傷風菌，ウエルシュ菌，クロストリジオイデス（クロストリジウム）・ディフィシル，ボツリヌス菌など。

2 黄色ブドウ球菌の感染経路

感染経路は［ 6 ］が主である。［ 7 ］，［ 8 ］（［ 9 ］）のどちらもある。食中毒の場合は，［ 10 ］である。

3 水痘・帯状疱疹ウイルスの病原性

初感染は水痘（［ 11 ］）である。その後，脊髄後根神経節に［ 12 ］する。［ 13 ］や［ 14 ］に再活性化し，神経支配領域に激しい痛みを伴った水疱を形成する帯状疱疹を引き起こす。水疱内には多量の［ 15 ］が含まれる。

4 疾患と病原ウイルスの組み合わせ

- 子宮頸がん：ヒトパピローマウイルス
- 流行性角結膜炎：［ 16 ］
- 急性灰白髄炎：［ 17 ］
- 手足口病：［ 18 ］，［ 19 ］
- 急性耳下腺炎：［ 20 ］

■病理学総論

第11章 臨床病理検査

▶**学習の目標**
- 臨床病理検査の種類と方法を学習する。
- 組織診断の方法と特徴を学習する。
- 細胞診の方法と特徴を学習する。
- 迅速診断の方法と特徴を学習する。

様々な臨床検査は，患者の病態の把握や治療のために欠かせないものになっている。なかでも病理検査は，ほかの検査に比べてその患者に対しての確定診断（最終診断）になるという重大な面をもっている。

現在の病理検査は，**組織診断**と**細胞診**という２つの大きな軸をもとに行われている。

検査の方法としては，外来通院または病院に入院している患者の病変部位から組織を採り，組織標本をつくって専門の病理医が実際に顕微鏡で観察し，病気の本態を明らかにするものである。患者の主治医はその報告をもとに治療の予定を立てたり，予後の把握をしたりするので，患者の診断技法としては非常に大切なものである。

A 組織診断

臨床の現場では，外科的手術で病変を含めて切除した組織（胃や大腸，子宮など）や，針を刺したりメスで切除して病変だけを摘出（てきしゅつ）する生検（バイオプシー）など，いろいろな組織が様々な技法で摘出され固定されて，病理検査室へ提出される。

検査室では専門の技師が，提出された組織から病理標本をつくり，病理医に提出する。このとき，通常行われる染色は，ヘマトキシリン・エオジン染色（HE 染色）であるが，組織に固有な染色が行われることもある。

病理医は，臨床医が必要とする検索内容を，希望事項をもとにその組織が良性か悪性（がん）か，また炎症の程度や原因などについて検索し，臨床医に報告する。すなわち病理医の行うこの組織診断が患者の病気の確定診断（最終診断）となり，治療の方法や予後を決めることになる。

1．手術摘出組織

たとえば胃がんを手術で摘出する場合，がんの部位だけでなく，残った部位にがんが残らないように，ある程度大きい範囲で胃を切除したり，リンパ節の郭清（かくせい）を行

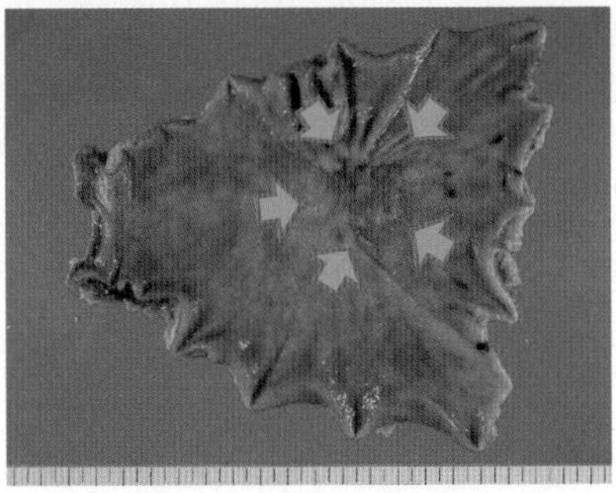

図11-1●胃がんの肉眼像

ったりする。このように手術で切除された臓器は，腫瘍の範囲を調べたり，切除した断端などいろいろな部分を顕微鏡で見られるように切り取り，標本をつくって組織診断をする。図 11-1 は摘出された胃がんの肉眼像である。

2. 生検（バイオプシー）

直接組織の小片を切り取って組織学的に検査することを**生検**（バイオプシー）という。

①胃や大腸，気管支，膀胱では内視鏡で病変部位を観察した後，その部位の一部を切り取って回収し，標本をつくって組織診断をする。

②肝臓や腎臓では，主に針を刺して，その針の中のわずかな組織を診断に用いる（これを**針生検**という）。

③皮膚やリンパ節などは直接メスで病変部分を切り取って診断する。

3. 固定法について

組織は，人体から取り出した瞬間から細胞のもつ酵素によって自己融解が始まり，どんどん壊れていく。この自己融解が進むと本来の構造が破壊され，組織診断をすることが難しくなる。そのために固定という作業が行われる。この固定はできるだけ早く，また十分量の固定液を用いることが重要で，そのことで自己融解を止めることができる。固定液には普通 10%のホルマリンが用いられるが，100%のアルコールが使われることもある。

B 細胞診

細胞診は，からだの外に脱落してきた細胞を診断するものである。主に喀痰や腟分泌物，尿，髄液，胸水，腹水（図 11-2）ではそのまま採取してくるか，遠心分離器で分離し，その沈渣を用いる。また気管支や子宮内膜ではブラシなどで擦過して採取する場合もある。これら採取してきたものは，スライドガラスに直接塗抹し

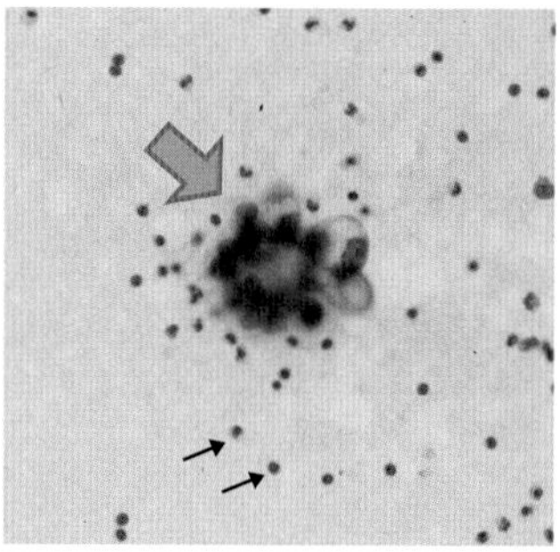

悪性腫瘍（矢印）は，黒矢印で示す周囲の細胞（リンパ球や好中球など）に比べ大型である。

図11-2●細胞診：腹水から採取された悪性細胞（腺がん）の集簇

表11-1●細胞の異型度分類

3段階	5段階	診断
陰性	クラス1	良性
	クラス2	
疑陽性	クラス3	異型細胞があるが，良性か悪性かの判断ができない
陽性	クラス4	悪性
	クラス5	

アルコールで固定してから，パパニコロウ染色やギムザ染色などの染色を行って顕微鏡で診断する。この検査は検査材料の採取が比較的簡単で，また患者の苦痛が少なくて済むので，主に病気の早期発見や集団検診（スクリーニング検査）に用いられることが多い。

細胞診では細胞の異型度によって，３段階または５段階に分類され診断されるようになっている（表 11-1）。

細胞診で疑陽性または悪性と診断された場合，組織を実際に採取し組織診断で確定診断を行う必要がある。

C　迅速診断

通常の組織診断や生検は，標本がつくられてから診断するのに２～３日の時間が必要である。しかし，特に手術中などに良性か悪性かの判断が必要だったり，手術で摘出された臓器の切除断端に悪性細胞があるかどうか迷うような場合，また悪性細胞のリンパ節転移があるかないかなど，その結果によって手術の切除範囲が変わってくることになる場合などは，速やかな病理学的な判断が必要になる。このようなときに行われるのが，迅速診断である。

検査では，迅速標本の作製を行う。方法は，組織片を速やかに－ 20～－ 30℃まで凍結(とうけつ)し，クリオスタットとよばれる凍結標本薄切装置で標本を作製して染色する。それを病理医が，鏡検（顕微鏡で観察すること）する。

要する時間は10～20分程度であり，手術室へ病理診断が返答され，その後の手術法が検討されることとなる。このように短時間で診断できる利点があるが，通常の標本に比べると迅速標本はムラができやすく，診断しにくい標本になるという欠点がある。

なお，迅速診断の一つにセンチネルリンパ節（sentinel lymph node）の検査がある。センチネルリンパ節とは臓器からのリンパ液が最初に流れていくリンパ節をいうが，最初にがん細胞が転移するリンパ節ということで，ここの転移の有無を調べることにより，リンパ節郭清(かくせい)の縮小ないし省略を考えることができる。現在，この検査方法は乳がんや悪性黒色腫などで行われており，手術中の迅速診断でセンチネルリンパ節転移の有無を検索している。

D 病理解剖（剖検）

患者の死後に行う解剖を病理解剖（剖検）という。①生前に解明できなかった死因の検索，②未知の疾患の検索，③臨床所見や治療が正しかったか，などを検討し，その結果は臨床病理カンファレンス（clinic-pathological conference；CPC）において臨床医や病理医，ほかのスタッフと議論することにより，さらなる医療レベルの向上につなげている。

学習の手引き

1. 組織診断と細胞診の違いをあげてみよう。
2. 切り取った組織片を固定する理由とその方法を整理しておこう。
3. 迅速診断はどのような場合に必要かまとめてみよう。
4. 検体を扱う際の注意について復習しておこう。

第11章のふりかえりチェック

次の文章の空欄を埋めてみよう。

1 組織診断

直接組織の小片を切り取って組織学的に検査することを［ 1 ］（［ 2 ］）という。

2 細胞診と組織診断

細胞診で偽陽性または悪性と診断された場合，組織を実際に採取し組織診断で［ 3 ］を行う必要がある。

1 疾病の成り立ちを学ぶ
2 病気の種類とその要因
3 先天異常
4 退行性病変と進行性病変
5 循環障害
6 炎症
7 腫瘍
8 免疫
9 感染と予防
10 感染症の原因となる病原微生物
11 臨床病理検査

疾病の成り立ち

病理学各論

■ 病理学各論

第1章 呼吸器疾患

▶学習の目標

- ●上気道の疾患の病態と原因を理解する。
- ●下気道（気管支，肺）の疾患の病態と原因を理解する。
- ●胸膜の疾患の病態と原因を理解する。
- ●縦隔の疾患の病態と原因を理解する。

呼吸器疾患は大きく上気道の疾患と下気道（気管支，肺）の疾患に分けられるが，肺の表面や胸壁の内面を覆う胸膜の疾患や，左右の肺の間に位置する縦隔の疾患がある。炎症性疾患や腫瘍性疾患が主なものである。

I 上気道の疾患

上気道には鼻腔，副鼻腔，咽頭，喉頭と気管（上部）がある。

A アレルギー性鼻炎

アレルギー性鼻炎は，ハウスダストや花粉などの抗原を吸引することにより感作されて起こるもので，IgE 抗体によるⅠ型アレルギー反応である。組織学的には鼻粘膜の浮腫，毛細血管の拡張と好酸球などの炎症細胞浸潤がみられる。

B 副鼻腔炎

副鼻腔炎は，上顎洞，篩骨洞，前頭洞および蝶形骨洞の炎症であり，鼻腔や歯牙の炎症から波及して発症する。膿性の分泌物が貯留した場合を**蓄膿症**という。細菌感染によるものとアレルギー性のものがみられる。

C 鼻ポリープ（鼻茸）

鼻ポリープ（鼻茸）とは，鼻腔内に突出する粘膜下の浮腫を呈する限局性隆起を指す。アレルギー性のものと炎症性のものとがある。リンパ球，形質細胞や好酸球の浸潤がみられる。真の腫瘍ではなく反応性のものである。

D ウェゲナー肉芽腫症

ウェゲナー肉芽腫症は，男性に多く，鼻腔，副鼻腔，肺に壊死性肉芽腫，壊死性血管炎が起き，腎臓にも糸球体腎炎が発症する。病因は不明で，予後不良である。

E 鼻腔・副鼻腔の腫瘍

鼻腔・副鼻腔にみられる腫瘍には扁平上皮がんが多く，鼻咽頭がんや悪性リンパ腫がある。また，上顎がんは副鼻腔の上顎洞からの発生が多い。

F 喉頭ポリープ（謡人結節）

喉頭ポリープとは，声帯に発生する隆起物であり，謡人結節，声帯ポリープ，喉頭結節など様々の名称がある。粘膜下組織の浮腫，血管の拡張や硝子様物質の沈着がみられる。

G 喉頭がん

喉頭がんは中高年の男性に多くみられ，喫煙との関係が深い。声門およびそれより下方に発生する内がんと上方に発生する外がんを区別する。内がんは転移が少なく予後はよい。大部分は角化の著明な高分化型扁平上皮がんである。

Ⅱ 下気道（気管支，肺）の疾患

A 呼吸器感染症

1. 気管支炎

急性気管支炎は細菌やウイルス，有毒ガスの吸入によって生じる場合がある。組織学的には粘膜の充血と粘液カタルや膿性カタルが起こる。

慢性気管支炎は臨床的な定義で，喀痰を伴う慢性持続性咳嗽をきたす。気管支内に好中球を含む多量の粘液がみられる。原因としては喫煙，大気汚染などが考えられている。

2. 肺炎

肺炎は主として発生する場が肺胞腔内の場合を肺胞性肺炎，肺胞壁（間質）の場合を間質性肺炎に分ける。肺胞性肺炎はその広がり方で**気管支肺炎**（**小葉性肺炎**）と**大葉性肺炎**を区別する。細菌性肺炎のほとんどは肺胞性肺炎であり，ウイルスなどによるものは**間質性肺炎**の形を呈する。

1 気管支肺炎

細菌性肺炎のほとんどが気管支肺炎の形をとり，肉眼的に肺は斑状に硬度を増した病変としてみられる（図 1-1 ①)。組織学的には肺胞壁の浮腫，充血と肺胞腔内の好中球，マクロファージを主とした炎症細胞浸潤とフィブリンの析出がみられる（図 1-1 ②，③)。

2 大葉性肺炎

大葉性肺炎とは，肺炎病変が一葉以上に広がるものであり，症状は咳，発熱と痰で，重症である。原因菌は 90% 以上が肺炎球菌である。肉眼的に肺の一葉全部が硬化し，含気がみられない。組織学的にはフィブリンの析出が高度であるが，基本的には気管支肺炎と同様の所見である。

3 間質性肺炎，肺線維症

間質性肺炎の主病変は肺胞壁にあり，リンパ球を主とした炎症細胞浸潤がみら

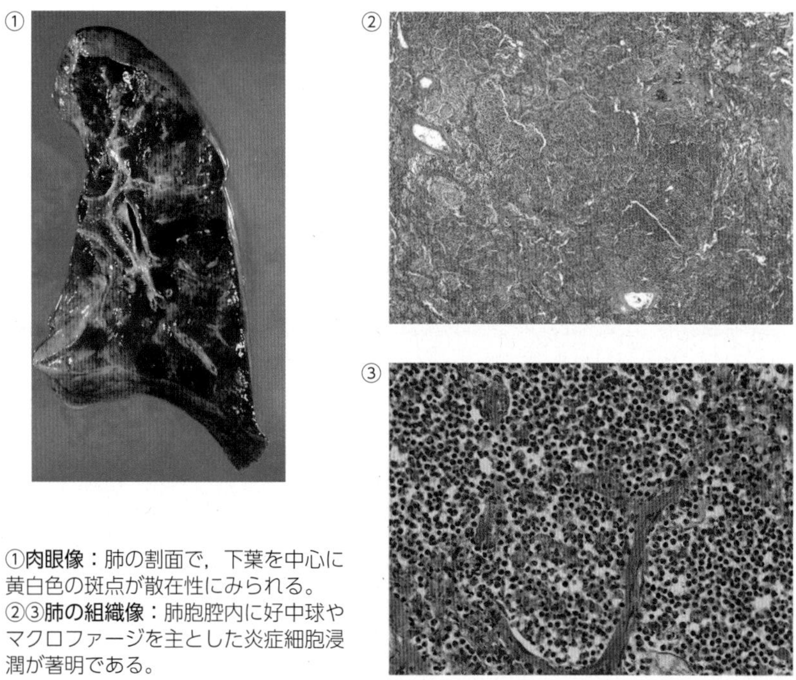

①**肉眼像**：肺の割面で，下葉を中心に黄白色の斑点が散在性にみられる。
②③**肺の組織像**：肺胞腔内に好中球やマクロファージを主とした炎症細胞浸潤が著明である。

図1-1● 気管支肺炎

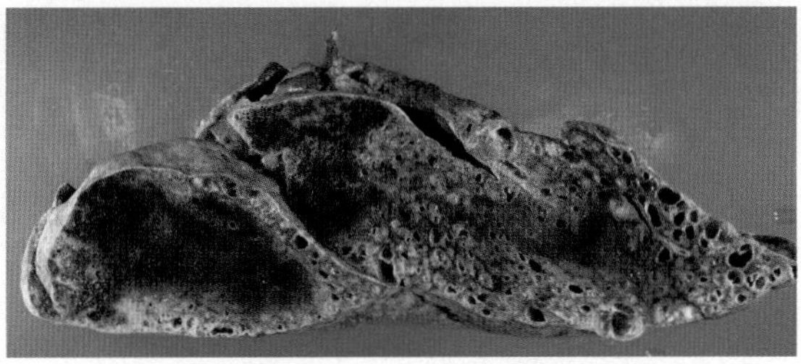

間質の線維化と細気管支の拡張がみられ，
蜂の巣の様相を呈する蜂巣肺がみられる。

図1-2● 肺線維症

れ，肺胞腔内への滲出物貯留は軽微である。原因としては，サイトメガロウイルスなど多くのウイルス性肺炎，マイコプラズマなどの細菌性肺炎，塵埃，ガス，薬物など多くの化学的原因があり，放射線性肺炎などもみられる。

肺線維症とは，いろいろな原因により引き起こされた疾患の終末像である。肺には大型の不規則な嚢胞形成と線維化が混在してみられる。組織学的には肺胞領域が消失し，間質が増大する。気管支周囲および肺胞隔壁に膠原線維や線維芽細胞が増生する。間質に線維化と２次性の細気管支拡張がみられ，蜂の巣様となる（**蜂巣肺**，図 1-2）。

4 肺結核（症）

肺結核（症）はヒト型結核菌の感染による肺病変で，今日でも患者数が多い感染症の一つである。初感染とは結核菌に初めて感染することをいい，既感染者の感染は再感染という。初期変化群とは，肺内の比較的換気の良い所にできる**初感染巣**およびそれに引き続いて起こる肺門リンパ節の結核病巣を合わせたものである。これらはほとんど線維瘢痕性石灰化結節を残すものである。この段階までを第１次結核という。高齢者や，免疫力が低下し初期変化群に結核菌が残存していると再燃した形をとる。これを第２次結核という。

また，結核菌が血中に入り様々な臓器に広がって多数の結核結節巣をつくる場合を**粟粒結核**という。肉眼的に灰白色の多発結節巣を形成する（図 1-3 ①）。壊死が大きいと軟化融解し，気道に破れて空洞を形成することもある。組織学的には，中心部には乾酪壊死があり，その周囲にラングハンス型巨細胞，類上皮細胞とリンパ球浸潤がみられる結核性肉芽腫からなる**結核結節**が形成される（図 1- 3 ②，③）。

5 その他の肺感染性疾患

肺膿瘍は，肺炎に続発して起こるものが多いが，肺実質の限局性化膿性炎で，しばしば空洞化する。そのほか種々の原因による体力低下時や免疫力の低下時には，通常は病原性を発揮しない病原体によって感染が引き起こされる**日和見感染**がある。アスペルギルス，カンジダ，クリプトコッカスなどの真菌やサイトメガロウイルスなどのウイルスが多い病原体である。

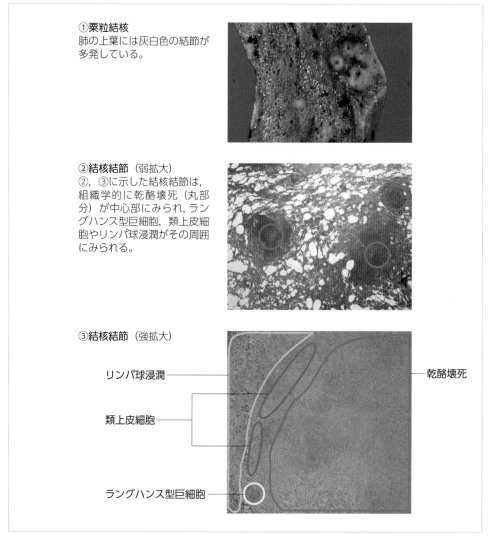

①粟粒結核
肺の上葉には灰白色の結節が多発している。

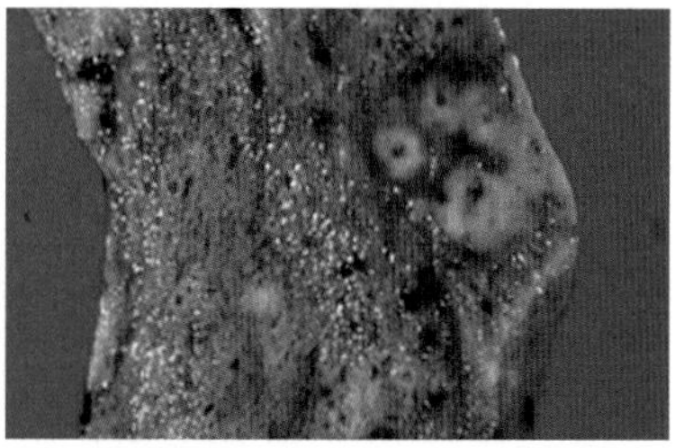

②結核結節（弱拡大）
②，③に示した結核結節は，組織学的に乾酪壊死（丸部分）が中心部にみられ，ラングハンス型巨細胞，類上皮細胞やリンパ球浸潤がその周囲にみられる。

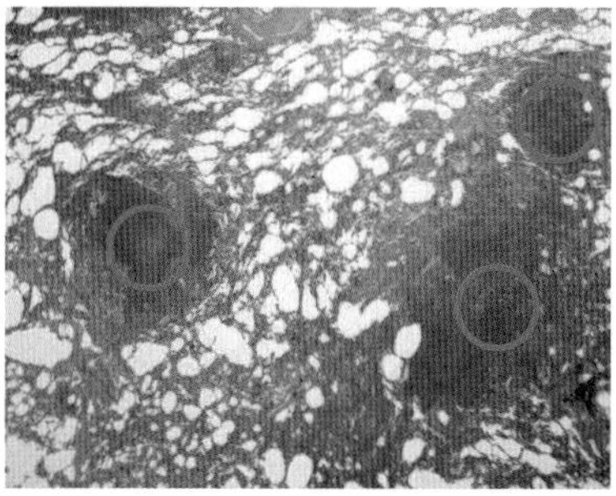

③結核結節（強拡大）

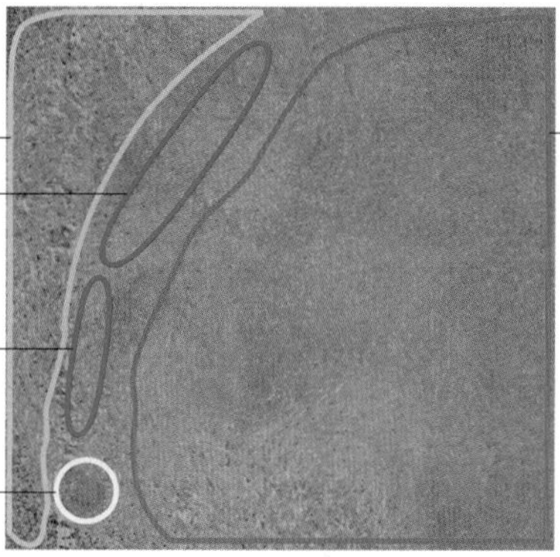

図1-3● 肺結核による結節

B 慢性閉塞性肺疾患（COPD）

慢性閉塞性肺疾患（chronic obstructive pulmonary disease；COPD）とは，長期の喫煙などが原因で気管支または細気管支から末梢の肺胞壁の破壊により生じた肺の炎症性疾患のことで，これまで慢性気管支炎や肺気腫とよばれてきた病気の総称である。臨床的には徐々に生じる呼吸困難，慢性の咳，痰を特徴とする。肺機能検査で肺活量の減少，1秒率の低下，ピーク呼気量の減少を示す。

●**慢性気管支炎** 持続性の痰を伴う咳が少なくとも連続して過去2年以上，毎年3か月以上継続する状態をよぶが，概念があいまいで最近では使用されない傾向がある。

●**肺気腫** COPDの最も重要な病理学的所見で，肺が不可逆性に過膨張した状態であり，肺胞構造が破壊され，気腔が異常に拡張した病態をいう。進行すると肉眼的に肺は囊胞状となる。

C 気管支喘息

気管支喘息は発作時の呼出性呼吸困難と喘鳴を特徴とする疾患であり，気管支壁の一時的な収縮により気道の狭窄を起こした状態である。原因としてはアトピー性，感染性，職業性などがある。組織学的に粘液産生の増加，気管支粘膜下への好酸球を含む炎症細胞浸潤と平滑筋の肥厚，上皮基底膜の肥厚がみられる。

D 気管支拡張症

気管支拡張症では，気管支壁の病変のために気管支が不可逆性に異常な拡張状態を起こし，分泌物や滲出液が停滞して細菌感染を起こしやすくなる。合併症として肺膿瘍，膿胸，肺線維症，肺性心がある。

E びまん性汎細気管支炎

びまん性汎細気管支炎では，痰，咳，呼吸困難がみられ，しだいに痰の量が増す。呼吸細気管支の狭窄や閉塞があり，中枢側の細気管支拡張がみられる。背景には肺気腫の存在がある。組織学的に呼吸細気管支壁のリンパ球浸潤があり，マクロファージの浸潤や線維化もみられる。

F 塵肺

塵肺は粉塵の吸引により引き起こされ，肺に線維性増殖性変化をみる疾患の総称である。粉塵の種類によって**珪肺**，石綿肺，炭肺，炭鉱夫塵肺，ベリリウム肺などに分類する。組織学的には異物による肉芽組織の形成，線維化と瘢痕化である。

珪肺は鉱山労働者の職業病であり，遊離珪酸（シリカ）を吸引することにより肺の慢性進行性結節状線維化をきたす。肺は，著しく硬く黒い状態を示す。肺がんの合併が多く，結核症の合併もみられる。

G 循環障害

1. 肺うっ血

肺うっ血とは肺の毛細血管，静脈に多量の血液が貯留する状態をいう。肉眼的には暗赤色調であり，含気が減少し硬度を増す。組織学的には，肺胞腔内に漿液の滲出がみられ，赤血球の漏出を伴う。赤血球の崩壊物が肺胞マクロファージに貪食され，ヘモジデリン貪食細胞として多くみられる（心不全細胞）。左心不全に伴って起こることが多い。

2. 肺血栓・塞栓症

肺血栓・塞栓症とは，大循環系の静脈内血栓が肺動脈を閉塞することで，下肢の深部静脈に生じた血栓の破片によるものが多い。血管の閉塞が強いと肺梗塞が起こる。肺梗塞は出血性梗塞となる。これは肺が肺動脈と気管支動脈の二重血管支配を受けていることによる。

3. 肺高血圧症

肺高血圧症とは，肺動脈の収縮期圧が持続的に上昇した状態をいう。心疾患やびまん性間質性肺炎などによる２次性肺高血圧症と原因不明の原発性のものがある。慢性の肺高血圧症は右心不全（肺性心）を合併する。組織学的には小型肺動脈の内膜や中膜の肥厚がみられ，進行すると動脈の不規則な拡張と狭小像がみられる。

H 肺がん

肺に発生する悪性腫瘍を**肺がん**という。2022 年のがん統計では肺がん死亡数は男性は第１位，女性は第２位で，男女比は 2.3：１と男性が多い（国立がん研究センターがん情報サービスより）。

肺がんの組織型では，腺がん（60%），扁平上皮がん（20%），小細胞がん（15%），大細胞がん（５%）で，この４種類以外にも肺がんはあるが，特殊でまれながんである（表 1-1）。

①腺がんは，わが国では最も多い組織型であり，末梢性の発生が多い。

②扁平上皮がんは，喫煙との関係が最も深い肺がんであり，肺門部の大きな気管支に発生することが多い（図 1-4①，②）。

③小細胞がんは，喫煙との関係が深く，比較的大きな気管支に発生することが多いが，末梢発生もみられる。予後は悪いが，化学療法が効果的なこともある。ホルモン産生がみられ，**神経内分泌腫瘍**と考えられている（図 1-5）。

④大細胞がんは，扁平上皮や腺上皮への分化がみられない未分化ながんで，大型の細胞からなる。

肺がんは，リンパ行性に所属のリンパ節に，血行性に肝臓，脳，骨などに転移し，また直接浸潤として胸膜に広がる。さらに，ほかの臓器のがんから肺への転移も多い。肺への転移の多い悪性腫瘍には胃がん，大腸がん，乳がん，甲状腺がんなどがある。

①肺門部肺がん　②肺扁平上皮がん

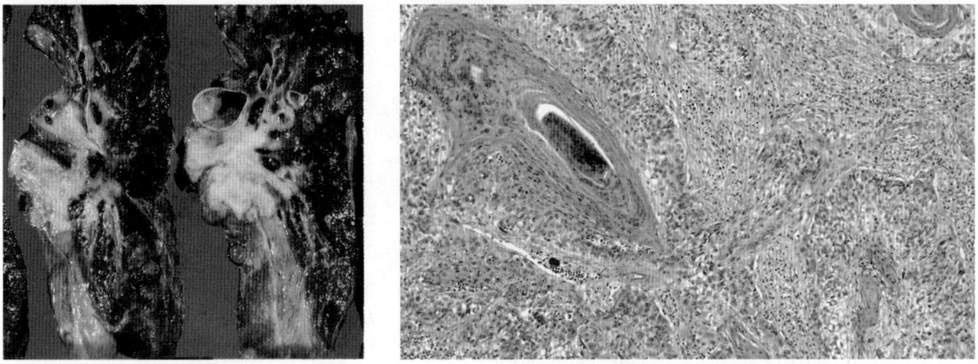

肺門部に灰白色調の腫瘍がみられる。　角化を有する高分化型扁平上皮がんである。

図1-4● 肺の扁平上皮がん

表1-1● 肺がんの組織分類

腺がん
扁平上皮がん
小細胞がん
大細胞がん
特殊でまれながん

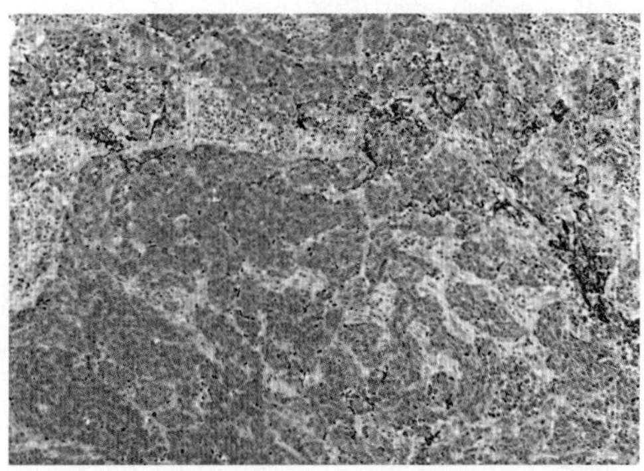

比較的小型のがん細胞で，充実性の増生である。

図1-5● 肺の小細胞がん

Ⅲ 胸膜の疾患

A 胸膜炎

胸膜炎は肺炎に続発して起こることが多いが，全身性エリテマトーデス（systemic lupus erythematosus；SLE）などの膠原病でも生じる。漿液の貯留と胸膜面の線維素の沈着がみられる。転移性のがんによるものは**がん性胸膜炎**とよばれる。

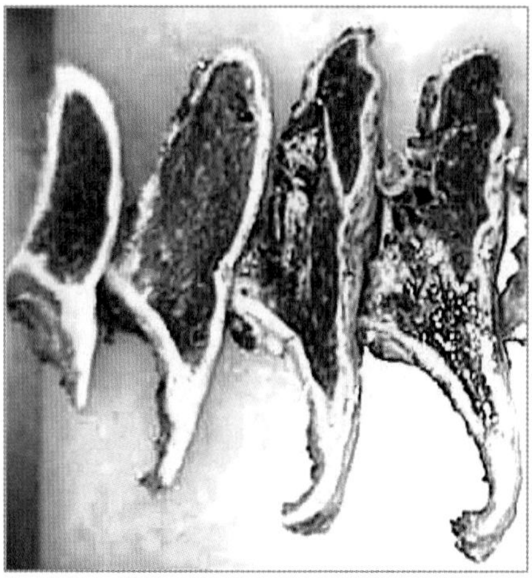

胸膜面をびまん性に発育し，肺全体を取り囲むように
灰白色の腫瘍が増生している。

図1-6● **胸膜悪性中皮腫**

B 胸膜悪性中皮腫

胸膜悪性中皮腫は，アスベストとの密接な関連がある胸膜に発生する腫瘍である。胸膜面をびまん性に覆うように発育し，進行すると肺全体を取り囲むようになる（図 1-6)。また，横隔膜や心嚢に浸潤する。多量のヒアルロン酸を含む胸水を伴う。組織学的には上皮成分と間葉系成分の混合した二相性の増殖，上皮のみからなる増殖（上皮型）と間葉系成分のみからなる増殖（肉腫型）がみられる。

Ⅳ 縦隔の疾患

縦隔は左右の肺に囲まれた部位である。縦隔腫瘍では，前縦隔上部に**胸腺腫**の発生がみられ，重症筋無力症を合併することがある。その他，奇形腫などの胚細胞腫瘍，神経節細胞腫や神経鞘腫などの神経原性腫瘍，悪性リンパ腫，気管支嚢胞，心膜嚢胞などがある（図 1-7)。

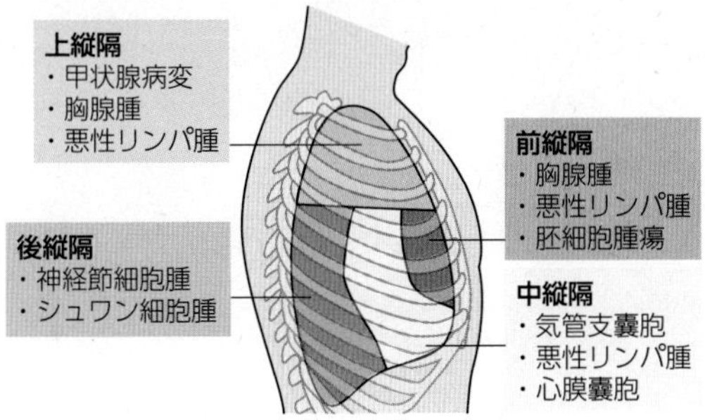

図1-7● **神経鞘腫**

学習の手引き

1. 呼吸器感染症の代表的な疾患の原因をまとめておこう。
2. 慢性閉塞性肺疾患の特徴についてまとめるとともに，代表的な疾患の機序，主な合併症について説明してみよう。
3. 肺がんの分類について整理しておこう。

第1章のふりかえりチェック

次の文章の空欄を埋めてみよう。

1 慢性閉塞性肺疾患（COPD）

長期の［ 1 ］などが原因で，気管支または細気管支から末梢の［ 2 ］の破壊により生じた炎症性疾患。肺機能検査で［ 3 ］の減少，［ 4 ］の低下，［ 5 ］の減少を示す。

2 肺血栓・塞栓症

肺血栓・塞栓症とは，大循環系の静脈内血栓が［ 6 ］を閉塞することで，下肢の［ 7 ］に生じた血栓の破片によるものが多い。血管の閉塞が強いと［ 8 ］が起こる。［ 8 ］は出血性梗塞となる。

3 肺がん

肺がんの組織型は，［ 9 ］(60％)，［ 10 ］(20％)，［ 11 ］(15％)，［ 12 ］(5%) で，このほかは特殊でまれながんである。

4 胸膜悪性中皮腫

［ 13 ］との密接な関連がある胸膜に発生する腫瘍。胸膜面を［ 14 ］に発育し，進行すると肺全体を取り囲む。［ 15 ］や［ 16 ］に浸潤する。

■ 病理学各論

第2章 循環器疾患

▶学習の目標

- ●虚血性心疾患の病態と経過を理解する。
- ●循環器の炎症性疾患の病態を理解する。
- ●心筋症の病態を理解する。
- ●血管病変の病態を理解する。
- ●先天性心疾患の病態を理解する。

I 虚血性心疾患

A 虚血性心疾患の病態

心臓を栄養している冠状（かんじょう）動脈に動脈硬化や血栓などが形成されると，内腔（ないくう）が狭窄（きょうさく）あるいは閉塞（へいそく）して心筋への血流が途絶（とだ）え，酸素が供給できなくなる。この状態が**心筋虚血**（しんきんきょけつ）である。虚血性心疾患に分類される**狭心症**（きょうしんしょう）とは臨床的な名称であり，血流の相対的不足により，一過性で胸痛を伴う場合を指す。血流の絶対的不足により心筋が広範囲な壊死（えし）に陥るのが**心筋梗塞**（こうそく）である。

虚血性心疾患の危険因子には，脂質異常症，肥満，喫煙，高血圧，糖尿病などがある。

B 心筋梗塞

1．発生部位

冠状動脈は図 2-1 のような走行を示しており，これらの血管の狭窄や閉塞により，それぞれの支配領域の心筋に壊死が起こる。**左冠状動脈前下行枝**は，左室前壁と心室中隔（しんしつちゅうかく）前 2/3 の領域，**左冠状動脈回旋枝**（かいせんし）は左室側壁の領域，**右冠状動脈**は左室後壁と心室中隔（しんしつちゅうかく）後 1/3 の領域の梗塞を起こす。最も梗塞の頻度が高いのは左冠状動脈前下行枝であり，前壁中隔梗塞，次いで右冠状動脈で後壁中隔梗塞，左冠状

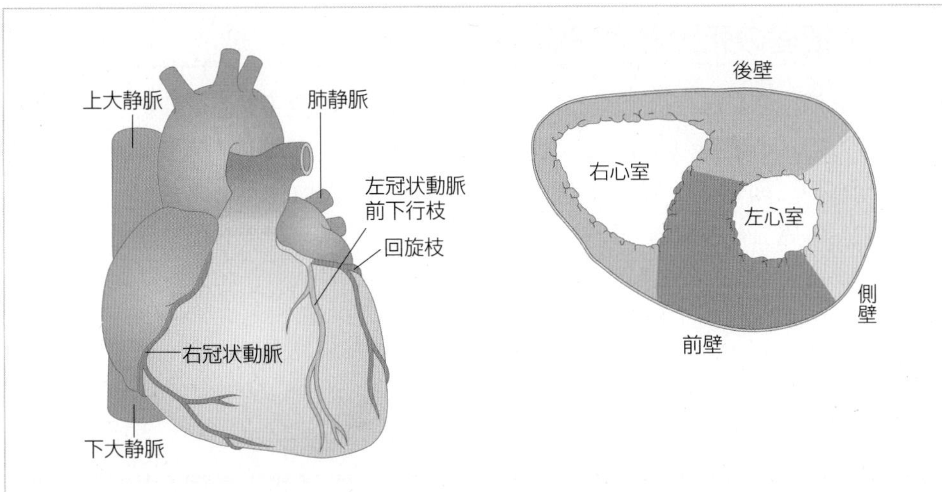

図2-1● **冠状動脈**

動脈回旋枝で側壁梗塞の順序である。

2. 肉眼および組織所見

肉眼的には梗塞後５～６時間経過すると蒼白(そうはく)となり，心筋の壊死が認識できる。１～２日たつと黄色調となり，１週間前後で**肉芽組織**(にくげ)が形成され，紫青色調の境界が鮮明となり収縮する。２～３か月で，灰白色～白色の**瘢痕組織**(はんこん)（図 2- 2）となる。

顕微鏡的に，心筋細胞の**凝固壊死**(ぎょうこ)がみられるのは梗塞後５～６時間であり，引き続き好中球浸潤(こうちゅうきゅうしんじゅん)がみられ，その後好中球浸潤が減少するとマクロファージが壊死心筋細胞を貪食(どんしょく)し除去するようになる。さらに１週間前後で，リンパ球が浸潤し毛細血管や線維芽細胞などが増生し肉芽組織が形成され，最終的には梗塞部位は瘢痕組織化（陳旧性心筋梗塞）する。

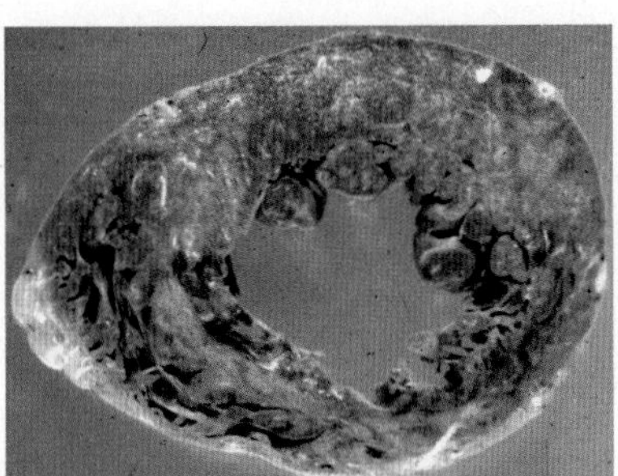

前壁から心室中隔の瘢痕形成

図2-2● **陳旧性心筋梗塞**

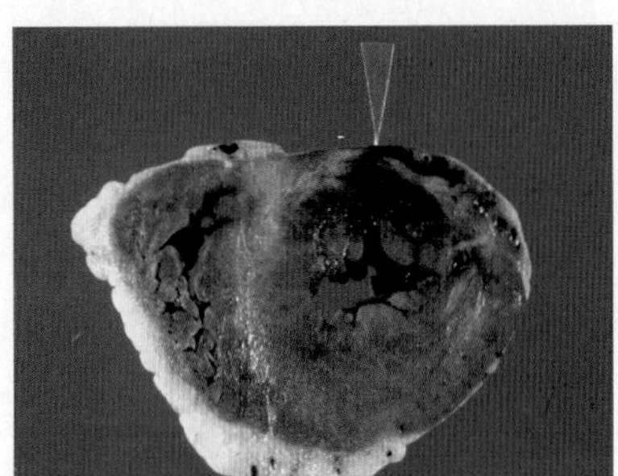

図2-3● **急性後壁心筋梗塞の心破裂**

3. 心筋梗塞の死因と合併症

急性心筋梗塞が直接の死因となることもあるが，**重症不整脈**を合併すると死亡率は高くなる。**心破裂**の発生は，壊死が進行し線維化を起こしていない梗塞後1週間以内が多い（図2-3）。合併症には，左心室内に壁在血栓が形成され，血栓塞栓として脳，腎臓など各臓器に梗塞を起こすケースや心尖部近くに**心室瘤**を形成するケースがある。

II 炎症

A 心内膜炎

心内膜炎の原因には細菌やウイルスによる感染性のものと，リウマチや膠原病に伴う非感染性のものがある。

弁膜が炎症の主体であり，僧帽弁の頻度が高く（60%），次いで僧帽弁と大動脈弁が同時（20～30%），大動脈弁（10%）に起こり，後遺症として，弁膜の変形をきたし，種々の弁膜症の成因となる。

1. 細菌性心内膜炎

細菌性心内膜炎は敗血症（菌血症）に合併し，原因菌として黄色ブドウ球菌や緑色レンサ球菌が多い。弁膜に細菌集塊を伴い，高度な壊死や潰瘍が形成され，弁膜の穿孔や腱索の断裂などを起こす。

2. リウマチ性心内膜炎

リウマチ性心内膜炎はリウマチ熱の経過中に発生するが，心内膜炎だけでなく，心筋炎，心外膜炎など汎心臓炎を起こすこともまれでない。僧帽弁や大動脈弁の弁尖部および基部が障害され，癒着や瘢痕化が起こり，弁膜の機能不全を起こす。

B 心筋炎

1. ウイルス性心筋炎

ウイルス性心筋炎ではコクサッキーB群ウイルスによるものが重要で，ポリオや風疹などもある。組織学的には，心筋細胞の変性や壊死，間質にリンパ球を主体とする高度な炎症性細胞浸潤がみられる。慢性期では線維化のみで心筋症との区別がつかなくなる。

2. リウマチ性心筋炎

リウマチ性心筋炎では，心筋間質に弁膜と同様の病変がみられるが，時間の経過とともに**アショッフ結節**とよばれる特有の肉芽腫を形成する。

3. サルコイドーシス

サルコイドーシスは原因不明の疾患で，全身の臓器に肉芽腫を形成するが，心臓では左心室や心室中隔に肉芽腫を形成する。死因としては，心室中隔病変による刺激伝導系障害が多い。

C 心外膜炎

細菌やウイルスなどの感染症，膠原病，外傷，悪性腫瘍など，ほかの部位から炎症が波及して心外膜炎となることが多い。心外膜が刺激を受けるとフィブリンを含む漿液が滲出し，その後，線維性癒着が起こる。

D 心臓弁膜症

感染性心内膜炎やリウマチ性心膜炎などの後遺症で，弁膜が肥厚，短縮，癒着，穿孔，破壊などを起こし，弁の機能障害をきたしたものを弁膜症という。弁膜症には**狭窄**，**閉鎖不全**（**逆流**），**狭窄兼閉鎖不全**（図 2-4）の３型がある。狭窄では弁の交連部が癒着し弁口が狭くなり，大きな血流抵抗が生じる。閉鎖不全では，弁尖の短縮や破壊で，弁口が閉じなくなり，血液の逆流が生じる。

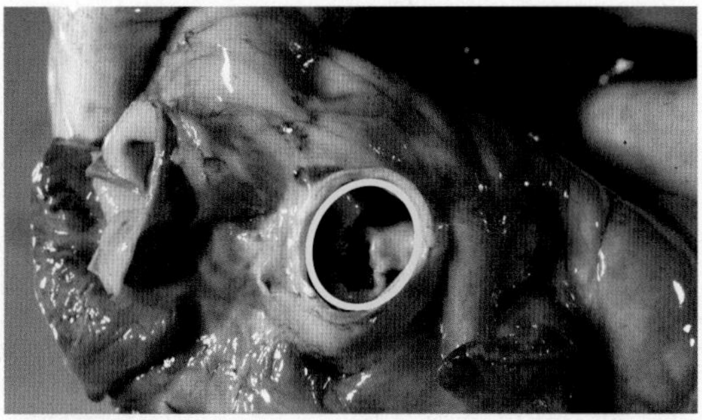

狭窄部は癒着により弁口が狭くなり，閉鎖不全部は弁口が閉じなくなるため，血液の逆流が起こる。

図2-4●**大動脈弁狭窄兼閉鎖不全症**

Ⅲ 心筋症

心筋に病変があり，臨床的に進行性の心不全や突然死を引き起こす疾患を総称して心筋症とよぶ。原因の明らかなものを続発性心筋症，原因が不明のものを特発性心筋症と分類する。

A 特発性心筋症

1. 拡張型心筋症

拡張型心筋症では，広範な心筋障害による心室収縮力の低下で心室の著明な拡張を起こし（図 2-5），呼吸困難，浮腫（ふしゅ），肝腫大などの慢性うっ血性心不全を引き起こす。ウイルス感染，遺伝子異常，免疫（めんえき）異常などが原因として推測されている。

2. 肥大型心筋症

肥大型心筋症は家族内発生が約半数にみられ，突然死の頻度が高い。左心室壁の高度な肥大がみられ（図 2-6），内腔（ないくう）の拡張が制限されるため，拡張期に障害が強い。組織学的には肥大した心筋細胞がいろいろな方向に錯綜（さくそう）した状態にあるのが特徴である。

B 続発性心筋症

続発性心筋症には，虚血性（きょけつせい），弁膜症性，高血圧性，炎症性，代謝性，アルコール性などがある。

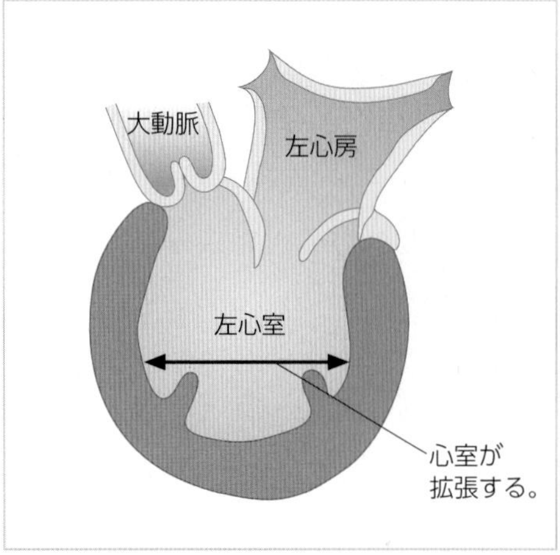

図2-5● 拡張型心筋症

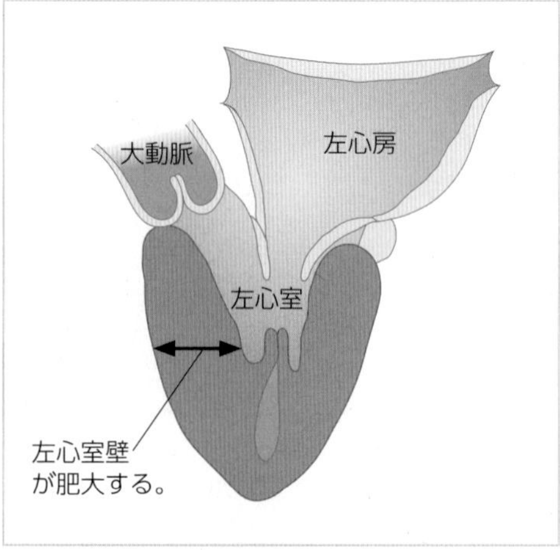

図2-6● 肥大型心筋症

Ⅳ 血管の病変

動脈は内膜，中膜，外膜からなり，内膜と中膜の間に内弾性板，中膜と外膜の間に外弾性板がある。動脈は，内径の大きい順に，弾性動脈（大動脈，総頸動脈などで，中膜の弾性線維に富む），筋型動脈（大腿動脈，冠状動脈などで，中膜の平滑筋に富む），小・細動脈に分かれる。

A 動脈硬化症

加齢に伴って，動脈壁の内膜から中膜との境界部に血中脂質類の沈着を主因とする黄白色の隆起が形成され内膜が肥厚する。これを**アテローム**（**粥腫**）とよぶ。アテロームは石灰化，潰瘍，血栓などを合併する。大動脈では動脈硬化による内膜の肥厚があっても内腔の狭窄や血流の減少は起こりにくいが，中膜の弾性線維の断裂や消失により壁は菲薄化し脆くなる。中小動脈では，内膜の肥厚は内腔狭窄を起こし血流は減少し，心筋梗塞や脳梗塞の原因となる。

B 動脈瘤

動脈瘤とは，動脈の一部が嚢状あるいは紡錘状に拡張したものをいう。動脈瘤の壁が内膜・中膜・外膜の固有の３層構造があるものを**真性動脈瘤**，固有の壁でない

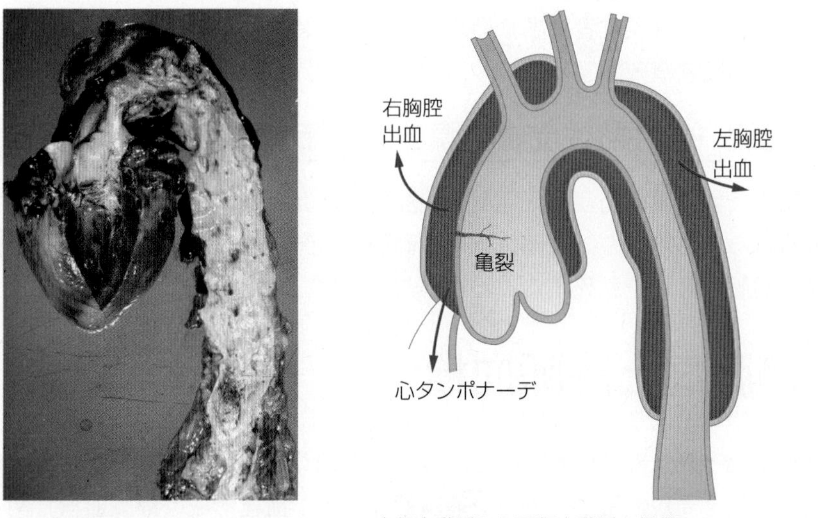

上行大動脈から下行大動脈の解離

図2-7● **大動脈解離**

ものを**仮性動脈瘤**，動脈壁が解離し血液が中に入っているものを**大動脈解離**（**解離性動脈瘤**，図 2-7）という。動脈硬化を原因とする動脈瘤は腹部大動脈や総腸骨動脈に好発し，動脈瘤の破裂は，腹腔や後腹膜に大出血を起こす。外傷などで動脈周囲に血腫が形成され，一見動脈瘤にみえるものを仮性動脈瘤という。大動脈解離は上行大動脈に多く，大動脈弁直上部に内膜の亀裂がしばしば認められる。血流と同じ順行性，あるいは血流に沿わない逆行性の解離を生じる。上行大動脈では逆行性に心嚢内に出血し，**心タンポナーデ**で急死することもある。

C　動脈炎

動脈炎は血管壁での炎症性変化であり，原因には感染，膠原病，免疫，薬物などがある。病理学的には，壊死性，フィブリノイド型，肉芽腫型などがみられる。

1．結節性動脈周囲炎

腎臓，心臓，肝臓・消化管，皮膚など筋型の中小動脈に好発し，結節状に多発し，フィブリノイド壊死を特徴とする血管炎を生じる。原因として免疫複合体の沈着が疑われている。

2．大動脈炎症候群

大動脈炎症候群の発症は東洋に多く，若年女性に好発する。大動脈弓部とその分岐動脈に生じる線維化や肉芽腫などによる内腔狭窄が特徴で，橈骨動脈の拍動の消失（脈なし），頭部の乏血症状（めまい，失神，視力障害）を生じる。

3．バージャー病（閉塞性血栓性血管炎）

バージャー病は喫煙者に多く発生し，四肢，特に下肢の中小動脈の内膜肥厚と血栓による内腔狭窄・閉塞が起こり，間欠性跛行，特発性脱疽の原因となる。

4．川崎病（急性熱性皮膚粘膜リンパ節症候群）

川崎病は乳幼児に発症し，発熱，口腔粘膜の発赤，皮膚発疹，リンパ節腫大などがみられる。血管炎の好発部位は中小動脈で，特に冠状動脈に多く，冠状動脈血栓や冠状動脈瘤破裂で急死することがある。

D　静脈瘤と静脈血栓

動脈に比べ静脈の壁は薄いので，うっ血が続くと内腔の拡張が起こる。静脈壁の一部または全周が拡張したものを**静脈瘤**といい，血栓形成（静脈血栓）や石灰沈着を合併することがある。下肢の表在静脈に起こりやすく，臨床的に重要なものとしては，肝硬変での門脈圧亢進による食道下部静脈の拡張（食道静脈瘤）や腹壁静脈の拡張（メドゥサの頭）などがある。エコノミークラス症候群とは，長時間の飛行などにより，下肢深在静脈に血栓を生じ肺塞栓症が起こる症状である。

E 肺性心

肺性心とは，肺の病気が原因で血液の流れが悪くなり，肺へ血液を送り出している右心室に負担がかかって右心室が肥大拡張し，右心不全となった状態である。具体的には，肺動脈の塞栓・血栓などであり，急激に肺血管が閉塞し，右心室が拡張した状態，あるいは，肺気腫，肺線維症などで慢性的な右心への負荷がかかり，右心の肥大拡張を起こすことである。

F 先天性心疾患

先天性心疾患は，新生児の約１％にみられる。原因としては，ダウン症候群でのトリソミーなどの染色体異常によるもの，また妊娠中の感染（風疹）や薬物（サリドマイドやアルコール）による催奇形が知られており，遺伝因子と環境因子が相互に作用して発生すると考えられている。

1. 心室中隔欠損症

心室中隔欠損症は心奇形の 30％を占め，最も多い。心室中隔に欠損孔があり，欠損孔をとおる血流は，通常左心室→右心室（左→右短絡）でチアノーゼは起こさないが，その後肺血管の抵抗性が増し，右→左短絡へ血流が逆になると静脈血が動脈に流入し，チアノーゼを起こす。この状態になったものを**アイゼンメンゲル症候群**といい，予後不良の徴候となる。

2. 心房中隔欠損症

心房中隔欠損症は心房中隔の卵円窩とよばれる欠損が多い。通常は，左→右短絡でチアノーゼは起こさないが，欠損口が大きいと肺高血圧症となり，右→左短絡となり，チアノーゼを起こす。

3. 動脈管（ボタロー管）開存症

胎生時の主肺動脈と下行大動脈を結んでいる動脈管（ボタロー管）は通常，生後肺呼吸の開始とともに閉鎖するが，何らかの原因で開存した状態になることがある。開存が大きいと右→左短絡を生じ，チアノーゼを起こす。

4. ファロー四徴症

ファロー四徴症とは，心室中隔欠損，大動脈右方偏位（大動脈騎乗），肺動脈狭窄，右心室肥大が合併したものを指し（図 2-8），早期からチアノーゼが現れ，手

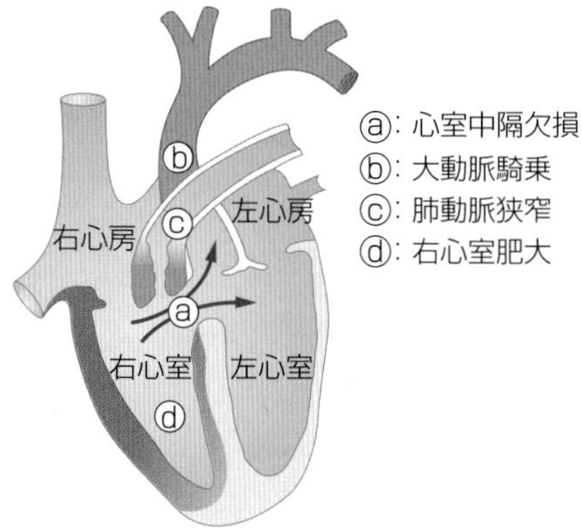

図2-8● ファロー四徴症

術をしなければ予後不良である。

5. その他

右心室から大動脈が，左心室から肺動脈が起始している**大血管転位症**，大動脈と肺動脈の分割が行われない**総動脈幹遺残**（そうどうみゃくかんいざん），大動脈弓部（きゅうぶ）と下行大動脈の移行部で，腔（くう）が狭窄（きょうさく）する**大動脈縮窄症**（しゅくさくしょう）などがある。

学習の手引き

1. 虚血性心疾患の発症機序について整理しておこう。
2. 炎症に分類される循環器疾患につき，原因別に整理するとともに，それら疾患がどのような機能障害をもたらすかについて理解しておこう。
3. 血管の構造と血管の病変の特徴について簡潔に述べてみよう。
4. 先天性心疾患の予後についてまとめておこう。

第２章のふりかえりチェック

次の文章の空欄を埋めてみよう。

1 心筋梗塞

冠状動脈の狭窄や閉塞により，それぞれの支配領域の心筋に梗塞，壊死が起こる。

・左冠状動脈前下行枝：[1]と[2]2/3の領域。
・左冠状動脈回旋枝：[3]の領域。
・右冠状動脈：[4]と[5]1/3の領域。

2 心臓弁膜症

感染性心内膜炎やリウマチ性心膜炎などの後遺症で，弁膜が[6]，[7]，[8]，[9]，[10]などを起こし，弁の[11]をきたしたものを弁膜症という。

3 続発性心筋症

続発性心筋症には，[12]，[13]，[14]，[15]，[16]，[17]などがある。

4 動脈硬化症

加齢に伴い，動脈壁の内膜から中膜との境界部に血中脂質類が沈着した黄白色の隆起が形成され，内膜が肥厚する。これを[18]（[19]）とよぶ。

5 大動脈解離

大動脈解離は，[20]に多く，大動脈弁直上部に内膜の[21]がしばしば認められる。

6 静脈瘤と静脈血栓

下肢の[22]に起こりやすく，臨床的に重要なものとしては，肝硬変での門脈圧亢進による食道下部静脈の拡張（[23]）や腹壁静脈の拡張（[24]）などがある。

1 呼吸器疾患
2 循環器疾患
3 消化器疾患
4 血液・造血器疾患
5 内分泌・代謝疾患
6 腎・泌尿器疾患
7 脳・神経疾患
8 女性生殖器疾患・乳腺疾患
9 運動器疾患
10 感覚器疾患

■病理学各論

第3章 消化器疾患

▶**学習の目標**
- ●消化管（口腔，食道，胃，腸）の炎症性疾患・腫瘍性疾患の病態を理解する。
- ●肝臓の炎症性疾患・腫瘍性疾患および肝硬変の病態を理解する。
- ●胆嚢，胆道の炎症性疾患・腫瘍性疾患の病態を理解する。
- ●膵臓の炎症性疾患・腫瘍性疾患の病態を理解する。

Ⅰ 口腔疾患

口腔内は扁平上皮で覆われており，消化器の始まりとして食物の咀嚼や嚥下に関与する。口腔の構造には口唇や頬，口蓋，舌が含まれる。

1. 口内炎

栄養不良や免疫能低下，血液疾患などのときに生じる。

2. 口腔がん

口腔がんは高齢の男性に多く発生し，そのなかでは舌がんおよび歯肉がんが多い。組織型は扁平上皮がんがほとんどである。喫煙や飲酒などが発生に関与するといわれている。

Ⅱ 唾液腺疾患

唾液が出てくる腺を唾液腺といい，大唾液腺には顎下腺，耳下腺，舌下腺がある。小唾液腺は口唇や口蓋などに存在する。

1. 唾液腺炎

唾液腺の炎症には，細菌やウイルスによるものと自己免疫疾患によるものがある。特にムンプスウイルスによるものを**流行性耳下腺炎**（おたふくかぜ）という。

自己免疫疾患によるものは**シェーグレン症候群**という。これは女性に多く，唾液腺や涙腺などが炎症により萎縮し，口腔内や眼の乾燥を起こす。

2. 唾液腺腫瘍

唾液腺腫瘍のうち，良性のものには多形性腺腫やワルチン腫瘍がある。一方，悪性では腺がんが主であり，腺様嚢胞がんや腺房細胞がんとよばれるものがある。

Ⅲ 食道疾患

食道は口腔と胃を結ぶ扁平上皮で覆われた約 40cm の管腔器官である。生理的に狭くなる部位が３か所あり，その部位をはさんで頸部食道，胸部食道（上部，中部，下部），腹部食道に分けられる。食道のすぐそばには気管や心嚢，大血管がある。

1. 食道炎

食道炎の大部分は，胃液が食道に逆流することによって炎症が起こる**逆流性食道炎**である。食道下部にみられる。炎症による刺激などにより，食道の下部の扁平上皮が化生により円柱上皮に置き換わったものを**バレット食道**といい，腺がんの発生母地になると考えられている。また，過度の飲酒などで激しい嘔吐を繰り返すと機械的に食道下部に裂傷が生じ大出血をきたす。これを**マロリー－ワイス症候群**という。

2. 食道静脈瘤

肝硬変などで門脈から肝臓を通り肝静脈に流れる血液の流れが妨げられると，門脈圧が亢進し，側副循環により食道静脈に血液が多く流れるようになる。そうすると食道静脈は拡張し，**食道静脈瘤**を形成する。食道静脈瘤が破裂すると大出血を起こし，死に至ることがある（病理学総論第５章－Ⅲ－D「側副循環」および本章－Ⅵ－３「肝硬変」参照）。

3. 食道がん

食道がん（図 3-1）は 60 歳以上の男性に多く，また食道中部から下部に発生するものが多い。症状として嚥下困難，嗄声，胸痛などがある。

食道がんの原因には，アルコール度数の強い酒，喫煙，高温の食事が関与するといわれている。組織型としては扁平上皮がんが大部分である。食道には漿膜がないため，筋層を越えると大動脈や気管など隣接する周囲に広がりやすい。進行してから発見されることが多いため，予後は悪い。

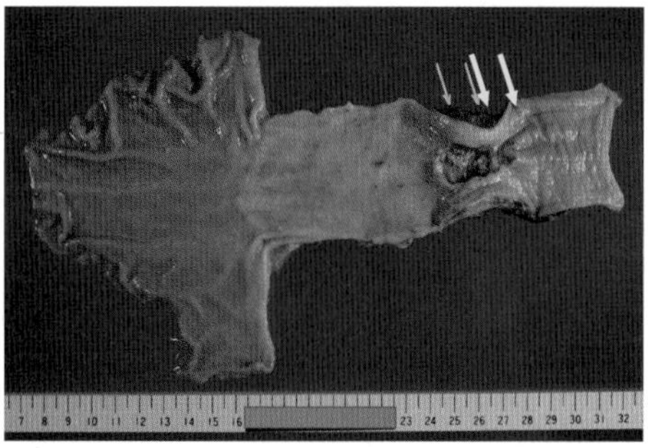

矢印の部位に潰瘍形成を伴ったがんがみられる。

図3-1●食道がん

Ⅳ 胃疾患

胃は袋状の臓器で，食道と胃の境を噴門(ふんもん)，胃と十二指腸の境を幽門(ゆうもん)という（図3-2）。

A 炎症性疾患

1. 胃炎

1 急性胃炎

暴飲暴食や薬剤，ストレス，喫煙などにより，胃粘膜に炎症が起こることを**急性**

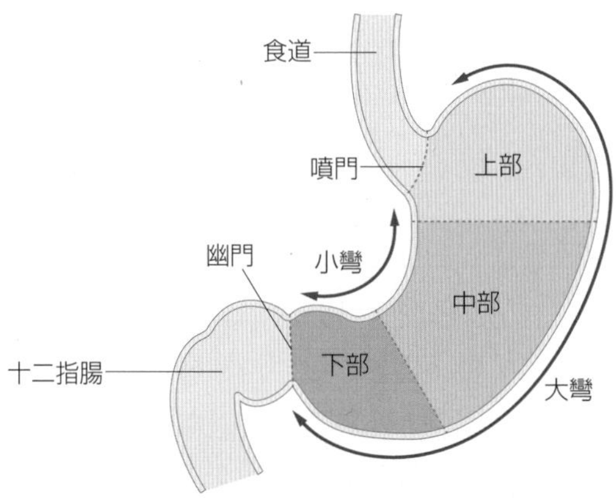

図3-2●胃の構造

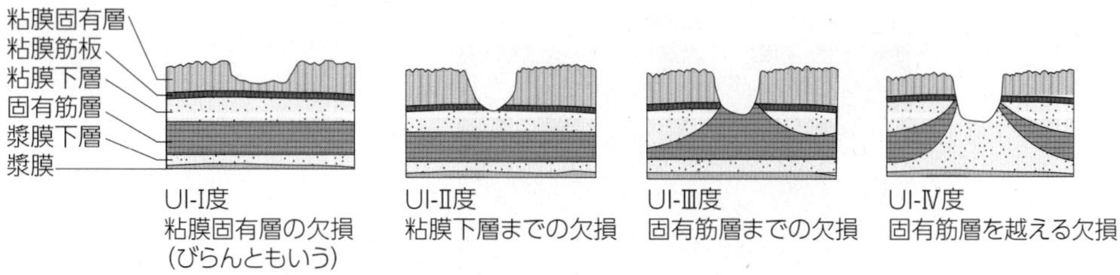

図3-3● **胃潰瘍の分類**

胃炎という。症状としては食欲不振や悪心・嘔吐，腹痛などがある。

2 慢性胃炎

炎症刺激が長期にわたると**慢性胃炎**という状態になる。表層粘膜の過形成と浮腫が主体である**表層性胃炎**と，**腸上皮化生**（病理学総論図 4-14 参照）と萎縮性変化が主体である**萎縮性胃炎**がある。

2. 胃潰瘍

胃潰瘍（gastric ulcer）とは胃壁の部分的な欠損をいう。症状には腹痛（上腹部痛）がある。好発部位は幽門前庭部の小彎側である。

潰瘍の深さにより，Ul-I～IV 度の４段階に分けられる（図 3-3）。Ul-IV で欠損がさらに漿膜に達すると，胃壁に穴があく**穿孔**，あるいはそのまま膵臓などの多臓器に通じてしまう**穿通**が起きる。また，欠損部で動脈が傷害されると，大出血を起こす場合がある。原因として感染症や薬剤，また種々のストレスがある。最近はヘリコバクター・ピロリ（*Helicobacter pylori*）感染との関連がいわれている。

B 腫瘍性疾患

1. 胃ポリープ

胃ポリープとは胃粘膜に限局する盛り上がり（隆起性病変）をいう。組織学的には粘膜を構成する上皮が過形成を示す**過形成性ポリープ**である。

2. 胃腺腫

胃粘膜上皮の良性腫瘍を**腺腫**（adenoma）という。

3. 胃がん

胃に発生する悪性腫瘍を胃がん（図 3-4）といい，ほとんどが胃の腺上皮を発生母地としている腺がんである。日本人に多いがんの一つであり，中年以降の男性に

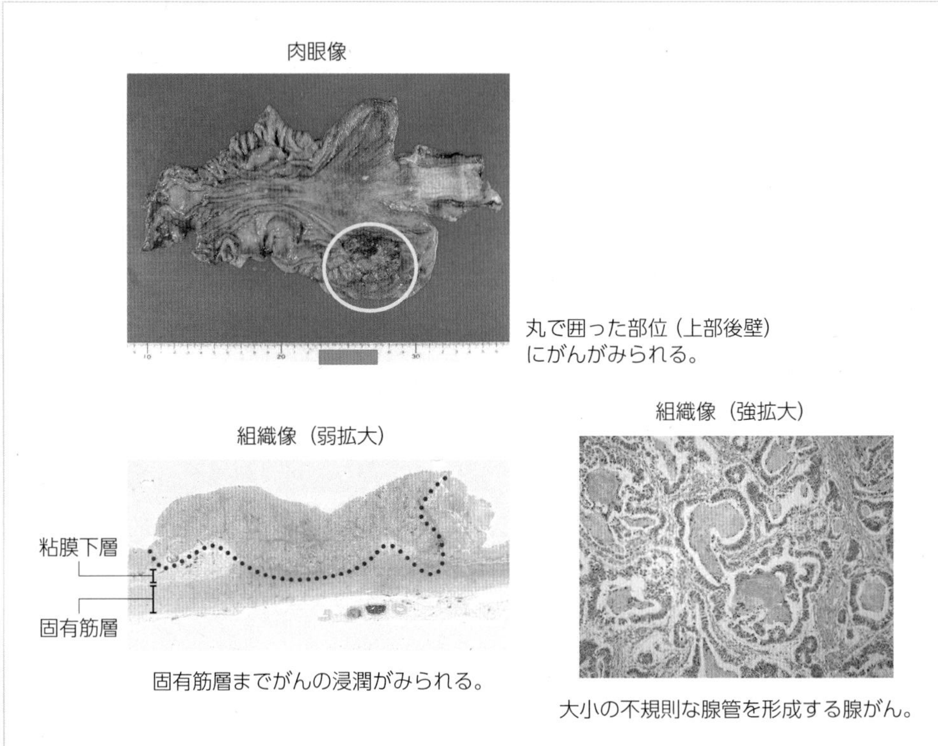

肉眼像
丸で囲った部位（上部後壁）にがんがみられる。
組織像（弱拡大）
粘膜下層
固有筋層
固有筋層までがんの浸潤がみられる。
組織像（強拡大）
大小の不規則な腺管を形成する腺がん。

図3-4●**胃がん**

多く，また幽門前庭部に好発する。症状として胃痛や悪心・嘔吐，体重減少などがある。

1 進行度による分類

胃がんはその進み具合により，早期胃がんと進行胃がんに分けられる。胃がんは粘膜上皮から発生するが，がん細胞が粘膜固有層から粘膜筋板，粘膜下層までにとどまっているものを早期胃がん，がん細胞がそれより深く増殖し，固有筋層や漿膜下層まで達すると進行胃がんという。がん細胞がリンパ節に転移しているかどうかは関係しない。進行胃がんに比べ，早期胃がんのほうが生命予後は良好である。

2 肉眼分類

胃がんの肉眼分類は，そのがんがへこんでいるか，平坦か，盛り上がっているかにより分類される。早期胃がんはⅠ～Ⅲ型に分類し，Ⅱ型はさらにⅡa，Ⅱb，Ⅱcに亜分類する（図3-5）。進行胃がんは**ボールマン分類**とよばれる肉眼分類により，1～4型に分類する（図3-6）。

3 分化度による分類

胃がんは腺がんがほとんどであるが，胃の正常の腺管と似た構造をしているか，ほとんど腺管構造がみられないかなどにより，高分化，中分化，低分化に分けられる。高分化腺がんが比較的高齢者に多いのに比べ，低分化腺がんは若年成人に多く，広がる速度が速いため，予後が悪い。低分化腺がんには，がん細胞の増殖に線

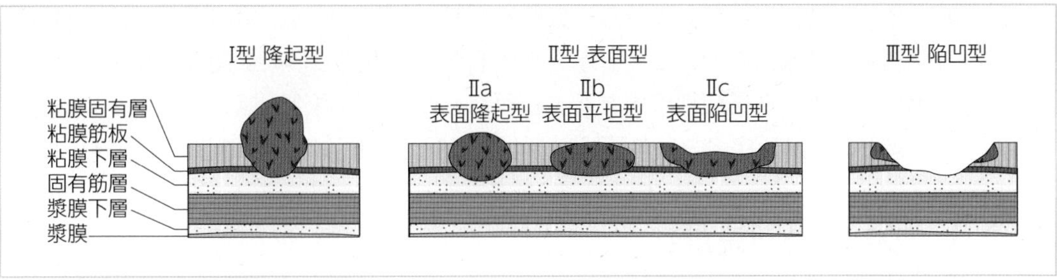

図3-5● **早期胃がんの肉眼分類**

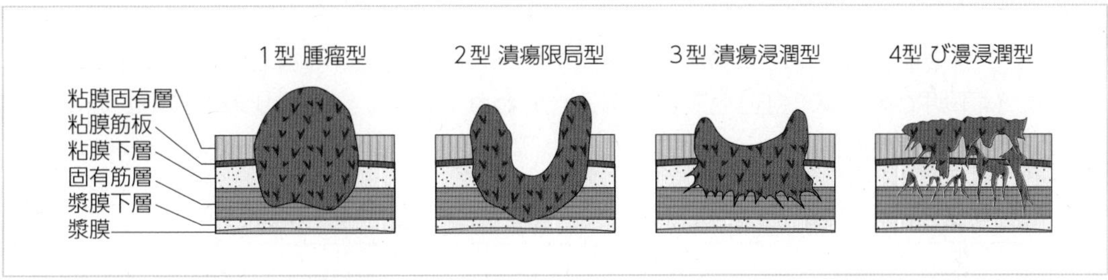

図3-6● **進行胃がんのボールマン分類**

維の増生を伴う**硬がん**（**スキルスがん**）や，印環（印鑑つきの指輪のこと）様の特徴的な形態をもつ**印環細胞がん**も含まれる（病理学総論図 4-8 参照）。

4. 悪性リンパ腫

胃の粘膜内には後天性にリンパ組織（mucosal associated lymphoid tissue；MALT）が形成されることがある。ここから悪性リンパ腫が発生することがあり，**MALT リンパ腫**という。ヘリコバクター・ピロリと密接な関連があるといわれている。

5. 粘膜下腫瘍

粘膜下腫瘍は，主として紡錘形細胞の増殖からなる間葉系腫瘍である。免疫組織化学的な診断により，**胃腸管間質腫瘍**（gastrointestinal stromal tumor；GIST）や神経系腫瘍，平滑筋系腫瘍に分けることができる。腫瘍の大きさや増殖能が悪性度に関係する。

V 腸疾患

小腸は胃幽門から回盲口までの約 6 m に及ぶ管腔器官，大腸は盲腸から肛門に終わる約 1.5m の管腔器官である。小腸は十二指腸，空腸，回腸の 3 つに区分され，主に食物の消化吸収を行う。大腸は盲腸から上行結腸，横行結腸，下行結腸，S状結腸，直腸，肛門に続き，水分の吸収および糞便の形成に関与する。

腸の疾患のうち炎症性疾患として重要なものに，潰瘍性大腸炎，クローン病がある。また，腫瘍性疾患では良性腫瘍として腺腫，悪性腫瘍として腺がんがみられる。

A 炎症性疾患

1. 潰瘍性大腸炎

潰瘍性大腸炎は，直腸から結腸にかけて連続性に生じる潰瘍性病変である。原因は不明であるが，自己免疫との関連がいわれている。潰瘍は比較的浅い。炎症に伴う粘液便や血便，腹痛が生じる。

2. クローン病

クローン病は，回腸末端部に好発する原因不明の疾患である。症状として腹痛や下痢が生じる。肉眼的には潰瘍が多発し縦に長い潰瘍（縦走潰瘍）を形成したり（図3-7），粘膜面が丸い石を敷き詰めたように見える敷石状変化が認められる。組織学的には腸管の全層に炎症が起き，壊死を伴わない類上皮細胞肉芽腫の形成がみられる。

3. 感染性腸炎

病原体が腸管内に侵入・寄生・増殖して，下痢や腹痛，発熱，悪心・嘔吐などの症状が出た状態をいう。病原体には表3-1のものがある。食品や汚染された水，ペット，ヒトからの感染がある。主なものについて説明する。

1 細菌性腸炎

●**細菌性赤痢**　赤痢菌の経口感染によって引き起こされる。

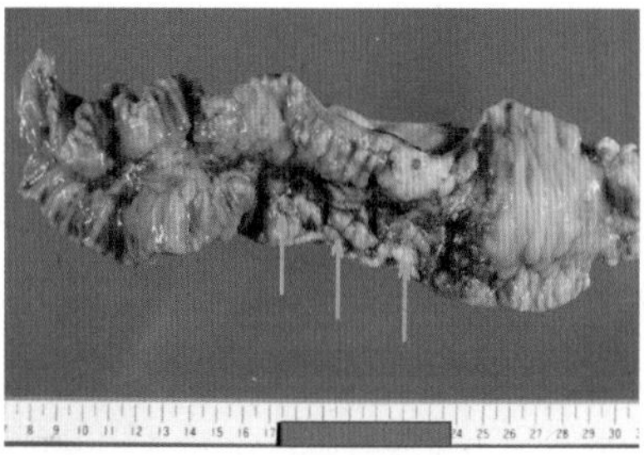

縦走潰瘍が認められる。

図3-7● クローン病

表3-1●感染性腸炎の分類

細菌性	赤痢菌，大腸菌，カンピロバクター，腸炎ビブリオ，腸チフス/パラチフス，サルモネラ，コレラ，エルシニア，結核，クロストリジオイデス（クロストリジウム）・ディフィシルなど
ウイルス性	ノロウイルス，ロタウイルス，アデノウイルス，サイトメガロウイルスなど
真菌性	カンジダ，アスペルギルスなど
寄生虫性	アニサキス，糞線虫，日本住血吸虫，回虫，蟯虫，赤痢アメーバなど

●**カンピロバクター腸炎**　夏季に多発する感染性腸炎である。鶏肉やその加工品，生レバーに多く，加熱不足や調理過程での2次感染で引き起こされる。

●**腸管出血性大腸菌腸炎**　病原性大腸菌による腸炎で，O157が多いがほかの大腸菌でも起こる。経口感染したO157が大腸内で増殖し，産生されたベロ毒素が大腸粘膜から吸収され血管に傷害を与える。

●**腸結核**　結核菌が経口的に腸に達し，潰瘍を形成する。特に回盲部に好発する。組織学的には肺と同じように乾酪壊死（かんらくえし）を伴う肉芽腫を形成する。

2 ウイルス性腸炎

●**ノロウイルス**　冬季の感染性腸炎の主な原因となるウイルスである。ほとんどが経口感染で，感染したカキなどの二枚貝を生あるいは加熱調理不十分で食べたときに感染する。

●**ロタウイルス**　乳幼児の下痢の原因となるウイルスである。乳幼児に嘔吐や下痢を起こす。白色便が特徴である。

●**サイトメガロウイルス**　ほとんどが幼少期にすでに不顕性（ふけんせい）感染をしているが，がんなどの悪性疾患や副腎皮質ステロイド薬・免疫抑制剤投与，臓器移植者など，免疫能が低下すると再活性化し発症する。血管内皮細胞や間質の細胞に感染する。

3 真菌性腸炎

肺に感染を起こすことが多いが，免疫能が低下すると腸炎も引き起こすことがある。

4 寄生虫性腸炎

●**アニサキス症**　最も頻度の高い寄生虫症であり，サバやアジ，イカなどの生の魚介類を食べることにより，主に胃や腸にアニサキス（*Anisakis marina*）の幼虫が寄生する。腹痛や悪心・嘔吐などを引き起こす。

●**偽膜性腸炎**　偽膜性腸炎（図3-8）では，抗菌薬の服薬中に下痢や腹痛を起こす。**菌交代現象**により増殖したクロストリジオイデス（クロストリジウム）・ディフィシル（*Clostridioides* [*Clostridium*] *difficile*）という菌の毒素により，腸管に偽膜とよばれるフィブリンや粘液，壊死物などが形成され，その下の粘膜表層部に壊死が起きるものである。

●**アメーバ性大腸炎**　アメーバ性大腸炎は，赤痢アメーバ（*Entamoeba histolytica*）の経口摂取により，粘血便や下痢，腹痛を起こすものである。組織学的には

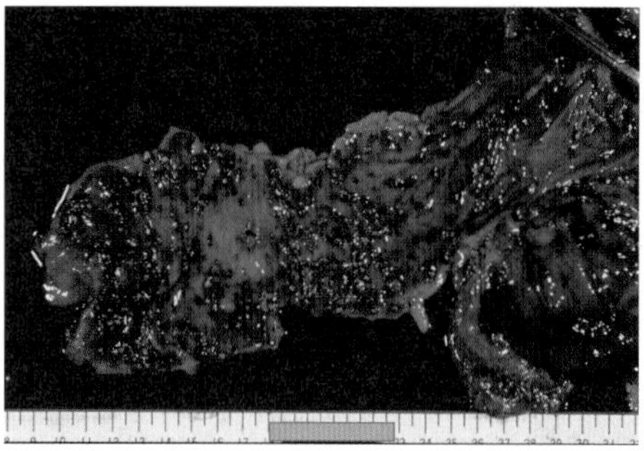

細かい粒状の偽膜の形成が認められる。

図3-8● **偽膜性腸炎**

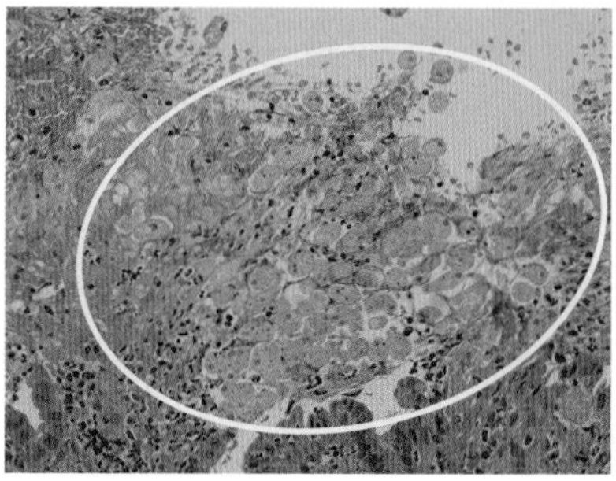

大腸にびらんがみられ，表層に栄養型のアメーバ虫体が多数みられる。

図3-9● **アメーバ性大腸炎**

潰瘍を形成し，その壊死巣内にアメーバが認められる（図 3-9）。

4. その他の炎症性疾患

●**虚血性大腸炎**　虚血性大腸炎は，高齢者に多く，急激な腹痛や下痢などで発症する。腸管の循環障害による。

●**大腸憩室炎**　粘膜筋板を伴う粘膜上皮が，腸管の外側に袋状に突出したものを大腸憩室という。腸管内圧の上昇や壁の脆弱性が原因といわれている。さらに炎症を伴ったものを憩室炎といい，重症になると腸管に穴があく穿孔を起こすことがある。

●**虫垂炎**　虫垂炎は，虫垂内腔の狭窄や閉塞を誘因として炎症を起こす疾患である。10～20 歳代に多い。原因としては糞石が多いが，その他異物や腫瘍，寄生虫，リンパ組織の過形成などがある。病理学的には炎症の程度により，①カタル性（粘膜表層に炎症が限局），②蜂巣炎性（虫垂壁全層に好中球浸潤），③壊疽性（虫垂壁に壊死を伴う）に分けられる（図 3-10）。

肉眼像

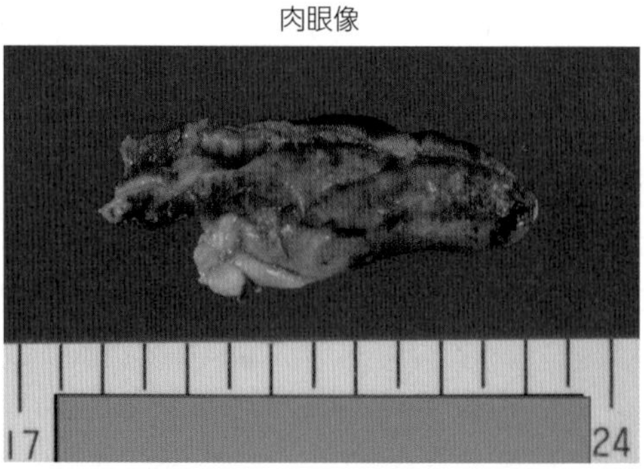

組織像

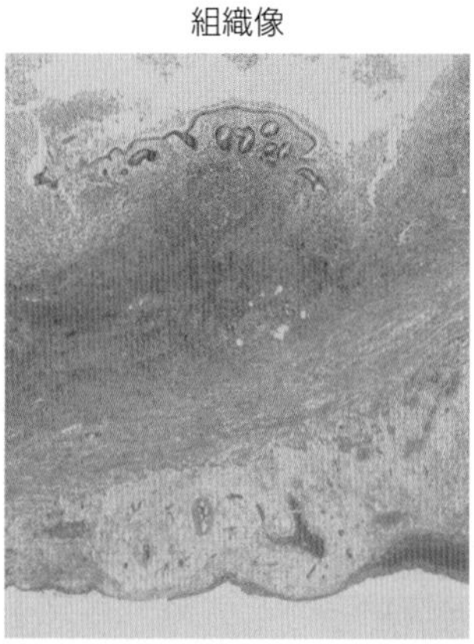

右の図では壁全層にわたり炎症細胞浸潤がみられ，上皮は一部で消失している。

図3-10● **虫垂炎**

5. 薬剤性腸炎

薬剤によって引き起こされる腸炎である。下痢や腹痛をきたす。原因薬剤としては抗菌薬が一番多く，そのほか抗がん剤や非ステロイド性抗炎症薬（NSAIDs）などがある。

6. 放射線腸炎

悪性腫瘍の放射線治療後において，炎症や潰瘍を起こすものである。

B 腫瘍性疾患

1. 大腸ポリープ

粘膜の盛り上がりをポリープとよび，大腸に起きるポリープを大腸ポリープという。ポリープは形態名であり，茎のない無茎性（Is），茎がはっきりしない亜有茎性（Isp），明らかな茎をもつ有茎性（Ip）があり（図 3-11），さらに組織学的に，腫瘍性のものと非腫瘍性のものがある（表 3-2）。

多くは無症状であるが，炎症を伴うと出血がみられる。

治療は，内視鏡的に切除することが多く，ポリープ摘除（ポリペクトミー）や内視鏡的粘膜切除術（EMR）を行う。

2. 大腸腺腫

ポリープのなかで，腫瘍性で良性のものを腺腫という（図 3-12）。組織学的に管状や絨毛状，鋸の歯状に増生するものがあり，また，核異型や構造異型の程度により，低異型度と高異型度に分類する。大腸の腺腫は放置すると腺がんに移行する。腺腫が多発する遺伝性疾患を**家族性大腸腺腫症**（**家族性大腸ポリポーシス**）という。

3. 大腸がん

大腸がん（図 3-13）は特に直腸およびS状結腸に多い。小腸がんは非常にまれ

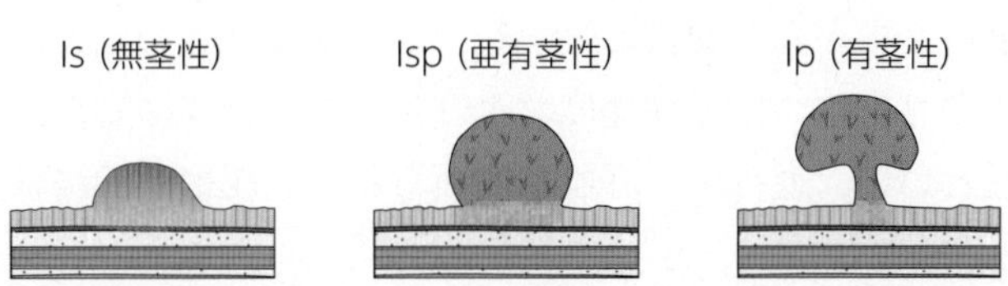

図3-11● 大腸ポリープの形

表3-2● 大腸ポリープの分類

腫瘍性	良性：腺腫 悪性：腺がん
非腫瘍性	炎症性ポリープ 過形成性ポリープ 若年性ポリープ ポイツ - ジェガーズ（Peutz-Jegher's）ポリープ

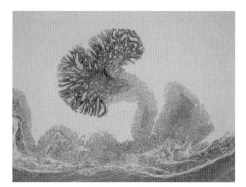
有茎性のポリープで頂部（頭の部分）に腺腫がみられる。

図3-12● 大腸ポリープの組織像（腺腫）

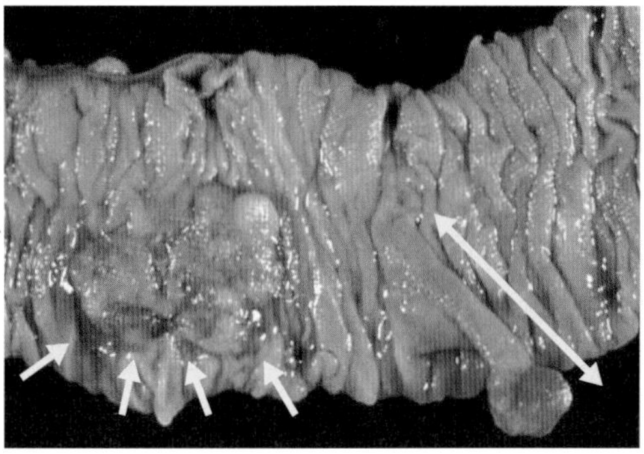

図3-13● 大腸がん（左の矢印）と大腸ポリープ（右の矢印）

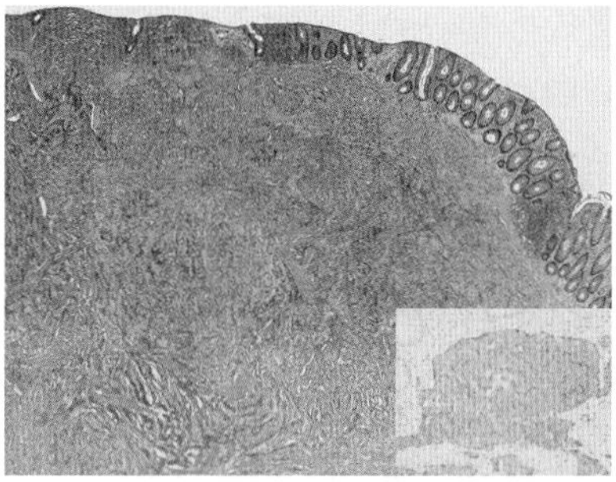
類円形核をもつ腫瘍細胞の索状の増殖がみられる。
挿入図の腫瘍細胞は免疫染色で，シナプトフィジン陽性。

図3-14● 神経内分泌腫瘍

であるが，その多くは十二指腸にみられる。

症状としては，主にがんからの出血や腸管狭窄（ちょうかんきょうさく）による便秘，下痢（げり）が生じる。胃がんと同じく，大腸がんも粘膜下層までにとどまるがんを早期がんという。肉眼的分類も胃がんと同様に，早期がん分類とボールマン分類を用いる。大腸がんにはボールマン2型が多い。

がんの深達度も胃がんと同様に表現し，がんが深いものほど予後は悪い。また，大腸がんの広がり方について深達度およびリンパ節転移の有無から考えた分類を**デュークス分類**といい，進行度の評価に用いられる。組織学的には高分化な腺がんが多い。

大腸内視鏡やX線検査，生検組織診などにより診断され，小さいものは内視鏡で切除する（ポリペクトミー，EMR，内視鏡的粘膜下剝離（はくり）術などの手技がある）。大きいものは外科的手術で摘除されるが，最近は腹腔鏡（内視鏡の一種）と専用の手術器具を用い，小さい傷で済む手術で行われることもある。

4. 神経内分泌腫瘍

消化管の内分泌細胞由来の腫瘍であり，核分裂数や増殖活性により G1～G3 に分けられる。G1 はカルチノイドといわれるもので，G3 は神経内分泌がんとされ，悪性度が高い（図 3-14）。

C 腹膜疾患

腹膜とは，腹腔および腸間膜，大網，腹腔内臓器の外側を覆う膜である。組織学的には結合織や血管，リンパ管を伴う一層の中皮細胞からなる。

1. 腹膜炎

腹膜炎とは，胃潰瘍や虫垂炎などの穿孔により炎症が生じたものである。非常に強い腹痛と白血球増加が起こり，速やかな外科手術が必要となる。がん細胞が腹膜に浸潤することをがん性腹膜炎とよび，腹水の貯留とともに腹水中から細胞診でがん細胞を見つけることができる。

2. 中皮腫

胸膜と同様に，腹膜にも中皮腫が発生する（第１章-Ⅲ-Ｂ「胸膜悪性中皮腫」参照）。

Ⅵ 肝臓疾患

肝臓は代謝の中心となる臓器であり，さらに栄養の貯留にもかかわっている。

1. 肝炎

肝炎は炎症期間の長さから，主に急性肝炎と慢性肝炎に分類される。また，原因の違いにより，ウイルス性，アルコール性，自己免疫性などに分けられる（表 3-3）。特に肝炎ウイルスの感染によるウイルス性肝炎が多い。ここでは主にＡ型，Ｂ型，Ｃ型ウイルス性肝炎について説明する。

1 Ａ型肝炎

Ａ型肝炎は経口感染によって発症する。飲み物や生ガキなどの食物を介してＡ型肝炎ウイルスが感染し，一時的にある地域に流行する。症状には食欲不振，全身倦怠感などがある。急性肝炎として経過し，慢性肝炎に移行することはほとんどない。

表3-3● 肝炎の分類

経過による分類	急性肝炎
	劇症肝炎
	亜急性肝炎
	慢性肝炎
原因による分類	ウイルス性肝炎；肝炎ウイルス（A型，B型，C型，その他［D型，E型など］），EBウイルス，ヘルペスウイルス　など
	自己免疫性肝炎
	アルコール性肝炎
	非アルコール性脂肪性肝炎（non-alcoholic steatohepatitis; NASH）
	薬剤性肝炎
	新生児肝炎

2 B型肝炎

B型肝炎ウイルスは血液や唾液（だえき），精液などを介して感染し，B型肝炎を発症する。また，胎盤（たいばん）や産道をとおして母体から感染する場合もある（垂直感染，母子感染）。感染しても発症しない人は**無症候性（むしょうこうせい）キャリア**（**病原体保有者**）とよばれ，後に慢性肝炎を発症する場合がある。今日ではB型肝炎ワクチンにより，予防ができるようになった。

3 C型肝炎

C型肝炎ウイルスは輸血や注射針の使い回しなどの血液を介して感染する。特にわが国では過去の輸血や血液製剤による感染がいまだに問題となっている。急性肝炎から50%以上の確率で慢性肝炎に移行し，さらに十数年～数十年で肝硬変（かんこうへん）から肝がんに進んでいく。治療としてはインターフェロン療法とともに最近は抗ウイルス薬が用いられる。

column

急性と慢性

肝炎は経過の違いにより，急性と慢性に分けられる。

●**急性肝炎**　肝細胞が変性や壊死を起こし，症状として発熱や食欲不振，全身倦怠感，また黄疸がある。特に経過が短く急激なものは**劇症肝炎**（急性肝不全）とよばれ，高度の肝機能障害を起こし，黄疸や意識障害，肝不全とともに急激に死に至ることがある。

●**慢性肝炎**　急性肝炎から移行するものと，最初から慢性肝炎になるものがある。原因のほとんどは肝炎ウイルス，それもC型肝炎ウイルスによるものである。組織学的にはグリソン鞘にリンパ球を主体とする炎症反応が起きる。

2. 脂肪肝

アルコールの大量摂取，中毒などにより，肝臓に脂肪が沈着したものを脂肪肝という（病理学総論図 4-7 参照）。特にアルコール性の場合，そのまま飲酒を続けるとアルコール性肝硬変に至る。

3. 肝硬変

様々な肝障害の後に陥る肝臓の終末像が肝硬変である。

肝炎からの移行やアルコールの長期摂取，慢性うっ血，寄生虫など様々な原因がある（表 3-4）。

症状には全身倦怠感や食欲不振，また肝機能障害により，①低たんぱく血症が生じることによる腹水貯留や浮腫，②女性ホルモン（エストロゲン）分解能力の低下による女性化乳房，③ビリルビン代謝障害による黄疸，④アンモニア処理能力低下による肝性脳症などが生じる。

肝硬変は，肉眼的には肝臓が萎縮し，肝臓表面に無数の凸凹が生じるものであるが（図 3-15 左），それは組織学的に線維化が起こり，正常の肝臓にみられる小葉構造が消失し，**偽小葉**とよばれる線維化に囲まれた異なった小葉を形成するためである（図 3-15 右）。

表3-4● 肝硬変の分類

原因による分類	ウイルス性
	栄養障害性
	アルコール性
	その他（慢性うっ血，胆汁うっ滞，寄生虫など）
再生結節による分類	甲型肝硬変（間質が広く，壊死を伴う）
	乙型肝硬変（間質が狭い）
	F 型肝硬変（脂肪変性を伴う）

肉眼像　組織像

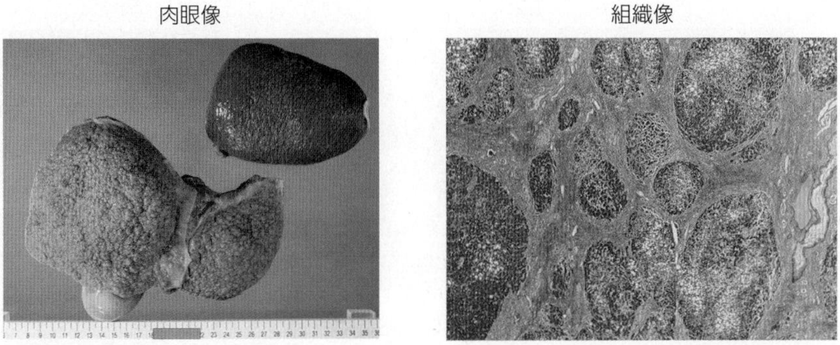

肝臓表面に無数の凸凹が生じる。脾臓（右上）は腫大している。

アザン染色。偽小葉の形成を認める。

図3-15● 肝硬変

肝臓の線維化により血液が流れにくくなるため，消化管から肝臓へ流れる血管である門脈の圧が上昇することを門脈圧亢進症という。肝臓に流入できない血液は**側副循環**（病理学総論第５章-Ⅲ-Ｄ「側副循環」参照）を介して心臓に戻ろうとする。その代表的な経路と疾患としては，①食道静脈を介する**食道静脈瘤**，②腹壁静脈を介する**メドゥサの頭**（ギリシャ神話に登場する蛇の髪をもつメドゥサに似たような静脈の拡張が腹部にみられる），③直腸や肛門周囲の静脈を介する**直腸静脈瘤**（**痔核**），④**脾腫**がある。また，門脈圧亢進や低たんぱく質血症により，腹水が生じる。

4. 肝がん

肝臓に生じる悪性腫瘍で一番多いのは，ほかの臓器からの転移によって起きる**転移性肝がん**である。肝臓に原発するがんには**肝細胞がん**（図 3-16 左）と胆管上皮から発生する**胆管細胞がん**がある。

1 肝細胞がん（ヘパトーマ）

肝臓に原発するがんのほとんどは，肝細胞に由来する肝細胞がん（図 3-16 右）である。50 歳以上の男性に多く，また，肝硬変に合併する肝細胞がんが多い。原因としてＢ型，Ｃ型肝炎ウイルス，カビ毒，アルコール，日本住血吸虫などがある。腫瘍マーカーとしては**α-フェトプロテイン**（AFP）が有名である。

2 胆管細胞がん

胆管は胆汁の通り道であり，肝臓内にある肝内胆管と肝臓外から十二指腸までの肝外胆管がある。肝内胆管と肝外胆管ともに胆管細胞がんが発生する。胆管細胞がんは，肝細胞がんより発生頻度は低く，肝硬変との合併は少ない。組織学的には腺がんであり，原因は不明である。

3 転移性肝がん

消化器がんや乳がん，肺がんが転移をしやすい。特に，大腸がんや肺がんは血行性に転移し，結節状に認められることが多い。

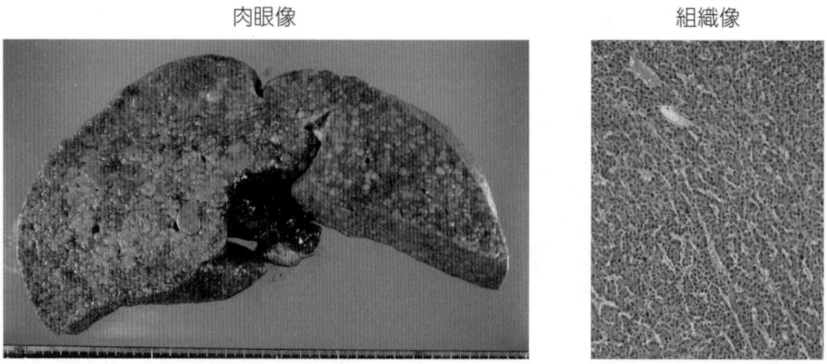

肝臓内にびまん性に大小のがん結節が認められる。

索状に並ぶ肝細胞がんがみられる。

図3-16● 肝細胞がん

Ⅶ 胆嚢・胆道疾患

肝内および肝外胆管・胆嚢は胆汁の通路であり，胆道とよばれる。胆嚢は肝臓で産生される胆汁の貯留および濃縮，貯蔵を行う。

1. 胆石症

胆道や胆嚢に生じる結石を胆石という。女性に多い。胆石は胆汁の構成成分のバランス異常によって生じる。胆石は成分の違いによりビリルビン結石とコレステロール結石に分けられる。無症状の場合もあるが，上腹部疼痛（疝痛発作）や発熱，黄疸が生じるものもある。治療としては腹腔鏡を用いた胆嚢摘出術が一般的である。

2. 胆嚢炎

胆嚢炎（図3-17）は，胆嚢に発生する炎症で，急性と慢性がある。原因として急性では腸からの逆行性感染による大腸菌感染によるものが多く，慢性では胆石によるものが多い。

3. 胆道がん，胆嚢がん

胆道に生じるがんを胆道がん，胆嚢に生じるがんを胆嚢がんといい，ともに腺がんである。このうち特に胆嚢がんは女性に多く，また胆石の合併が多い。

Ⅷ 膵臓疾患

膵臓は十二指腸に接し，胃の裏側に位置する細長い臓器である。消化液を分泌す

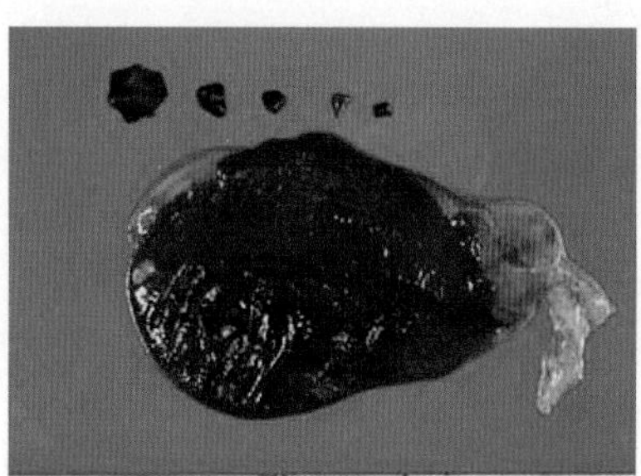

数個の胆石を伴う胆嚢炎がみられる。

図3-17● 胆石症と胆嚢炎

る外分泌腺と，ホルモン（インスリンやグルカゴンなど）を分泌する内分泌腺（ランゲルハンス島）をもつ。内分泌腺の疾患については後述する（第５章「内分泌・代謝疾患」参照）。

1．膵炎

膵炎は，急性膵炎と慢性膵炎に分けられる。

1 急性膵炎

急性膵炎は，胆石やアルコールの大量摂取などが原因となり，膵臓から分泌される消化液が膵臓内で自己消化してしまうことで，膵臓内に出血や壊死が生じる。症状としては強い上腹部痛が起き，血清中および尿中のアミラーゼが上昇する。

2 慢性膵炎

慢性膵炎は，アルコールの大量摂取を原因とするものが多く，膵臓内に線維化や石灰化，嚢胞形成などが起こり，膵臓実質が脱落し消化吸収障害や糖尿病が生じる。

2．膵がん

膵がんは男性に多い。組織学的には膵管上皮由来のものが多く腺がんである。膵頭部に多く発生し，総胆管を圧迫するため黄疸が起こりやすい。そのほかの症状としては腰背部痛や腹痛，食欲不振などがある。特に膵体部や膵尾部に発生するがんは症状の出現が遅く，進行してから発見されるため予後は不良である。

学習の手引き

1. 消化器官の人体における位置について図示してみよう。
2. 消化器のがんについてその特徴をまとめてみよう。
3. 肝炎のタイプとそれぞれの特徴について，一覧表にまとめてみよう。
4. 消化器疾患と生活習慣の関係について整理してみよう。

第３章のふりかえりチェック

次の文章の空欄を埋めてみよう。

1 唾液腺炎

ムンプスウイルスによるものを［ 1 ］（［ 2 ］）という。自己免疫疾患によるものは［ 3 ］という。

2 食道がん

［ 4 ］歳以上の男性に多く，原因には［ 5 ］，［ 6 ］，［ 7 ］が関与するといわれている。組織型としては［ 8 ］が大部分である。

3 胃がんの肉眼分類

早期胃がんは隆起・平坦・へこみでⅠ～Ⅲ型に分類され，進行胃がんは［ 9 ］により１～４型に分類される。

4 大腸憩室炎

粘膜筋板を伴う粘膜上皮が，［ 10 ］に袋状に突出したものを大腸憩室という。［ 11 ］や［ 12 ］が原因といわれている。

5 腹膜炎

胃潰瘍や虫垂炎などの［ 13 ］により炎症が生じたものである。非常に強い腹痛と［ 14 ］が起こり，速やかな［ 15 ］が必要となる。

6 肝硬変

肝硬変では，肉眼的に肝臓が萎縮し，肝臓表面に［ 16 ］がみられるが，これは組織学的に［ 17 ］が起こり，正常の肝臓にみられる小葉構造が消失し，［ 18 ］が形成されているためである。

■ 病理学各論

第4章 血液・造血器疾患

▶学習の目標

- ●貧血の種類と，原因および病態を理解する。
- ●白血病の種類と，原因および病態を理解する。
- ●悪性リンパ腫の種類と，原因および病態を理解する。
- ●血友病，血小板減少症の病態を理解する。

血液の中の細胞成分である血球は，赤血球（酸素運搬），白血球（免疫(めんえき)），血小板（止血）より構成される。このうち赤血球と血小板は骨髄(こつずい)で造られ，脾臓(ひぞう)で破壊処理される。一方，白血球は骨髄で産生され，リンパ節で分化・成熟する。造血器とは，これら骨髄，リンパ節，脾臓などの臓器を指していう。

I 貧血

貧血とは，血液中の赤血球数（正常赤血球数：450万～500万/μL）およびヘモグロビン量（正常ヘモグロビン量：14～16 g/dL）が減少する病態であり，この貧血が生じると息切れ，動悸(どうき)，立ちくらみ，全身倦怠感(けんたいかん)（疲れやすい）などの症状がみられるようになる。

1. 鉄欠乏性貧血

鉄欠乏性貧血は，血色素であるヘモグロビンの原料である鉄分が不足するために生じるものであり（図4-1），その背景には，摂取不足（若年女性），出血（消化管出血，女性性器出血など），全身消耗（悪性腫瘍(しゅよう)など）などが関与している。

鉄欠乏性貧血の改善には，出血源の治療，鉄剤投与を行う。

2. 巨赤芽球性貧血（悪性貧血）

巨赤芽球性(きょせきがきゅうせい)貧血は，胃摘出術後(いてきしゅつじゅつご)の摂取不足や自己免疫異常によってビタミンB_{12}や葉酸(ようさん)が不足し，正常な赤血球を造ることができず，巨大な異常赤血球（巨赤芽球）が増えることによって生じる。

治療は，ビタミンB_{12}および葉酸の投与を行う。

正常な血液 / 鉄欠乏性貧血患者の血液

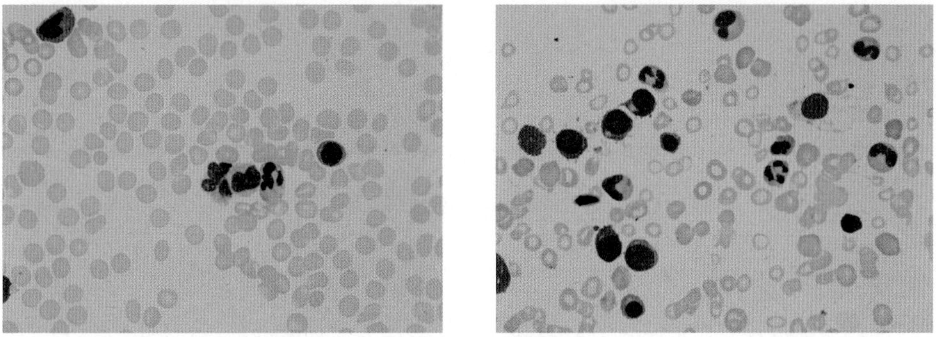

赤血球は均一な大きさの円盤状である。

赤血球は不均一な小型で，中心部のヘモグロビン色素が減少しドーナツ状に見える。

図4-1● 鉄欠乏性貧血

3. 再生不良性貧血

再生不良性貧血とは，原因不明の遺伝子異常や放射線被曝，薬物によって起こる骨髄機能不全である。再生不良性貧血は重度の貧血や白血球減少をもたらし，感染症を引き起こす（図 4-2）。

再生不良性貧血に対しては，輸血や副腎皮質ステロイド薬投与を行うが，重症例の場合には骨髄移植が必要になる。

4. 溶血性貧血

本来 120 日の寿命がある赤血球が，異常によって寿命よりも早く破壊されることで起こる貧血が溶血性貧血である。溶血性貧血には，先天性（遺伝性球状赤血球症，鎌状赤血球症）と後天性（自己免疫性溶血性貧血，発作性夜間ヘモグロビン尿

正常な骨髄 / 再生不良性貧血患者の骨髄

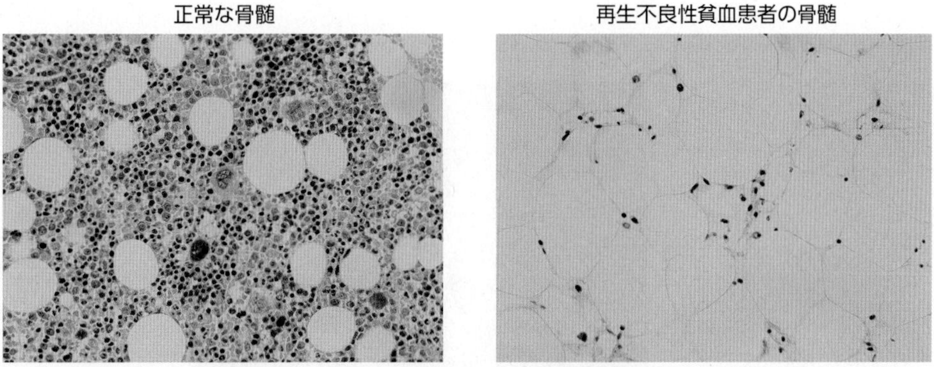

赤芽球（赤血球のもと），骨髄球（好中球のもと），巨核球（血小板のもと），リンパ球などが保たれている。

造血器細胞が非常に減少し脂肪細胞に置き換わっている。正常な血球を造ることができない。

図4-2● 再生不良性貧血

症）がある。

Ⅱ 白血病

白血病は，骨髄に起こる白血球の悪性腫瘍（がん）であり，血液中に多数の白血病細胞（がん細胞）が出現する。小児や若年者にも多い悪性腫瘍である。顆粒球系（好中球，組織球など）が腫瘍化したものを骨髄性白血病，リンパ球系（リンパ球）が腫瘍化したものをリンパ性白血病という。腫瘍細胞の特徴によって，急性白血病（幼若細胞が多い）（図 4-3 左）と慢性白血病（成熟細胞が多い）（図 4-3 右）に分類される。

急性骨髄性白血病　　慢性骨髄性白血病

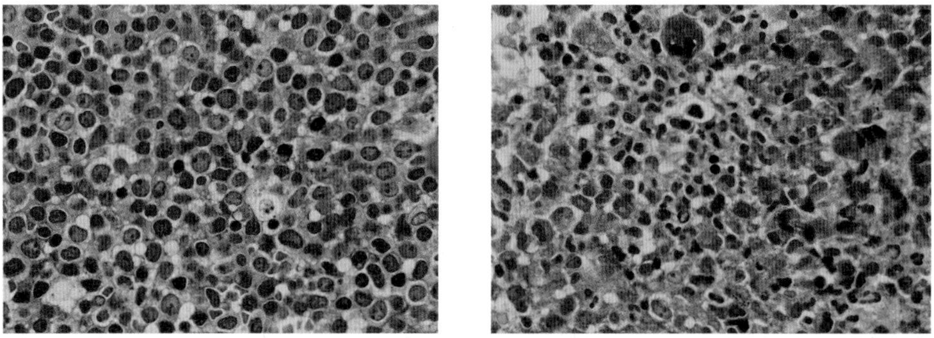

幼若な細胞（白血病細胞）のみが増殖している。

白血病細胞は目立たず，様々な血球が増殖している。

図4-3● 白血病の組織像

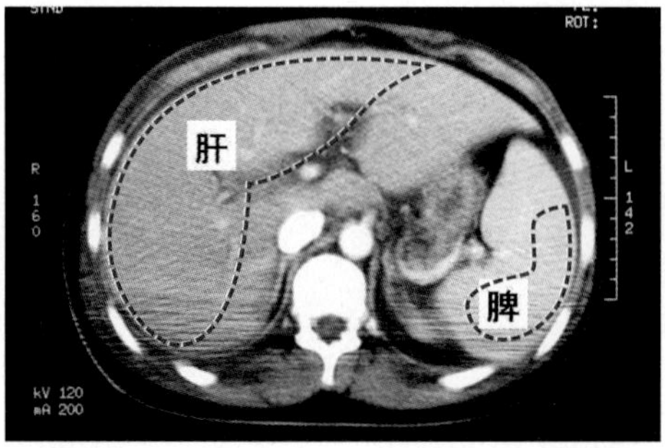

----：正常な肝臓および脾臓の大きさ（目安）

図4-4● 慢性骨髄性白血病患者の肝腫大と脾腫大（腹部CT検査）

白血病の多くは遺伝子異常が原因であり，その遺伝子異常は，放射線被曝や特殊な化学薬品によっても生じる。

●**症状** 貧血，発熱，出血傾向（出血しやすくなる），全身倦怠感，体重減少，リンパ節・肝臓・脾臓の腫大（大きく腫れる。図4-4），重症の感染症（肺炎など）などがみられる。

●**治療** 白血病の治療は化学療法（抗がん剤）が中心であるが，場合によっては骨髄移植を行う。また，病態によっては，輸血や抗菌薬投与などの治療（支持療法）も必要になる。

1. 急性白血病

1 急性骨髄性白血病

急性骨髄性白血病は，成人～高齢者に多く発症する。多くの種類があり，幼若な白血病細胞が多い型（骨髄芽球性白血病），凝固異常を起こす型（前骨髄球性白血病），

column

骨髄移植

通常の化学療法だけでは白血病細胞が死滅せず再発することがある。しかし，すべての白血病細胞を死滅させる強力な治療をすると，生存に不可欠な骨髄組織も完全に破壊され，患者自身も死亡することがある。そこで強力な化学療法・放射線療法で白血病細胞を完全に死滅させた後に，提供者（ドナー）の骨髄を移植（採取した骨髄液を患者に点滴）し，白血病に侵された骨髄を正常な骨髄に完全に入れ替える治療法が骨髄移植である。骨髄移植には高度な技術が必要であり，内科医による“メスを使わない移植手術”である（図）。

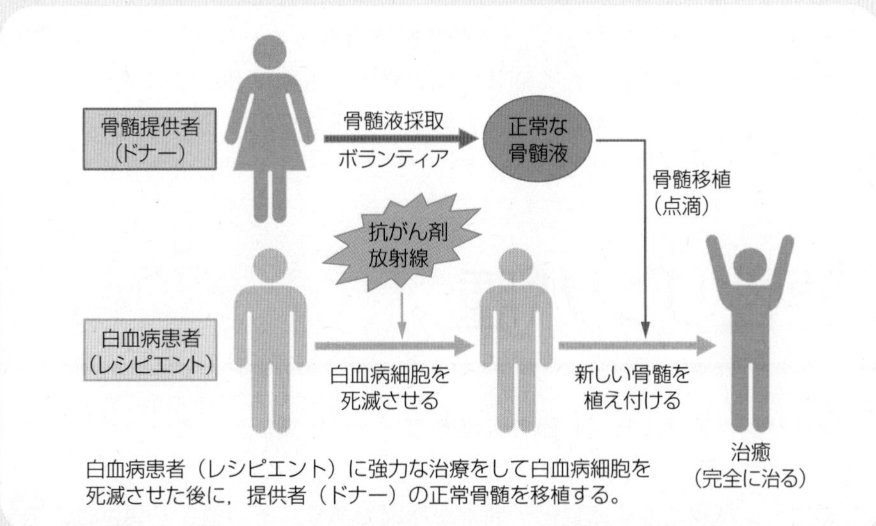

図● 骨髄移植の流れ

単球（組織球）が増殖する型（単球性白血病），赤血球系細胞も増殖する型（赤白血病）などがある。

❷ 急性リンパ性白血病

急性リンパ性白血病は，小児に多い悪性腫瘍の代表である。小児例の場合は適切な化学療法と骨髄移植により治癒することが多くなった。

2. 慢性白血病

❶ 慢性骨髄性白血病

慢性骨髄性白血病は，特殊な染色体異常（フィラデルフィア染色体）が引き起こす遺伝子異常が原因で生じる。初期には症状はほとんどみられないが，進行すると肝腫大や脾腫大が多くみられるようになり，急性白血病に移行する（急性転化）。

❷ 慢性リンパ性白血病

慢性リンパ性白血病は，わが国では非常にまれな疾患であるが，欧米では最も多い白血病である。免疫異常を起こすことが多い。

3. 骨髄異形成症候群

骨髄異形成症候群は，高齢者に多くみられる疾患である。急性白血病になる可能性のある疾患（前白血病状態）であり，軽症の場合には輸血だけで治療するが，白血病に移行すると治療が非常に難しい。

4. 成人T細胞白血病

成人T細胞白血病は，わが国で発見された白血病であり，九州や沖縄地方に発生が多い。ヒト（成人）T細胞白血病ウイルス（human T-lymphotropic virus I；HTLV-1）感染が原因となる。HTLV-1は主に乳児期に母乳を介して母親から子に感染し，わが国には約100万人の持続感染者（キャリア）がいる。HTLV-1キャリアのほとんどはまったく症状がないまま一生を終えるが，キャリアの約5％が感染から30～50年経過して成人T細胞白血病（またはリンパ腫）を発症する。発症すると治療が非常に難しい。

Ⅲ 悪性リンパ腫

悪性リンパ腫は，リンパ節や各臓器のリンパ組織に起こるリンパ球の悪性腫瘍である。

悪性リンパ腫の多くは遺伝子異常が原因であり，その遺伝子異常は，放射線被曝や特定の細菌・ウイルス感染などによっても生じる。

症状としては，全身のリンパ節腫大，体重減少，貧血，全身倦怠感，感染症などがみられる。

治療には化学療法（抗がん剤）が行われるが，支持療法も必要である。

1. ホジキンリンパ腫

ホジキンリンパ腫（図4-5左）は，わが国では悪性リンパ腫の５％に過ぎないが，欧米では30%を占める。腫瘍組織の顕微鏡像でホジキン細胞やリード-シュテルンベルグ細胞と名付けられた特徴的な腫瘍細胞がみられる。エプスタイン-バーウイルス（EBV）というウイルス感染が関与していることもある。適切な治療により90%以上の確率で治癒するようになった。

2. 非ホジキンリンパ腫

非ホジキンリンパ腫は，わが国における悪性リンパ腫の95%を占める。Bリンパ球の悪性腫瘍であるB細胞性リンパ腫とTリンパ球またはNK細胞の悪性腫瘍であるT/NK細胞性リンパ腫に分類される。

❶ びまん性大細胞型B細胞性リンパ腫（B細胞性，中～高悪性度）

びまん性大細胞型B細胞性リンパ腫は，最も多い種類のリンパ腫であり，リンパ節以外の臓器に多く発生する。

❷ 濾胞性リンパ腫（B細胞性，低悪性度）

濾胞性（ろほうせい）リンパ腫（図4-5右）は，頸部（けいぶ）リンパ節や腹部リンパ節に多く発生し，進行はゆっくりであるが治りにくい。

❸ MALTリンパ腫（B細胞性，低悪性度）

MALTリンパ腫は，胃に多く発生する。ヘリコバクター・ピロリ感染が原因になる。悪性腫瘍であるにもかかわらず，抗菌薬で除菌をするだけで自然治癒することが多い。

ホジキンリンパ腫

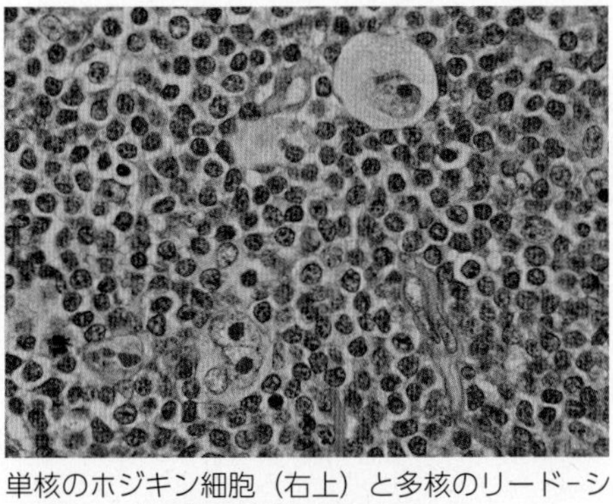

単核のホジキン細胞（右上）と多核のリード-シュテルンベルグ細胞が特徴である。

非ホジキンリンパ腫

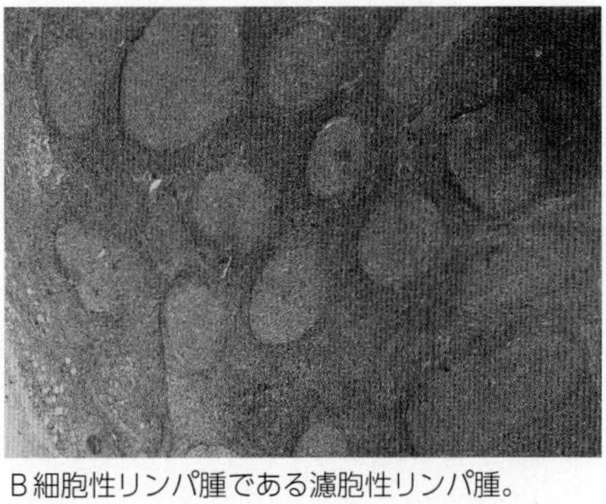

B細胞性リンパ腫である濾胞性リンパ腫。

図4-5● 悪性リンパ腫

4 末梢性T細胞リンパ腫（T細胞性，中〜高悪性度）

末梢性（まっしょうせい）T細胞リンパ腫は，B細胞性リンパ腫よりもその発生は少ないが，治りにくい。皮膚にできるリンパ腫として多くみられる。

5 成人T細胞リンパ腫（T細胞性，高悪性度）

成人T細胞リンパ腫は，HTLV-1感染が原因となる成人T細胞白血病と同様であり，発症すると治療が非常に難しい。

3. 多発性骨髄腫

多発性骨髄腫（こつずいしゅ）は，高齢者に多く発生する形質細胞（リンパ球の一種）の悪性腫瘍（しゅよう）である。骨髄や骨で増殖するため，骨折しやすくなる（病的骨折）。腫瘍が異常な免疫（めんえき）グロブリンを産生し，免疫不全や腎不全を引き起こす。

Ⅳ その他の血液・造血器疾患

1. 血友病

血友病は，血液凝固因子（血液を固める作用）の産生異常を原因とする疾患で，伴性潜性（劣性）遺伝疾患であり，男子に多い。血友病A（第Ⅷ因子活性欠乏）と血友病B（第Ⅸ因子活性欠乏）がある。

関節，筋肉，消化管や脳に重篤（じゅうとく）な内出血を起こす。

治療として凝固製剤（血液製剤*の一種）の投与を一生続ける。

2. 血小板減少症

血小板減少症は，出血を止める（止血）作用がある血小板が減少する疾患であり，この疾患に罹患（りかん）すると出血しやすくなり，いったん出血すると止血しにくい。

1 特発性血小板減少性紫斑病

特発性血小板減少性紫斑病（しはんびょう）は，自己免疫異常によって血小板が減少する疾患であり，急性型（小児に多い）と慢性型（若年女性に多い）がある。

治療として副腎皮質ステロイド薬投与を行う。

2 播種性血管内凝固症候群（DIC）

播種性（はしゅせい）血管内凝固症候群は，感染症，ショック，悪性腫瘍などによって起こる止血・凝固異常である。全身の血管内で血小板が消費され多数の血栓ができ，臓器障害を引き起こす。

＊**血液製剤**：ヒト血液から作る薬剤。わが国では1980年代にヒト免疫不全ウイルス（HIV）で汚染された輸入凝固製剤を投与された血友病患者に多数のHIV感染者・後天性免疫不全症候群（AIDS）患者が発生した。

学習の手引き

1. 貧血の種類と特徴について述べてみよう。
2. 血液・造血器の悪性腫瘍について分類し，その特徴を一覧表に整理してみよう。
3. 血友病と同じように遺伝性疾患といわれるものにどのようなものがあるかを調べ，それぞれの特徴について述べてみよう。

第4章のふりかえりチェック

次の文章の空欄を埋めてみよう。

1 貧血

・鉄欠乏性貧血：鉄の摂取不足，出血（[1]，[2]），全身消耗（[3]）などが関与している。

・巨赤芽球性貧血：胃摘出術後の摂取不足，自己免疫異常による[4]や[5]の不足により，正常な赤血球をつくることができず，巨大な異常赤血球が増えることによる。

・再生不良性貧血：重度の貧血や[6]をもたらし，感染症を引き起こす。

・溶血性貧血：先天性や後天性の異常により，[7]が本来の寿命よりも早く破壊されることで起こる。

2 急性骨髄性白血病

急性骨髄性白血病には多くの種類があり，幼若な白血病細胞が多い型（[8]），凝固異常を起こす型（[9]），単球（組織球）が増殖する型（[10]），赤血球系細胞も増殖する型（[11]）などがある。

成人T細胞白血病では，ヒトT細胞白血病ウイルスが主に乳児期に[12]を介して母親から子に感染する。

3 悪性リンパ腫

・非ホジキンリンパ腫：わが国における悪性リンパ腫の[13]%を占める。[14]と[15]に分類される。

・多発性骨髄腫：骨髄や骨で腫瘍が増殖するため，[16]しやすくなる。腫瘍が異常な免疫グロブリンを産生し，[17]や[18]を引き起こす。

4 播種性血管内凝固症候群（DIC）

播種性血管内凝固症候群は，感染症，ショック，悪性腫瘍などによって起こる[19]である。

■ 病理学各論

第5章 内分泌・代謝疾患

▶学習の目標

- ●下垂体のホルモン分泌異常による機能亢進症・機能低下症の病態を理解する。
- ●甲状腺，副甲状腺，副腎からのホルモン分泌異常による症状を理解する。
- ●糖尿病の原因と病態を理解する。
- ●三大栄養素およびビタミンの代謝異常について理解する。

生体は，栄養素や水分などの必要な物質をからだの外部から摂取して利用し，不必要になったものを排泄して全身のバランスや生命活動を維持している。これを代謝(たいしゃ)という。代謝に重要な物質として，**ホルモン**があり，このホルモンを産生する臓器を内分泌(ないぶんぴつ)器官という。内分泌器官には下垂体(かすいたい)，甲状腺(こうじょうせん)，膵臓(すいぞう)などがある。

内分泌器官の疾患では，ホルモンの分泌に異常が生じる結果，全身のバランスが崩れて病気となることが多い。ホルモンが大量に産生されると**機能亢進症**(きのうこうしんしょう)となり，逆に不足すると**機能低下症**となる。また，栄養素の過不足も代謝に異常をきたす結果，様々な病気を引き起こす。

I 下垂体疾患

下垂体は前葉(ぜんよう)と後葉(こうよう)からなる器官であり，頭蓋底部(とうがいていぶ)トルコ鞍(あん)内に存在する。下垂体は多くのホルモンを産生するため，下垂体疾患ではホルモン産生の異常に伴い，様々な症状をきたすことが多い（表5-1）。

1. 下垂体前葉の疾患

下垂体前葉の疾患の多くは機能亢進症であり，その大部分は下垂体ホルモンを過剰に分泌する**腺腫**(せんしゅ)による。機能低下症の代表的なものが低身長症（小人症）である。

2. 下垂体後葉の疾患

下垂体後葉の疾患としては尿崩症(にょうほうしょう)が知られている。尿崩症では抗利尿ホルモン（antidiuretic hormone；ADH）の減少により，尿量の増加や多飲を生じる。

表5-1●下垂体ホルモンと代表的な疾患

分泌部位	ホルモンの種類	機能亢進症	機能低下症
下垂体前葉	成長ホルモン	巨人症	低身長症（小人症）
	プロラクチン	乳汁漏出・不妊症	――
	性腺刺激ホルモン	性早熟症	無月経症
	甲状腺刺激ホルモン	甲状腺機能亢進症	甲状腺機能低下症
	副腎皮質刺激ホルモン	クッシング病	低血糖症
下垂体後葉	抗利尿ホルモン	――	尿崩症
	オキシトシン	――	――

Ⅱ 甲状腺疾患

甲状腺は頸部前面に存在する蝶々形の器官である。

●**甲状腺機能亢進症**　甲状腺疾患の代表的なものが**バセドウ病**である。バセドウ病は若年女性に多くみられる自己免疫疾患で，甲状腺機能亢進症の一つである。甲状腺ホルモンの分泌が増加し，次に示す**メルセブルグ三徴**を特徴的な症状とする。

①甲状腺が腫大する。
②頻脈が認められる。
③眼球が突出する。

●**甲状腺機能低下症**　代表的疾患には**慢性甲状腺炎（橋本病）**がある。女性に圧倒的に多い自己免疫疾患で，粘液水腫や徐脈，低体温を起こす。

このほかの甲状腺疾患としては，**甲状腺がん**などが知られている。甲状腺がんは女性に多く，乳頭がん，濾胞がん，髄様がん，未分化がんに分類され，未分化がんは極めて予後不良である。

Ⅲ 副甲状腺疾患

副甲状腺は甲状腺両側の外後側および下端に接して４個存在する器官である。

副甲状腺ホルモンは血中のカルシウム量の調節に関係する。副甲状腺疾患に伴って，副甲状腺ホルモンの分泌が増加すると，骨などからカルシウムが動員される結果，**高カルシウム血症**や**骨軟化症**をきたす。逆に副甲状腺ホルモンが減少した場合には，**低カルシウム血症**や**テタニー**（筋肉の痙攣）がみられる。

Ⅳ 副腎疾患

副腎は，両側の腎臓上部に接して存在する器官である。副腎は皮質と髄質(ずいしつ)に分けられ，皮質はコルチゾールやアルドステロンを，髄質はカテコールアミンを産生する。

1. 副腎皮質疾患

副腎皮質疾患の多くは機能亢進症(きのうこうしんしょう)であり，その大部分は皮質の過形成や腺腫(せんしゅ)による。

クッシング症候群では，コルチゾールの分泌(ぶんぴつ)過剰により満月様顔貌(がんぼう)や糖尿病がみられる。ステロイド治療による副作用として生じることもある。

原発性アルドステロン症は，アルドステロンの分泌過剰により高血圧や多尿がみられる。

機能低下症としては**アジソン病**が知られており，低血圧や体重減少を症状とする。

2. 副腎髄質疾患

副腎髄質疾患として**褐色細胞腫**(かっしょくさいぼうしゅ)が知られている。褐色細胞腫ではカテコールアミンの分泌過剰により，高血圧や高血糖を起こす。

Ⅴ 膵島腫瘍

膵島腫瘍(すいとうしゅよう)の多くは良性腫瘍である。ホルモンを産生する**機能性腫瘍**とホルモンを産生しない**非機能性腫瘍**に分けられる。機能性腫瘍では産生されるホルモンによって症状が異なる。

Ⅵ 糖尿病

糖尿病は，膵ランゲルハンス島 β 細胞から分泌されるインスリンの分泌量の減少，もしくは作用の低下によって起こる疾患である。高血糖が持続する結果，全身の臓器に様々な症状を起こす（図 5-1）。

糖尿病は 1 型糖尿病，2 型糖尿病，クッシング症候群などのほかの病気に伴うも

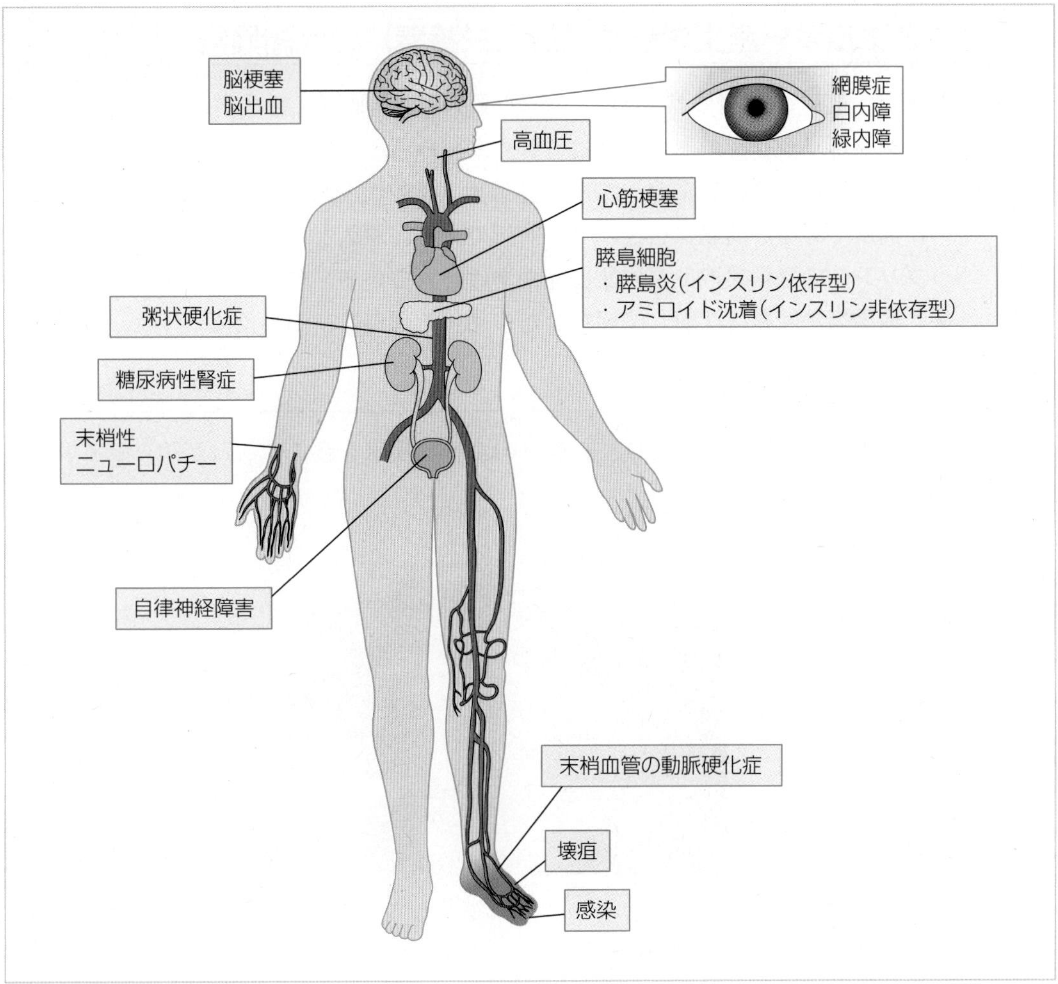

図5-1● **糖尿病の合併症**

の，妊娠糖尿病などに分けられる。

1型糖尿病はインスリンの絶対的欠乏により発症し，若年層に多い。**2型糖尿病**はインスリンが相対的に不足した状態で，末梢組織でのインスリンに対する感受性の低下，あるいは膵臓におけるインスリン分泌能の低下によって生じる。わが国の糖尿病の約 95% は 2 型糖尿病である。

Ⅶ その他の内分泌・代謝疾患

その他の内分泌・代謝疾患では，糖質・脂質・たんぱく質（エネルギー産生栄養素，三大栄養素）やビタミンの代謝異常が重要である。

1 呼吸器疾患
2 循環器疾患
3 消化器疾患
4 血液・造血器疾患
5 内分泌・代謝疾患
6 腎・泌尿器疾患
7 脳・神経疾患
8 女性生殖器疾患・乳腺疾患
9 運動器疾患
10 感覚器疾患

1. エネルギー産生栄養素（三大栄養素）の代謝異常

糖質・脂質の代謝異常として，過剰摂取に伴う肥満，糖尿病，動脈硬化症がある。**メタボリックシンドローム**はこれらが絡み合った病態である。

たんぱく質の代謝異常の一つとしてプリン体の代謝異常がある。その結果起こるのが痛風（つうふう）である。**痛風**は男性に多い病気である。原因として，大量の肉食などに伴う**プリン体**の過剰摂取や高尿酸血症があげられている。痛風では，高尿酸血症の結果，尿酸塩が組織に沈着し関節炎などの症状を起こす（図 5-2）。

2. ビタミンの代謝異常

過剰摂取や摂取不足により，表 5-2 のような疾患を起こすことが知られている。

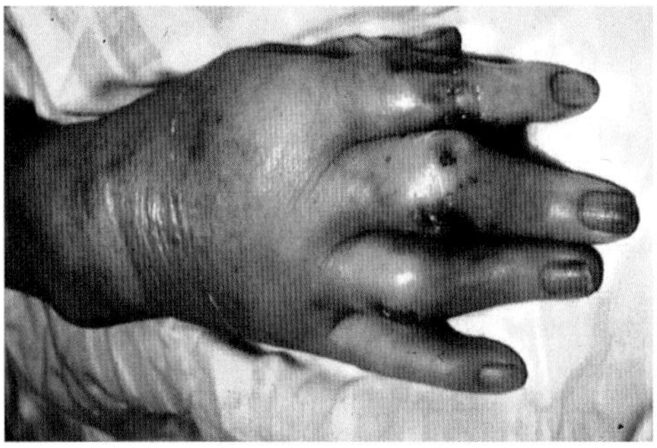

図5-2● 痛風による手指の関節炎

表5-2● 主なビタミン過剰症と欠乏症

ビタミンの種類		過剰症	欠乏症
脂溶性	ビタミン A	頭痛，悪心・嘔吐	夜盲症，ドライアイ
	ビタミン D	高カルシウム血症	くる病
	ビタミン E		未熟児溶血性貧血
	ビタミン K	溶血性貧血	出血傾向
水溶性	ビタミン B_1	水溶性ビタミンは尿から排泄されやすいため，過剰症は極めてまれである	脚気
	ビタミン B_2		口角炎，皮膚炎
	ビタミン B_6		口内炎，皮膚炎
	ビタミン B_{12}		悪性貧血
	葉酸		胎児の神経管閉鎖障害
	ビタミン C		皮下出血

学習の手引き

1. ホルモンの種類とそれらホルモンの産生に関与する内分泌器官について整理してみよう。
2. 甲状腺疾患と副甲状腺疾患のそれぞれにつき，どのような症状が特徴的にみられるか述べてみよう。
3. 糖尿病をそのタイプ別に特徴を整理しておこう。

第5章のふりかえりチェック

次の文章の空欄を埋めてみよう。

1 下垂体疾患

下垂体前葉の疾患の多くは［ 1 ］で，大部分は下垂体ホルモンを過剰に分泌する［ 2 ］による。機能低下症の代表的なものが［ 3 ］(［ 4 ］) である。下垂体後葉の疾患としては［ 5 ］が知られている。

2 副甲状腺疾患

副甲状腺疾患に伴って，副甲状腺ホルモンの分泌が増加すると，骨などからカルシウムが動員され，［ 6 ］や［ 7 ］をきたす。副甲状腺ホルモンが減少した場合には，［ 8 ］や［ 9 ］(筋肉の痙攣) がみられる。

3 副腎皮質疾患

副腎皮質機能亢進症には［ 10 ］，［ 11 ］があり，副腎皮質機能低下症では［ 12 ］が知られている。

4 糖尿病

・1型糖尿病：インスリンの［ 13 ］により発症し，［ 14 ］に多い。
・2型糖尿病：インスリンが［ 15 ］した状態。末梢組織でのインスリンの［ 16 ］，膵臓におけるインスリンの［ 17 ］による。

5 痛風

たんぱく質の代謝異常の一つとして［ 18 ］の代謝異常がある。その結果起こるのが痛風であり，［ 19 ］に多い病気である。原因として，大量の肉食などに伴う［ 18 ］の過剰摂取や［ 20 ］があげられている。

■ 病理学各論

第6章 腎・泌尿器疾患

▶学習の目標

- ●腎臓の炎症性疾患・腫瘍性疾患，および腎不全の病態を理解する。
- ●膀胱の炎症性疾患・腫瘍性疾患の病態を理解する。
- ●前立腺の疾患の病態を理解する。
- ●精巣の疾患の病態を理解する。

腎臓(じんぞう)は老廃物の体外への排泄や血圧調節，水・電解質の調節を行っている。腎臓は皮質と髄質(ずいしつ)からなり，皮質には尿を生産する糸球体およびボーマン嚢(のう)，そして尿が流れる尿細管(にょうさいかん)がある。髄質にも尿細管が通るほかに集合管がある。尿は最後に腎盂(う)に集まり，尿管→膀胱(ぼうこう)→尿道へと続き体外へ排泄される。

ここでは腎臓疾患とともに尿路および男性生殖器の代表的な疾患について述べる。

I 腎臓の疾患

1. 腎不全および尿毒症

腎臓の排泄機能障害を**腎不全**といい，急性と慢性に分けられる。**急性腎不全**は急激に発症し，多くは可逆性である。原因として，①腎血流量の低下（ショックや心不全，外傷など），②腎臓自体の障害（**急性尿細管壊死(えし)**など），③尿路の通過障害によるもの（結石，前立腺肥大(ぜんりつせんひだい)など）がある。**慢性腎不全**はゆるやかに経過し，多くは不可逆性である。あらゆる腎臓疾患の終末像として認められる。

腎不全になると尿の排出が減少（乏尿）や消失（無尿）し，尿中に排泄されていた様々な老廃物が排泄されずに血液に貯留して全身的にいろいろな症状を起こす。これを尿毒症(にょうどくしょう)という。

2. 腎炎

腎炎は主に，①糸球体に病変があるもの，②間質に病変があるものに分けられる。

1 糸球体腎炎

糸球体に炎症の原因がある腎炎を糸球体腎炎（図6-1）という。糸球体腎炎は表

6-1のように分類される。また，糸球体の病変により，高度のたんぱく尿とそのための低たんぱく血症，そして脂質異常症と全身性浮腫をきたすものを**ネフローゼ症候群**という。

急性糸球体腎炎は子どもに多く発症し，扁桃炎や咽頭炎などの上気道の感染症（溶レン菌感染に伴うものが多い）の後に，10日ほど潜伏期を経てたんぱく尿・血尿や浮腫，高血圧を起こす。比較的予後は良い。

2 腎盂腎炎

腎盂腎炎とは，腎盂に生じた感染症をいう。原因菌として大腸菌が多い。急性と慢性に分けられる。急性腎盂腎炎は発熱や腰背部痛を起こし，組織学的には腎臓の間質に炎症や膿瘍を形成する。慢性腎盂腎炎は線維化により萎縮する。

3. 嚢胞腎

嚢胞腎（図6-2）とは，腎実質に多数の嚢胞がみられるものをいう。遺伝性疾患

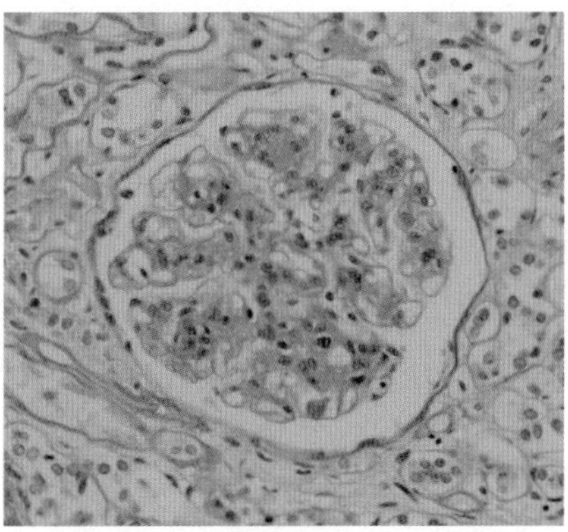

メサンギウム細胞の増生がみられる。

図6-1● 糸球体腎炎

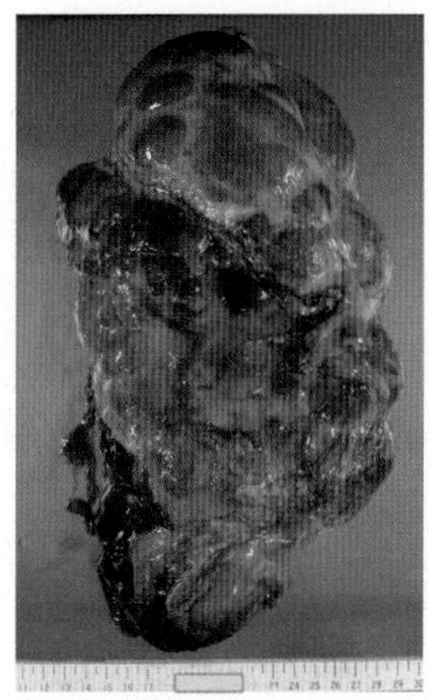

図6-2● 嚢胞腎

表6-1● 糸球体腎炎の分類

原発性糸球体腎炎	①微小糸球体変化群：光学顕微鏡で明らかな病変を認めない群
	②巣状分節状糸球体硬化症
	③びまん性糸球体腎炎 (1)膜性糸球体腎炎 (2)メサンギウム増殖性糸球体腎炎 (3)溶血性レンサ球菌（溶レン菌）感染後糸球体腎炎 (4)膜性増殖性糸球体腎炎 (5)半月体形成性糸球体腎炎
全身性疾患を伴う2次性糸球体腎炎	①膠原病関連腎炎（全身性エリテマトーデス［SLE］，関節リウマチ，結節性多発動脈炎など）
	②IgA腎症
	③血管障害型腎症（川崎病，ウェゲナー肉芽腫症など）
	④代謝疾患に伴う腎病変（糖尿病，痛風など）

肉眼像

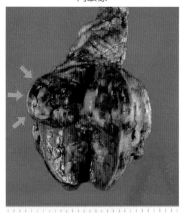

矢印の部位にがんがみられる。

組織像

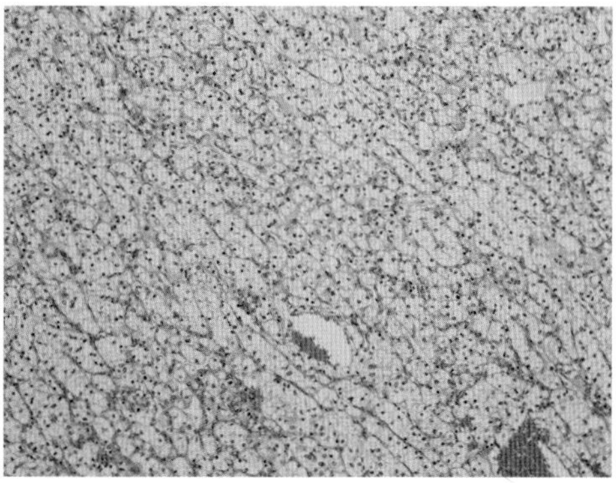

明るい細胞質と小型の核からなるがん細胞（明細胞がん）が胞巣状に増殖している。

図6-3●腎がん

である。

4. 腎がん（グラヴィッツ腫瘍）

腎がんは，40～70歳代の男性に好発する悪性腫瘍であり，腎腫瘍の70～80%を占める。近位尿細管上皮起源が多く，ほとんどが片側性である。

組織学的には明細胞がんが多い（図6-3）。血流に富む腫瘍であり，血管を破壊し血行性転移をきたすことが多い。

症状としては，血尿（無症候性），腫瘤，疼痛（自発痛，側腹部痛）がみられるほか，発熱，易疲労性，高血圧，貧血などが起こることもある。

5. 腎芽腫（ウィルムス腫瘍）

腎芽腫は腎臓の胎生期組織に由来する悪性腫瘍であり，小児に多い。

II 尿路・男性生殖器疾患

A 膀胱の疾患

1. 膀胱炎

膀胱炎は，膀胱に起こる炎症をいう。急性と慢性に分けられるが，急性膀胱炎の原因としては大腸菌が一番多い。男性より女性に多くみられるが，それは男性に比べ女性のほうが尿道が短く，上行感染を起こしやすいためである。症状としては，頻尿や血尿，残尿感，排尿痛などがある。急性膀胱炎が完治しないまま繰り返されると慢性膀胱炎になる。

2. 尿路結石

尿管や膀胱に形成される結石を尿路結石という。尿の中の塩類が石のように固まったもので，小さければ尿とともに排出されるが，大きいものは尿の通過障害とともに激しい痛み（疝痛発作）や血尿をきたす。

3. 膀胱がん

膀胱がん（図6-4）は，高齢の男性に多い。ほとんどは**尿路上皮（移行上皮）がん**である。膀胱底部に多く発生する。症状としては血尿，残尿，排尿痛，排尿困難，水腎症などがある。膀胱がんは芳香族アミン，ニトロソアミンなどの化学物質が発がんに関連があるとされ，たとえば染色などの化学物質を扱う色素工場の作業従事者に膀胱がんが多いことが知られている。このように，一般の人よりもある一定の仕事に就いて化学物質に長期に接した人に起きやすいがんを**職業がん**という。

外科的な治療としては，膀胱の全摘出術や経尿道的膀胱腫瘍切除術（transurethral resection of bladder tumor；TUR-Bt）が行われている。また浅いがんに対して

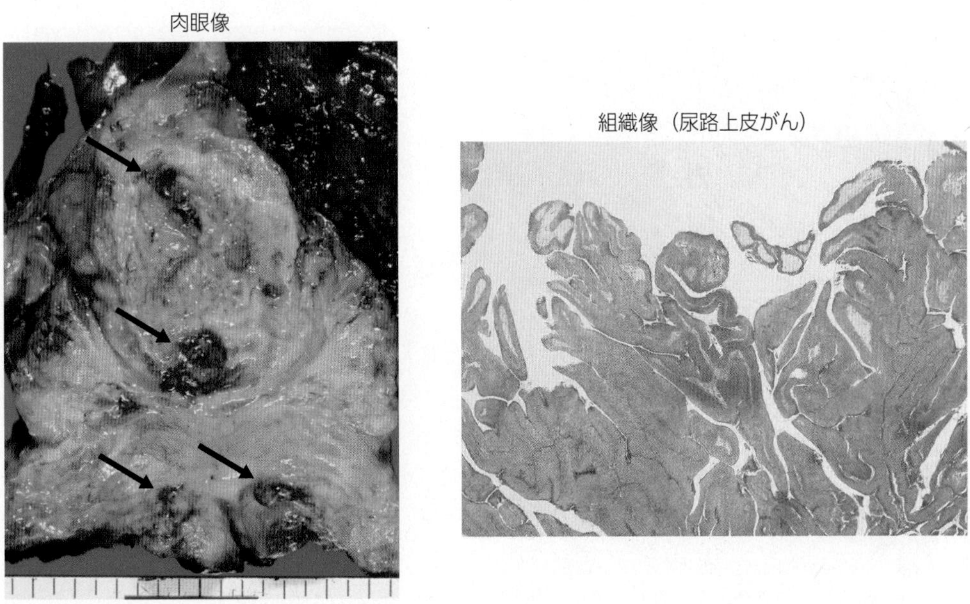

矢印の箇所にがんがみられる。

図6-4● 膀胱がん

は，抗がん剤や BCG を膀胱内に注入する方法もある。

B　前立腺の疾患

1. 前立腺肥大症

前立腺肥大症は，前立腺の上皮および間質の過形成を示し，肥大する疾患である。高齢の男性に多く，80 歳以上では 90%にみられるといわれている。症状は主に排尿困難である。アンドロゲンとエストロゲン両者の作用が考えられている。

2. 前立腺がん

前立腺がん（図 6-5）は，50 歳以上に多い。組織学的には腺がんがほとんどであり，形態的な異型度によりグリソン（Gleason）分類が用いられる。人口の高齢化や前立腺特異抗原（PSA）検査の普及，がん検診の普及などにより近年増加傾向にある。血中腫瘍マーカーとして PSA が有用である。また症状を現さずに死後に発見される**潜伏がん**（latent cancer）も前立腺がんでは多く認められる。症状には血尿，排尿時不快感，疼痛，頻尿などがある。治療としては外科的手術のほか，ホルモン療法が行われる。骨転移や肺転移が多い。

肉眼像　　組織像（腺がん）

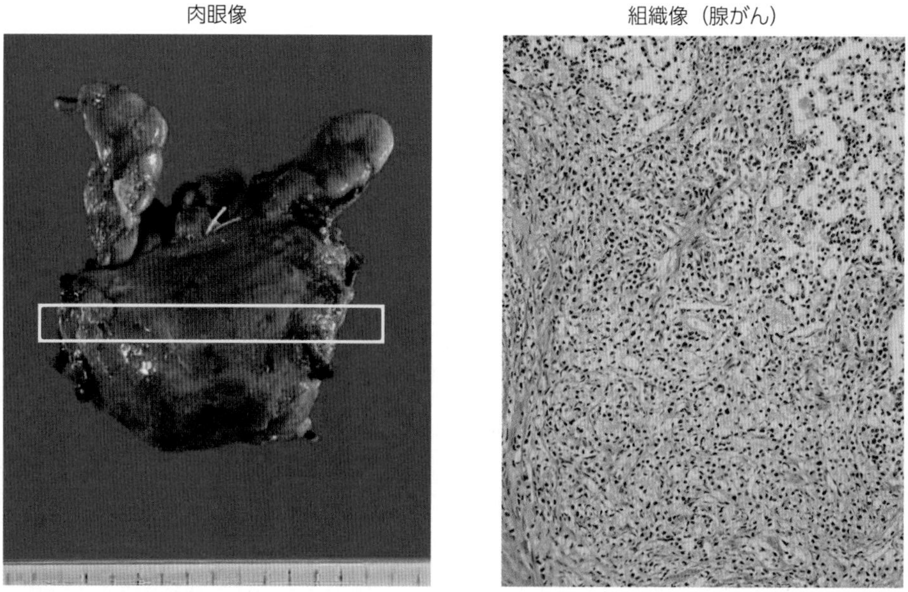

黄線で囲った部位で標本を作製し，その一部に右のようながんが認められた。

図6-5● 前立腺がん

C 精巣（睾丸）の疾患

1. 停留精巣

精巣は胎生期早期には腹腔内に存在するが，胎生７か月頃に陰嚢内に下降してくる。これが正常に下降していないものを停留精巣という。大部分は片側性であり，無治療のままだと精子形成能が障害される。

2. 精巣炎，精巣上体炎

精巣炎は，尿路感染に伴うものとともに，炎症を起こす代表的なウイルスとしておたふくかぜの原因になるムンプスウイルスが有名である。また精巣上体炎においては，高齢者は大腸菌や緑膿菌，青壮年ではクラミジアや淋菌が起因菌となる。

3. 精巣腫瘍

精巣腫瘍（図 6-6 左）は，男性の悪性腫瘍の１％前後に過ぎないが，15～30 歳代の固形腫瘍のなかでは最も多い。精巣腫瘍のほとんどは生殖細胞から発生する胚細胞腫瘍である。

胚細胞腫瘍は，**精上皮腫**（セミノーマ），胎児性がん，卵黄嚢腫瘍，絨毛がん，奇形腫などの主基本型に分けられ，ほかの組織型を含まないときは単一型とし，ほかの組織型をわずかでも含んでいるときは混合型とする。たとえば大部分がセミノーマであっても，そのなかに絨毛がんが少しでも含まれていると混合型（セミノーマ＋絨毛がん）となり，予後は悪くなる。

セミノーマ（図 6-6 右）は，精巣胚細胞腫瘍のなかで最も多い。30～40 歳前後に

肉眼像（精巣腫瘍）　　組織像（セミノーマ）

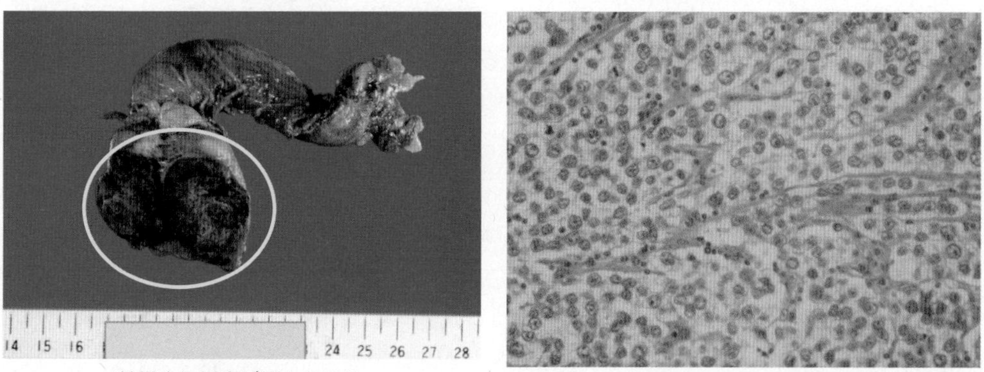

精巣内に腫瘍が認められる。

セミノーマの組織像。明るい細胞質からなる腫瘍細胞がみられる。

図6-6● **精巣腫瘍とセミノーマ**

好発し，精巣（せいそう）の無痛性腫脹（しゅちょう）を起こす。肝臓や肺への血行性転移を起こしやすいが，放射線療法や化学療法で高い効果がみられる。

学習の手引き

1. 腎臓の主な疾患とそれらの疾患がもたらす人体への影響について整理してみよう。
2. 尿路疾患の原因と症状について述べてみよう。
3. 男性生殖器の疾患の特徴について整理してみよう。

第6章のふりかえりチェック

次の文章の空欄を埋めてみよう。

1 腎不全

腎不全になると尿の排出が［1］（［2］）や［3］（［4］）し，尿中に排泄されていた様々な老廃物が排泄されずに［5］に貯留して全身的にいろいろな症状を起こす。これを［6］という。

2 糸球体腎炎

高度のたんぱく尿とそのための［7］，［8］，［9］をきたすものをネフローゼ症候群という。

3 膀胱がん

［10］の男性に多い。ほとんどは［11］（［12］）がんである。［13］，［14］などの化学物質が発がんに関連があるとされる。

4 前立腺肥大

前立腺の［15］および［16］の過形成を示し，肥大する疾患である。［17］の男性に多く，症状は主に［18］である。［19］と［20］両者の作用が考えられている。

5 前立腺がん

［21］歳以上に多い。組織学的には［22］がほとんどであり，形態的な異型度により［23］が用いられる。症状を現さずに，死後に発見される［24］も多く認められる。

■ 病理学各論

第7章 脳・神経疾患

▶学習の目標

- ●頭部外傷の病態と脳浮腫，頭蓋内圧亢進症について理解する。
- ●脳血管障害の種類と病態を理解する。
- ●脳の炎症性疾患と腫瘍性疾患の種類と病態を理解する。
- ●脳の変性疾患と脱髄疾患の病態を理解する。

I 頭部外傷

脳は頭皮，頭蓋骨，硬膜で囲まれ，さらに髄液中に浮いていることにより外力から保護されているが，交通事故などで強い外力が加わると，頭蓋骨骨折，硬膜外および硬膜下血腫，脳挫傷などの頭部外傷（図7-1）が発生する。

1．硬膜外血腫（出血）

硬膜外血腫は，頭蓋骨と硬膜の間に出血し血腫を形成するもので，中硬膜動脈が損傷されたことで生じる場合が多い。なお，硬膜外血腫は，受傷後数時間で発症することが多い。

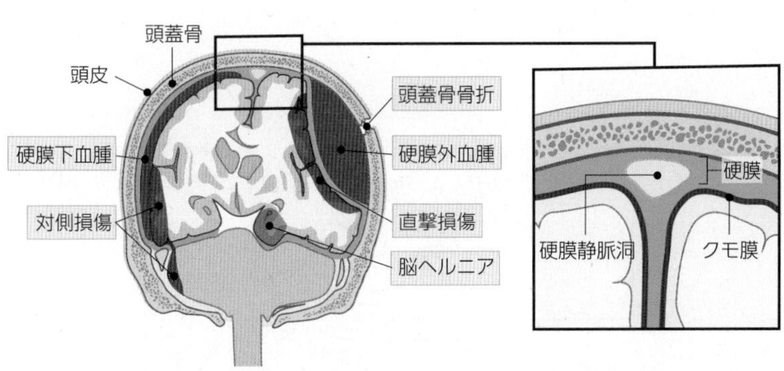

図7-1● 頭部外傷

2. 硬膜下血腫（出血）

硬膜下血腫は，硬膜とクモ膜との間にできた血腫であり，硬膜静脈洞と脳を結んでいる静脈や脳表面の血管の破損による例が多い。急性硬膜下血腫は，受傷直後に症状が発生するものをいい，慢性硬膜下血腫は，比較的軽い頭部外傷後数週～数か月して頭蓋内圧亢進症状が起こるものである。

3. 脳挫傷

脳挫傷は，外力により，頭蓋骨の内面と脳が衝突することによって生じ，脳表面に挫滅損傷ができる。脳挫傷のうち，外力が加わった部位の損傷を**直撃損傷**といい，外力が加わった部位の反対側に発生する損傷を**対側損傷**とよぶ。

II 脳浮腫と頭蓋内圧亢進症

脳浮腫は外傷，血管障害，炎症，腫瘍など様々な原因で血液脳関門の障害が起こることで毛細血管の透過性が亢進して発生する。脳出血や脳腫瘍周囲の白質に生じやすい。浮腫が発生すると脳の容積が増して，頭蓋内圧が亢進し，頭痛，悪心・嘔吐などが起こる。また，脳組織が圧の低いほうへずれる現象を**脳ヘルニア**という（図 7-1）。

III 脳血管障害

脳血管障害（図 7-2）とは，脳血管の病的変化で，脳に一過性あるいは持続性の虚血や出血が起きた場合をいい，急激な意識障害や運動感覚障害，言語障害などを

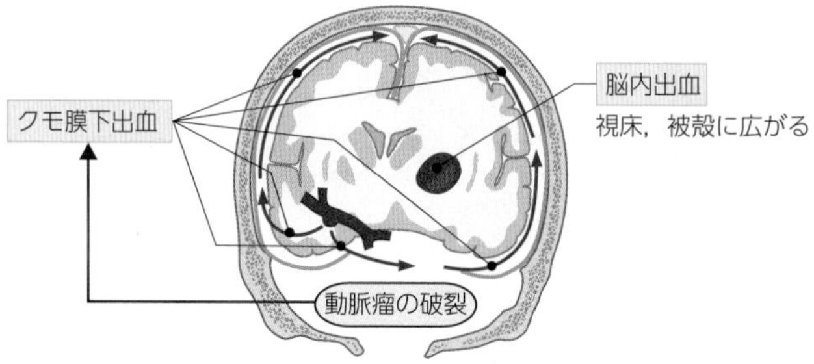

図7-2● クモ膜下出血と脳内出血

生じる。一般に**脳卒中**（のうそっちゅう）ともよばれることが多い。

主なものに，脳梗塞（のうこうそく），クモ膜下出血，脳内出血がある。

1. 脳梗塞

脳動脈の閉塞（へいそく）や血流障害のため脳の局所が壊死（えし）に陥った状態が脳梗塞である。動脈硬化症のために形成される血栓や，心臓などほかの部位から血栓が飛来して血管を塞ぐ塞栓（そくせん）が主な原因となる。心臓に血栓を作りやすい病気としては，心房細動（しんぼうさいどう）という不整脈が最も多い。

2. クモ膜下出血

クモ膜下出血（図 7-2）は，クモ膜下腔（まくかくう）を走行する脳動脈の分枝部の動脈瘤（どうみゃくりゅう）の破裂によるものが多く，クモ膜下の出血が多量の場合には急死する。動静脈奇形や出血傾向などが原因となることもある。

3. 脳内出血

脳内出血（図 7-2）とは，脳実質内に出血が起こることをいい，高血圧に基づく脳出血が多いが，ほかに血管奇形や血液疾患，脳アミロイド血管症などが原因となることもある。高血圧性脳出血では，中大脳動脈領域が多い。部位としては大脳基底核領域に好発し，視床と被殻（ひかく）出血頻度が高く，大脳白質，小脳，橋（きょう）などにも起こる。

Ⅳ 炎症性疾患

1. 細菌感染症

脳における細菌感染症の原因菌の侵入経路としては，肺炎からの血行性あるいは中耳炎など近接組織の感染の波及などがあり，前者では肺炎球菌，後者では髄膜炎菌（ずいまくえんきん）やインフルエンザ桿菌（かんきん）などが多い。また，外傷によることもある。**脳膿瘍**（のうのうよう）は，ブドウ球菌，レンサ球菌，大腸菌などの脳実質内に限局する化膿性（かのうせい）病変である。

2. 真菌感染症

脳における真菌感染症は，免疫抑制剤（めんえきよくせいざい），抗がん剤の使用や白血病などで免疫能が低下したときや白血球数が減少したときに発生することが多い。肺に病変を生じさせた真菌が血行性に脳に及ぶことが多く，クリプトコックス，カンジダ，アスペルギルスの頻度が高い。

3. ウイルス感染症

脳におけるウイルス感染症は，単純ヘルペスウイルス，ポリオウイルス，麻疹(ましん)ウイルスなどによる感染症であり，わが国では単純ヘルペス脳炎の発生数が多く，出血性壊死性(えしせい)脳炎を起こし，しばしば致死性で予後不良である。ポリオと日本脳炎はワクチンの普及により減少している。

4. プリオン病

異常なたんぱく質（プリオン）が脳内に蓄積して神経組織を破壊することで発症する疾患をプリオン病とよぶ。ヒトに発生するプリオン病としては，クロイツフェルト－ヤコブ病（Creutzfeldt-Jakob disease；CJD）が知られているが，1996年にイギリスで，若年者に発生した変異型 CJD は「狂牛病」のプリオンたんぱくと似た異常なたんぱく質が脳に蓄積し，異常行動をとることが判明し，ウシからヒトへと病気が伝播した可能性があり，大きな社会問題となった。

V 脱髄疾患

神経細胞の軸索突起(じくさくとっき)を包んでいる髄鞘(ずいしょう)が変性消失してしまう疾患を脱髄疾患といい，**多発性硬化症**が代表的なものである。大脳の白質に不規則な脱髄病巣が多数形成される疾患で，欧米に多く，20～40 歳で発症し，視力障害，異常感覚，運動麻痺(まひ)など多彩な症状を呈する。寛解(かんかい)・増悪(ぞうあく)を長い年月にわたって繰り返す。

VI 変性疾患

変性疾患とは，機能的に関連のあるニューロンが徐々に変性・萎縮(いしゅく)・消失する原因不明の疾患群である。代表例として認知症，パーキンソン病，筋萎縮性側索硬化症(きんいしゅくせいそくさくこうかしょう)などがあげられる。

認知症を引き起こす疾患として，最も多いのがアルツハイマー病であり，次いで血管性認知症（脳梗塞(のうこうそく)や脳出血などにより引き起こされる認知症），レビー小体型認知症がある。レビー小体型認知症は，レビー小体という神経細胞にできる特殊なたんぱく質の増加が原因で，パーキンソン病と似た症状が出ることがある。アルツハイマー病は女性の発症率が高いのに比べ，レビー小体型認知症は男性のほうが多く，女性の約 2 倍といわれている。

1. アルツハイマー病

アルツハイマー病は，初老期以降に徐々に進行する記銘力障害，見当識障害などの認知症症状が出現する原因不明の疾患である。大脳はびまん性に萎縮し，脳重量は軽くなる。大脳皮質の神経細胞の萎縮と脱落がみられ，**老人斑**や神経細胞には**神経原線維変化**とよばれる病変がみられる。

2. パーキンソン病

パーキンソン病では，振戦，仮面様顔貌，無動，筋固縮，小刻み歩行などの錐体外路系症状が現れる。脳では，中脳黒質，橋青斑核の退色がみられる。これらのメラニン含有神経細胞が特異的に変性消失し，前述の**レビー小体**とよばれる封入体がみられ，ドパミンの産生・代謝が抑制される。

3. 筋萎縮性側索硬化症

筋萎縮性側索硬化症は，運動ニューロンが障害される代表的な疾患であり，臨床的には痙性麻痺や筋力低下・筋萎縮がみられ，中高年に発症し，数年で死亡する。外側皮質脊髄路の変性と前核細胞の脱落が主な変化である。

Ⅶ 脳腫瘍

脳腫瘍は原発性脳腫瘍と転移性脳腫瘍に分けられ，神経膠腫を代表とする原発性脳腫瘍には脳実質から発生するものと，髄膜腫など脳の周辺組織から発生するものがある。転移性脳腫瘍は，肺がん，乳がん，消化器がん，悪性黒色腫などが多い。

1. 神経膠腫（グリオーマ）

神経膠腫は脳腫瘍のなかで最も頻度の高い腫瘍で，主にびまん性の浸潤を示し，分化した星細胞からなるびまん性星細胞腫，退形成を示す退形成性星細胞腫，極めて悪性度の高い**膠芽腫**（図 7-3）などがある。膠芽腫は中高年に多く発生し，神経膠腫の 30% を占め，化学療法を行っても発症後 1 年以内に半数は死亡する。

2. 髄芽腫

髄芽腫は，小児の小脳に好発する腫瘍であり，小型の未分化な細胞からなる。放射線治療に反応する。

3. 髄膜腫

髄膜腫は，髄膜のクモ膜細胞に由来する腫瘍で，硬膜に癒着した腫瘍を形成し，

肉眼像

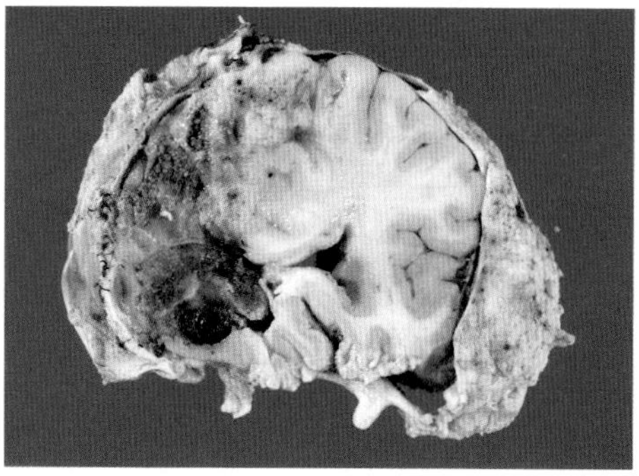

右側の前頭葉を中心に出血と壊死を伴う腫瘍が認められる。右側脳室は下方に圧排されて見えていない。

組織像

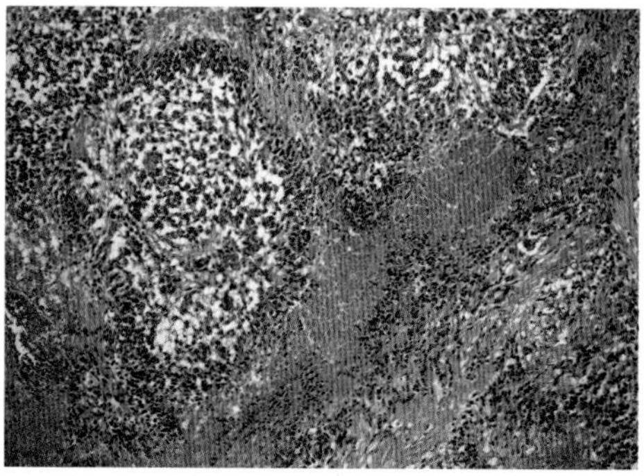

地図状の凝固壊死巣がみられ，それを腫瘍細胞が柵状に取り囲んでいる。柵状壊死（palisading necrosis）とよばれ，膠芽腫に特徴的な組織像である。

図7-3● **膠芽腫**

脳実質を圧迫する。手術的に摘出することが容易で，大部分は良性であるが，悪性例も少数ある。

4. 下垂体腺腫

下垂体腺腫は，下垂体前葉から発生する良性腫瘍で，ホルモン産生能があるため，様々な内分泌症状を示す。分泌能のない，非機能性腺腫もある。

学習の手引き

1. 頭部外傷の原因とその障害の特徴について整理してみよう。
2. 脳血管障害がもたらす障害が，人間の生活に及ぼす影響について話し合ってみよう。
3. 変性疾患のもたらす症状について述べてみよう。
4. 脳腫瘍のそれぞれの特徴について整理してみよう。

第７章のふりかえりチェック

次の文章の空欄を埋めてみよう。

1 頭部外傷

・硬膜外血腫：［ 1 ］と［ 2 ］の間に出血し，血腫を形成する。受傷後，［ 3 ］で発症することが多い。

・硬膜下血腫：［ 4 ］と［ 5 ］との間にできた血腫をいう。慢性硬膜下血腫は，頭部外傷後数週～数か月して［ 6 ］が起こるものである。

・脳挫傷：外力により頭蓋骨の内面と脳が衝突して生じ，脳表面に［ 7 ］ができる。

2 脳浮腫と頭蓋内圧亢進症

脳浮腫は外傷，血管障害，炎症，腫瘍など様々な原因で［ 8 ］の障害が起こることで毛細血管の透過性が亢進して発生する。浮腫が発生すると脳の容積が増して，［ 9 ］が亢進し，頭痛，悪心・嘔吐などが起こる。

3 脳血管障害

・脳梗塞：［ 10 ］の閉塞や［ 11 ］のため，脳の局所が壊死に陥った状態である。

・クモ膜下出血：クモ膜下腔を走行する脳動脈分枝部の［ 12 ］の破裂によるものが多い。

4 アルツハイマー病

大脳はびまん性に萎縮し，脳重量は［ 13 ］なる。大脳皮質の神経細胞の［ 14 ］と［ 15 ］がみられ，老人斑や神経細胞には［ 16 ］とよばれる病変がみられる。

5 神経膠腫（グリオーマ）

主にびまん性の浸潤を示し，分化した星細胞からなる［ 17 ］，退形成を示す［ 18 ］，極めて悪性度の高い膠芽腫などがある。

■ 病理学各論

第8章 女性生殖器疾患・乳腺疾患

▶**学習の目標**

- ●外陰・腟・子宮頸部の疾患について学習する。
- ●子宮の炎症性疾患・腫瘍性疾患について理解する。
- ●卵巣の疾患の種類と病態を理解する。
- ●乳腺の疾患の種類と病態を理解する。

子宮および腟(ちつ)はミュラー（Müller）管の分化，発育により形成され，卵巣(らんそう)は生殖隆起から発生する。胎児の発育中（特に妊娠８～16 週頃）に障害が起こると様々な形態の異常（奇形）が生じる。生殖期の形態異常としては，腟欠損症や子宮奇形がある。

I 性器疾患

外陰・腟・子宮頸部(けいぶ)の疾患は共通するものが少なくない。炎症やがん，その他の腫瘤性(しゅりゅうせい)病変がその中心となるが，子宮頸がんについては後述する。

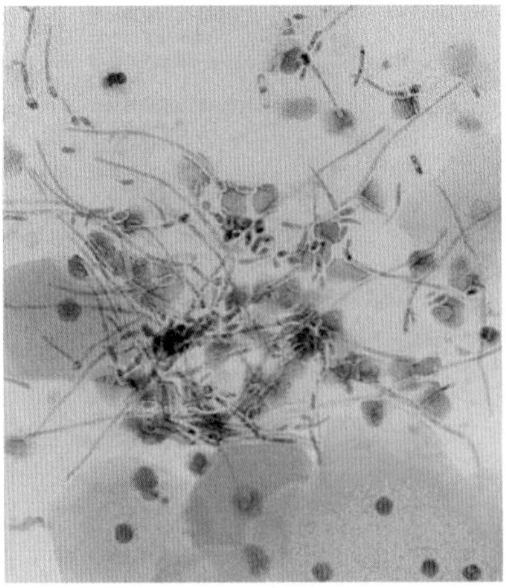

図8-1● カンジダ症

炎症の原因としては真菌による**カンジダ症**（図 8-1）が最も多く，頻度は女性の５人に１人程度である。その他，クラミジアや単純ヘルペスウイルスなどが原因となる。これらの病原体感染の原因としては，性行為感染のほか，糖尿病や経口避妊薬などがあげられる。

外陰および腟のがんは大部分が扁平上皮がんである。

Ⅱ 子宮疾患

子宮は小骨盤腔内に存在する洋梨型の器官である。内子宮口を境に，上方を子宮体部，下方を子宮頸部という（図 8-2）。

1. 子宮内膜炎

黄色ブドウ球菌感染などにより子宮内膜に生じた炎症が子宮内膜炎であり，不妊の原因となる。本症により子宮内腔に膿が貯留したものを，子宮留膿症という。

2. 子宮筋腫

子宮筋腫は，子宮の平滑筋の良性腫瘍である（図 8-3）。女性に発生する腫瘍のなかで最も多く，しばしば多発する。腺筋症を合併することがある。

3. 子宮頸がん，子宮体がん

子宮がんは**頸がん**と**体がん**に分けられる（図 8-2）。それぞれで特徴が異なるため区別して理解する必要がある（表 8-1）。

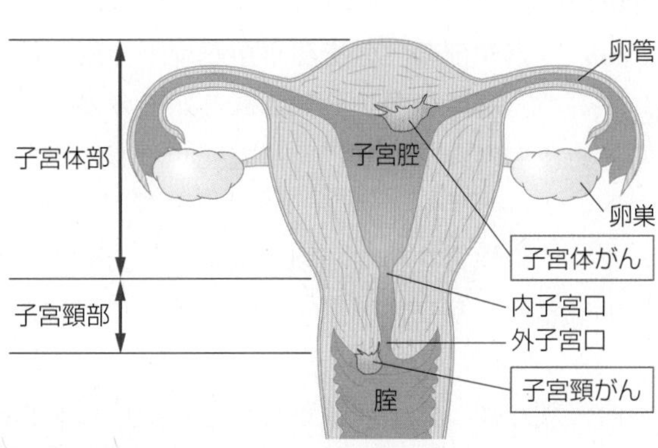

図8-2● 子宮・卵巣の位置と構造

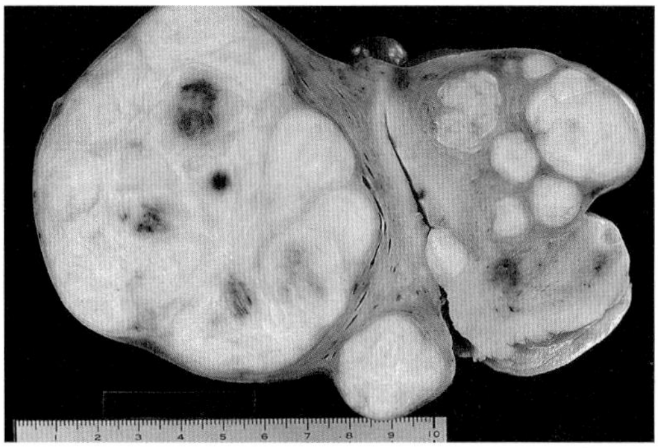

図8-3● 子宮筋腫

表8-1● 子宮頸がんと子宮体がんの比較

	子宮頸がん	子宮体がん
好発年齢	40〜50 歳代	50〜60 歳代
頻度	子宮がん全体の 70〜80%	子宮がん全体の 20〜30%
組織型	大部分が扁平上皮がん	大部分が腺がん
ヒトパピローマウイルス(HPV)との関連性	高い	まれ
症状	無症状のことが多い	不正出血が多い
かかりやすい人	何回も妊娠した女性に多い	未婚・未妊娠女性に多い 肥満・糖尿病患者

1 子宮頸がんおよび類縁疾患

子宮頸(けい)がんは子宮がんの 70〜80% を占め，40〜50 歳代に多い。大部分は**扁平上皮(へんぺいじょうひ)がん**である。子宮頸がんおよびその類縁疾患は，**異形成**，**上皮内がん**，**浸潤(しんじゅん)がん**に分類される。異形成と上皮内がんを合わせて子宮頸部上皮内腫瘍という。

いずれも**ヒトパピローマウイルス**（human papilloma virus；HPV，特に 16, 18 型）**感染**との関連が指摘されている。

●**異形成**　異形成とは，子宮頸部の内面を覆う重層扁平上皮の核や細胞に異型を生じるもので，軽度，中等度，高度の順に分類される。その多くは自然消退するが，高度異形成からさらに上皮内がんや浸潤がんに進展するものがあり，前がん病変と考えられている。

●**上皮内がん**　がんとしての性質をもつ細胞が重層扁平上皮内にとどまるものを上皮内がんという。異形成と異なり自然消退することはなく，放置すれば浸潤がんに進展する。

●**浸潤がん**　間質への浸潤を伴った子宮頸がんであり，放置すればリンパ節や全身に転移を示すようになる。

❷ 子宮体がん

子宮がん全体の20～30%を占め，50～60歳代に多い。ほとんどが腺がんであり，特に**類内膜腺がん**の頻度が高い。女性ホルモンのエストロゲンが発生に関与していると考えられている。

4. 絨毛がん

絨毛細胞由来の悪性腫瘍であり，大部分は妊娠に関連して起こる。

約半数が胞状奇胎に続発する。血中あるいは尿中ヒト絨毛性ゴナドトロピン（human chorionic gonadotropin；hCG）の著明な上昇を認める。

5. 子宮腺筋症

子宮筋層内に子宮内膜組織が存在するものは**腺筋症**という。月経困難や不正性器出血を伴う。

Ⅲ 卵巣疾患

卵巣は左右一対の器官である（図8-2参照）。内部には卵胞，黄体，白体が存在する。

1. 子宮内膜症

子宮以外の部位に子宮内膜組織が存在するものを**子宮内膜症**といい，卵巣に多く認められ，チョコレート囊胞を形成する。いずれも月経痛や不妊症の原因となる。

2. 卵巣腫瘍

卵巣腫瘍は表層上皮性腫瘍，性索間質性腫瘍，胚細胞腫瘍などに分類される。また，良性腫瘍，悪性腫瘍および両者の中間である境界悪性腫瘍に分けられる。

分類別の良性腫瘍，悪性腫瘍は①～③のものがある[1)]。

①上皮性腫瘍

- 良性腫瘍：漿液性囊胞腺腫・腺線維腫，漿液性表在性乳頭腫，粘液性囊胞腺腫・腺線維腫，類内膜囊胞腺腫・腺線維腫，明細胞囊胞腺腫・腺線維腫，ブレンナー腫瘍，漿液粘液性囊胞腺腫・腺線維腫，子宮内膜症性囊胞。
- 悪性腫瘍：低異型度漿液性がん，高異型度漿液性がん，粘液性がん，類内膜がん，明細胞がん，悪性ブレンナー腫瘍，漿液粘液性がん，未分化がん。

②性索間質性腫瘍

- 良性腫瘍：線維腫，莢膜細胞腫，硬化性腹膜炎を伴う黄体化，硬化性間質性腫瘍，印環細胞間質性腫瘍，微小囊胞間質性腫瘍，ライディッヒ細胞腫，ステロイド細胞腫瘍，セルトリ－ライディッヒ細胞腫（高分化型）。
- 悪性腫瘍：線維肉腫，悪性ステロイド細胞腫瘍，セルトリ－ライディッヒ細胞腫（低分化型）。

③胚細胞腫瘍
- 良性腫瘍：成熟奇形腫，良性卵巣甲状腺腫，脂腺腺腫
- 悪性腫瘍：未分化胚細胞腫，卵黄嚢(らんおうのう)腫瘍，胎芽性がん，絨毛がん（非妊娠性），混合型胚細胞腫瘍，悪性卵巣甲状腺腫（乳頭がん，濾胞がん），脂腺がん，がん（扁平上皮がん，その他）。

上記のほかに，境界悪性腫瘍・低悪性度腫瘍・悪性度不明の腫瘍がある。

卵巣腫瘍の約 80% は良性で，20～45 歳の比較的若い世代に多い。一方，悪性腫瘍は 40～65 歳に多い。悪性腫瘍のうち，予後不良なものとして明細胞腺がん，がん肉腫，絨毛がんがあげられる。

Ⅳ 乳腺疾患

乳腺の疾患の大部分は乳腺腫瘤(にゅうせんしゅりゅう)である。疾患によって好発年齢に特徴がある。

1. 乳腺炎

乳腺が炎症を起こし，痛みや腫(は)れを起こす。黄色ブドウ球菌などの細菌感染による化膿性乳腺炎と，産後に乳汁が乳腺内にたまることによるうっ滞性乳腺炎がある。

2. 乳腺症

乳腺症は 30～40 歳代に最も多い乳腺腫瘤で，思春期や閉経後の発症はまれである。女性ホルモンの平衡(へいこう)異常による非腫瘍性疾患である。

3. 線維腺腫

線維腺腫は 20～30 歳代に最も多い乳腺腫瘤で，良性腫瘍である。

4. 乳がん

乳がんは閉経後の女性に最も多い乳腺腫瘤で，女性が罹患(りかん)するがんのうちで多いものの一つであり，発生頻度は 14，15 人に 1 人の割合である。好発部位は乳房の上方で，左の乳房のほうが発生しやすい。大部分は腺がんである。

発症患者数は日本人より米国人に多いが，わが国の乳がん患者数は増加傾向にある。欧米型の高脂肪食に伴うエストロゲン過剰摂取が関連している。

乳がんはほかのがんと異なり，術後長期間経過してから再発する例が少なくないため，10 年生存率で評価される。乳がん全体の 10 年生存率は 70～80%である。

V その他の女性生殖器疾患

その他の女性生殖器に関連する疾患で頻度の高いものに不妊症がある。

不妊症は夫婦の約 10% にみられる。女性側の原因としては，卵管炎や子宮内膜症が多い。卵管炎の原因として，結核菌，淋菌（りんきん）やクラミジアなどがあげられる。男性側の原因としては造精機能障害が多い。

文献

1）日本産科婦人科学会，日本病理学会編：卵巣腫瘍・卵管癌・腹膜癌取扱い規約病理編，金原出版，2016，p.20-21.

学習の手引き

1. 女性生殖器疾患・乳腺疾患の機序について簡潔にまとめてみよう。
2. 女性生殖器疾患・乳腺疾患と年齢との関係について整理してみよう。
3. 女性生殖器疾患・乳腺疾患が，女性の生活に及ぼす影響について話し合ってみよう。

第 8 章のふりかえりチェック

次の文章の空欄を埋めてみよう。

1 性器疾患

外陰・腟・子宮頸部の疾患は共通するものが少なくない。炎症やがん，その他の腫瘤性病変がその中心となる。炎症の原因としては真菌による［ 1 ］が最も多く，その他，［ 2 ］や［ 3 ］などが原因となる。原因は，［ 4 ］のほか，［ 5 ］や［ 6 ］などがあげられる。

2 子宮筋腫

子宮の［ 7 ］の良性腫瘍である。女性に発生する腫瘍のなかで最も多く，しばしば多発する。［ 8 ］を合併することがある。

3 子宮頸がん，子宮体がん

子宮頸がんは子宮がんの［ 9 ］%を占め，［ 10 ］歳代に多く，大部分は［ 11 ］である。［ 12 ］の感染との関連が指摘されている。

子宮体がんは子宮がんの［ 13 ］%を占め，［ 14 ］歳代に多い。ほとんどが腺がんであり，特に［ 15 ］の頻度が高い。女性ホルモンの［ 16 ］が関与していると考えられている。

4 卵巣腫瘍

［17］，［18］，［19］などに分類される。約80％は良性で，悪性のうち予後不良なものに［20］，［21］，［22］があげられる。

5 乳腺炎

［23］などの細菌感染による化膿性乳腺炎と，産後に［24］が乳腺内にたまることによるうっ滞性乳腺炎がある。

6 乳がん

乳がんは閉経後の女性に最も多い［25］で，好発部位は乳房の上方で，［26］の乳房のほうが発生しやすい。大部分は［27］である。ほかのがんと異なり，術後長期間経過してから再発する例が少なくないため，［28］で評価される。

■ 病理学各論

第9章 運動器疾患

▶**学習の目標**
- ●骨の外傷，炎症性疾患などの種類と病態を理解する。
- ●骨の腫瘍性疾患の種類と病態を理解する。
- ●関節疾患の種類と病態を理解する。
- ●筋肉と軟部組織の疾患の病態と症状を理解する。

運動器には，人体の支柱となる骨・関節・筋肉が含まれる。整形外科領域の疾患である。

I 骨疾患（表9-1）

A 非腫瘍性疾患

1. 骨折

骨折は様々な原因によって生じ，その原因による分類として，外傷性骨折，腫瘍や骨髄炎などによる病的骨折，通常では骨折を起こさない程度の繰り返しの負荷が加わった場合に生じる疲労骨折がある。

外傷性骨折では骨折部の出血，血腫形成，炎症細胞浸潤，肉芽組織増殖，線維化と進行し，線維骨である未熟な骨や軟骨が形成される。これらの混在した組織を**仮骨**とよぶ。そして石灰が沈着して層板骨へと成熟し，治癒へと向かう。

感染，循環障害，栄養障害などがあると治癒の際の骨新生が十分でなく膠原線維

表9-1● 骨疾患の主なもの

非腫瘍性疾患		骨折，骨粗鬆症，骨髄炎
骨腫瘍	良性腫瘍	骨軟骨腫，内軟骨腫，骨腫，類骨骨腫
	良悪性中間型腫瘍	骨巨細胞腫
	悪性腫瘍	骨肉腫，軟骨肉腫，ユーイング肉腫，脊索腫

1 呼吸器疾患
2 循環器疾患
3 消化器疾患
4 血液・造血器疾患
5 内分泌・代謝疾患
6 腎・泌尿器疾患
7 脳・神経疾患
8 女性生殖器疾患・乳腺疾患
9 運動器疾患
10 感覚器疾患

の増生のみが主体となると**偽関節**となることがある。

2. 骨粗鬆症

骨粗鬆症とは，骨量が減少し，骨の微細構造が劣化するため，骨がもろくなり骨折しやすくなった状態であり，高齢者，特に女性に多い。閉経後のエストロゲン欠乏による閉経後骨粗鬆症と老人性骨粗鬆症がある。また，続発性骨粗鬆症としては，ステロイド治療，クッシング症候群，アルコール依存症，糖尿病の合併症によるものなどがある。

組織学的には海綿骨の骨梁のやせ細り，皮質骨幅減少などが生じ骨梁密度が低下する。

3. 骨髄炎

骨髄炎は，骨の細菌感染による炎症性病変である。原因としては黄色ブドウ球菌によるものが多く，骨髄に急性化膿性炎症が生じ，進行すると膿瘍の形成がみられ，骨梁が壊死に陥ることがある（腐骨）。結核の合併症として結核性骨髄炎，特に結核性脊椎炎を生じることがある。

B 骨腫瘍

骨腫瘍はまれな疾患であるが，骨に発生する腫瘍には多数のものがある。悪性腫瘍としては，**骨肉腫**が最も頻度が高く，その他**軟骨肉腫**，骨髄腫，ユーイング肉腫などがみられる。

良性腫瘍として最も多いのは骨軟骨腫と内軟骨腫で，良悪性中間型腫瘍として**骨巨細胞腫**がある。

1. 骨肉腫

骨肉腫は10歳代に多く，男性優位である。長管骨の骨幹端部に好発し，大腿骨遠位部，脛骨近位部，上腕骨近位部の順に多い。約半数に血清アルカリホスファターゼ値の上昇がみられる。組織学的には，異型性，多形性に富み，骨芽細胞類似の腫瘍細胞が網目状，レース状の類骨，幼若骨を産生する。核分裂像が著明である。血行性転移を起こし，肺転移がしばしばみられる。最近は化学療法が発達したことで予後はかなり改善されてきた。

2. 軟骨肉腫

軟骨肉腫は腫瘍性の軟骨を形成する悪性腫瘍であり，35～60歳代の骨盤，長管骨，上腕骨近位部，肋骨に好発する。組織学的に異型性の軟骨細胞が分葉状に増殖し，硝子様軟骨基質が形成される。5年生存率は70～80%である。

Ⅱ 関節疾患

1. 関節炎

関節炎はその名のとおり関節に炎症を起こす病態であり，細菌やウイルス感染によって発生する。化膿性関節炎は，黄色ブドウ球菌などによるものが多く，組織学的に滑膜に強い好中球を主とした炎症細胞の浸潤やフィブリンの析出がみられる。滑膜は増生する。

また，ほかの部位から血行性に結核菌が滑膜に散布されると結核性関節炎となる。膝関節，股関節，足関節などに好発する。

2. 変形性関節症

変形性関節症は，関節軟骨の変性と退行性変化に基づく萎縮が原因で機能障害をきたす。女性に多く，高齢者の膝・股関節など大関節に生じる。進行すると骨が露出する。軟骨下骨には反応性に骨形成がみられ，骨硬化が起こる。

3. 関節リウマチ

関節リウマチは，関節滑膜を病変の主座とする全身性，進行性の炎症性疾患であり，自己免疫疾患に分類される。

Ⅲ 筋肉と軟部組織の疾患 (表 9-2)

A 非腫瘍性病変

1. 進行性筋ジストロフィー

進行性筋ジストロフィーは，筋肉の壊死，再生を特徴とし，筋肉自体の萎縮・消失が起こる遺伝性・進行性の疾患である。臨床病理学的特徴からいくつかの型に分けられるが，代表的なものは**デュシェンヌ型**で，3 歳頃の男児に発生し，四肢近位筋の脱力と萎縮で始まる。筋肉はその後進行性に侵され約 10 年で歩行不能となり，15～20 年で死亡する。本型は伴性潜性（劣性）遺伝を示し，筋萎縮はジストロフィンたんぱくの欠損による筋線維膜の異常が原因と考えられている。ほかの病型は発生年齢や侵される筋肉，遺伝様式が異なる。

表9-2●主な筋肉疾患

非腫瘍性病変		多発性筋炎，皮膚筋炎，進行性筋ジストロフィー，重症筋無力症，筋萎縮性側索硬化症
腫瘍性病変	良性腫瘍	平滑筋腫，脂肪腫，神経鞘腫，血管腫，皮膚線維腫
	悪性腫瘍	脂肪肉腫，平滑筋肉腫，線維肉腫，横紋筋肉腫

2. 重症筋無力症

重症筋無力症は，筋肉運動後に易疲労，脱力状態となり休息後に回復するといった徴候がみられる。成人女性や小児に発生し，眼筋，咬筋や四肢の筋が侵される。神経の興奮伝達が阻害されることによる。組織学的には筋線維周囲のリンパ球浸潤がみられるが，筋肉の変化は明らかでないことが多い。胸腺異常（腫瘍や過形成）を合併することが多い。

3. 多発性筋炎

多発性筋炎は，膠原病の一つで，全身の横紋筋のびまん性炎症性病変をきたす疾患であり，中年の女性に好発する。四肢近位筋の脱力，レイノー現象がみられる。組織学的には筋線維の変性，壊死および再生がみられ，リンパ球浸潤を伴う。悪性腫瘍を合併することが多い。皮膚症状を伴う場合は**皮膚筋炎**とよばれる。

B 軟部腫瘍

骨格筋組織，平滑筋組織，脂肪組織，線維性組織，血管さらに末梢神経などは軟部組織とよばれる。これらの組織から発生する腫瘍を軟部腫瘍といい，線維性腫瘍，脂肪性腫瘍，平滑筋性腫瘍，横紋筋性腫瘍，血管・リンパ管性腫瘍，末梢神経腫瘍，軟骨・骨形成性腫瘍などがある。

良性腫瘍と悪性腫瘍があり，悪性腫瘍は肉腫とよばれる。良性腫瘍では脂肪腫，神経鞘腫，血管腫，皮膚線維腫などが多くみられ，悪性腫瘍では脂肪肉腫，平滑筋肉腫，線維肉腫などがみられる。小児には横紋筋肉腫が多くみられ，若年成人には滑膜肉腫などがみられる。

学習の手引き

1. 骨疾患の種類と主な骨疾患の原因と経過について整理してみよう。
2. 関節疾患がもたらす生活への影響について話し合ってみよう。
3. 筋肉と軟部組織の疾患をもつ患者の看護における留意点を疾患ごとに箇条書きしてみよう。

第9章のふりかえりチェック

次の文章の空欄を埋めてみよう。

1 骨折

外傷性骨折では骨折部の出血，[1]，[2]，[3]，線維化と進行し，線維骨である未熟な骨や軟骨が形成される。これらの混在した組織を[4]とよぶ。[5]が沈着して層板骨へと成熟し，治癒へと向かう。

2 骨粗鬆症

[6]が減少し，骨の微細構造が劣化するため，骨がもろくなり，骨折しやすくなった状態。閉経後の[7]欠乏による閉経後骨粗鬆症と，老人性骨粗鬆症がある。

3 骨肉腫

[8]歳代に多く，[9]優位である。好発部位は，[10]，[11]，[12]の順に多い。血行性転移を起こし，[13]がしばしばみられる。

4 変形性関節症

[14]と[15]に基づく萎縮が原因で，女性に多く，高齢者の[16]・[17]など大関節に生じる。

5 進行性筋ジストロフィー

筋肉の[18]，[19]を特徴とし，筋肉自体の萎縮・消失が起こる遺伝性・進行性の疾患である。代表的なものは[20]で，３歳頃の男児に発生し，四肢近位筋の[21]と[22]で始まる。

6 多発性筋炎

[23]の一つで，全身の横紋筋のびまん性炎症性病変をきたす疾患であり，[24]の女性に好発する。[25]の脱力，[26]がみられる。[27]を合併することが多い。皮膚症状を伴う場合は[28]とよばれる。

■ 病理学各論

第10章 感覚器疾患

▶**学習の目標**

●皮膚の炎症性疾患の原因と病態を理解する。
●皮膚の腫瘍性疾患の分類と病態を理解する。
●眼疾患の原因と病態を理解する。
●耳疾患の原因と病態を理解する。

I 皮膚疾患

皮膚は表層より，表皮・真皮・皮下組織から構成される（図10-1）。表皮の基底細胞間にはメラニン顆粒（かりゅう）を産生するメラニン細胞が散見される。真皮は結合組織からなり，汗腺や脂腺，毛などの皮膚付属器を伴っている。汗腺には全身に存在するエクリン汗腺と，腋窩（えきか）や外陰部など限られた部分に存在するアポクリン汗腺がある。皮下組織は脂肪組織で大部分が構成される。

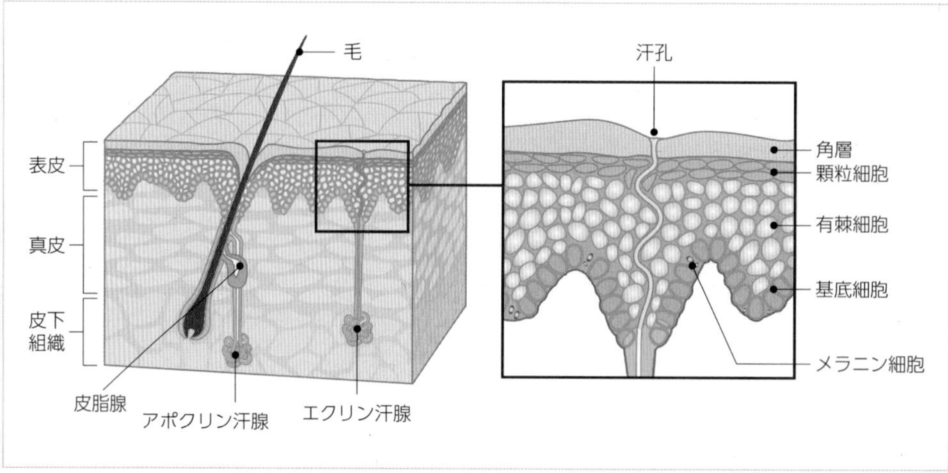

図10-1● **皮膚の構造**

表10-1● 皮膚炎と主な疾患

皮膚炎	主な疾患
湿疹	接触皮膚炎，アトピー性皮膚炎，脂漏性皮膚炎など
蕁麻疹	
紅斑	多型紅斑，環状紅斑など
水疱	天疱瘡，帯状疱疹，単純疱疹など
角化	尋常性乾癬など
その他の皮膚炎	薬疹，膠原病，日焼けなど

A 皮膚炎

皮膚の炎症を皮膚炎と総称するが，実際は多種多様の疾患を含む。症状および代表的な疾患には表のようなものがあげられる（表10-1）。またウイルス（単純疱疹や水痘，手足口病など），細菌（伝染性膿痂疹［とびひ］など），真菌（カンジダ，白癬［みずむし］など）による感染性疾患も認められる。

B 表皮の腫瘍

皮膚の表皮は組織学的には扁平上皮からなり，皮膚の悪性腫瘍では扁平上皮がんと基底細胞がんが多い。

1. 扁平上皮がん

扁平上皮がん（図10-2）は，皮膚扁平上皮の有棘細胞から発生することから**有棘細胞がん**ともよばれる。高齢者の衣服で覆われていない日光露出部に多い。原因として日光，ヒ素，タール，放射線などが知られている。症状としては小丘疹，結

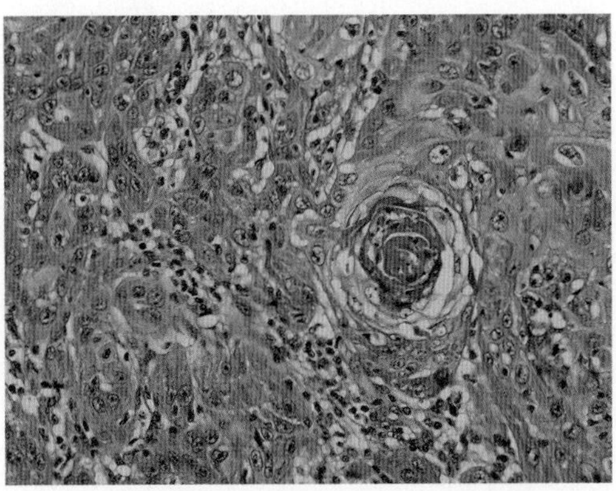

腫瘍細胞が角化を伴い増殖している。

図10-2● 扁平上皮がん（有棘細胞がん）

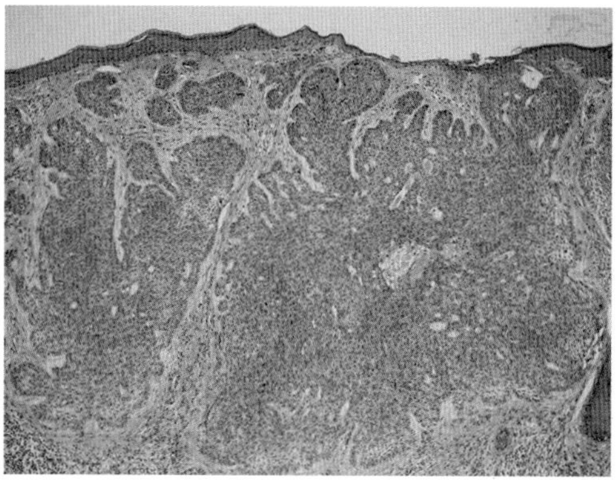

表皮基底細胞に類似した細胞の増殖が認められる。

図10-3● **基底細胞がん**

節，潰瘍（かいよう）など様々なものがある。治療は外科的な切除が第一である。

また，前がん病変（がんの前の段階）である**日光角化症**や，上皮内がん（上皮内にとどまり浸潤（しんじゅん）していないがん）として**ボーエン病**がある。

2. 基底細胞がん

基底細胞がん（図 10-3）は，高齢者の顔面に多く発生する。原因としては日光や放射線への曝露（ばくろ）のほか，瘢痕（はんこん）との関連性がいわれているものもある。症状として黒色の小結節が認められる。

治療は外科的切除である。

C メラニン細胞の腫瘍

1. 色素性母斑（ほくろ）

色素性母斑は，表皮や真皮にメラニンをもつ母斑細胞が増殖する病変（図 10-4）であるが，臨床的には黒褐色から暗褐色などの隆起性病変として認められる。

2. 悪性黒色腫

メラニン細胞から発生した悪性腫瘍を悪性黒色腫（malignant mela-noma，図 10-5）という。特に白人に多く，日光に露出する部位に発生しやすい。近年増加しており，オゾン層の破壊と関連するといわれている。メラニンをもつものが多く，皮膚に黒色の結節や色素斑（しきそはん）として認められる。

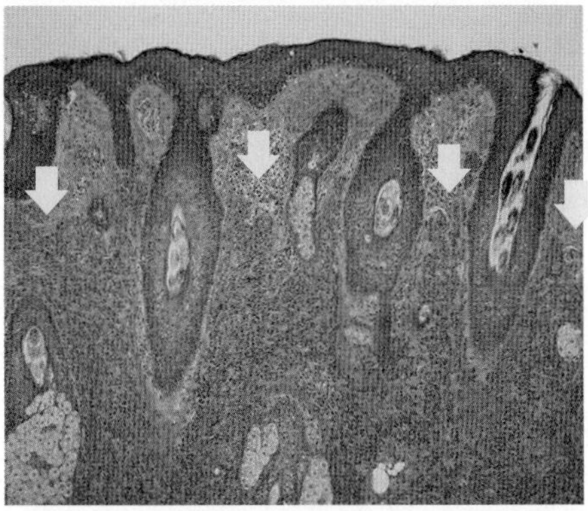

真皮内に母斑細胞（類円形の細胞）がみられる。

図10-4● **母斑**

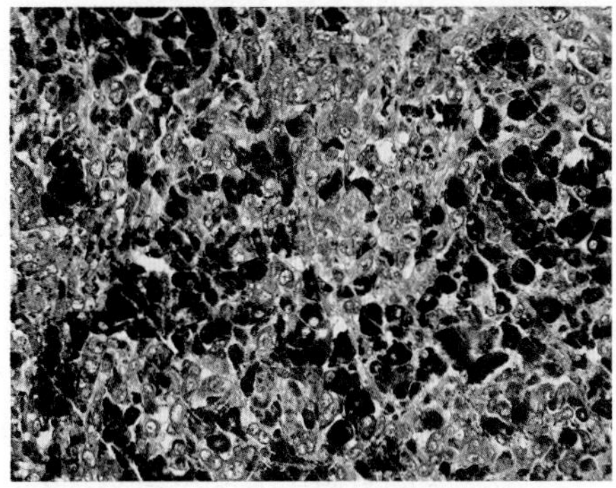

メラニンをもつ腫瘍細胞が増殖する。

図10-5● **悪性黒色腫**

Ⅱ 眼疾患

眼は眼球および視神経よりなる視覚路，眼瞼や結膜，涙器を含む眼球付属器からなる。眼球は角膜やぶどう膜，網膜，水晶体などから構成される（図 10-6）。

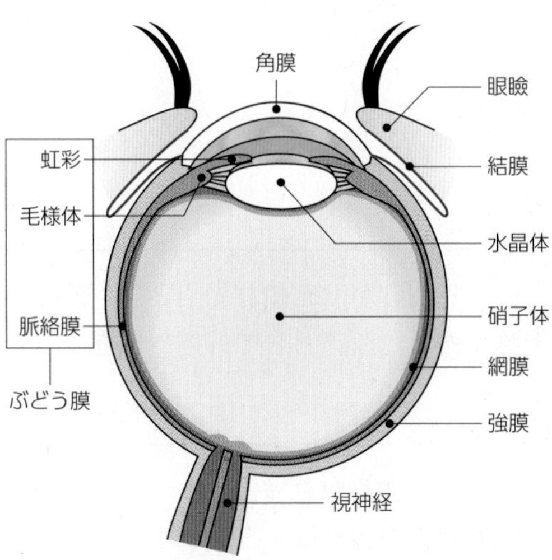

図10-6● **眼の構造**

A 眼瞼の疾患

眼瞼にある皮脂腺や汗腺の炎症を**麦粒腫**（ものもらい）という。また，肉芽腫組織を形成したものを**霰粒腫**という。

B 水晶体の疾患

水晶体が白色に混濁する疾患を**白内障**という。母体の風疹ウイルス感染などによる先天的な原因と，外傷や副腎皮質ステロイド薬投与，加齢や糖尿病などによる後天的な原因がある。視力障害を起こすため，治療としては混濁した水晶体の摘出および眼内レンズの挿入が行われる。

C 眼内圧の異常による疾患

眼内圧が上昇し，視力障害をきたす疾患を**緑内障**という。原因不明ないし炎症などにより眼房水の循環が障害されると眼内圧が上昇し，視野狭窄や視力低下を起こす。進行すると失明する。

D 結膜の疾患（急性，アレルギー性）

結膜に起こる炎症を**結膜炎**という。原因として細菌による急性，スギ花粉などのアレルギーによるアレルギー性，アデノウイルスなどのウイルスによるウイルス性がある。ウイルス性結膜炎を**流行性角結膜炎**（はやりめ）ともいう。クラミジアの感染による結膜炎は**トラコーマ**という。

E 網膜の疾患

1. 網膜剝離

網膜は 10 層構造をしているが，その 9 層目と 10 層目の間で剝離が起きることで生じるのが網膜剝離である。原因として外傷や炎症などがある。

2. 糖尿病網膜症

糖尿病網膜症は，糖尿病による血管障害により，網膜の血管に病変を形成する。出血などを起こし，視力障害を招くほか，失明することもある。

3. 網膜芽腫

網膜芽腫は，小児の眼内に生じる悪性腫瘍である。遺伝性に生じるものが多い。臨床的には暗い所で瞳孔が猫の目のように白く光る特徴がある。

Ⅲ 耳疾患

耳は外耳，中耳，内耳に分けられ，聴覚および平衡感覚に関与する。外耳は耳介および外耳道からなり，中耳との境目に鼓膜がある。中耳には耳小骨がある鼓室があり，また耳管で咽頭に連続する。内耳には側頭骨内にある骨迷路および膜迷路が存在し，膜迷路内にある蝸牛には聴覚神経，前庭および三半規管には平衡感覚の神経が存在する（図 10-7）。

1. 中耳炎（急性，慢性）

中耳炎は耳管や鼓室に炎症を生じる。耳痛や耳漏（耳だれ），難聴などの症状がみられる。急性と慢性に分けられる。急性中耳炎は溶血性レンサ球菌やブドウ球菌などの細菌の感染によるものが多く，耳管からの炎症の波及が多い。慢性中耳炎は急性中耳炎を繰り返したり，治り方が不十分なときに起こり，鼓膜の欠損や難聴が起きる。**真珠腫性中耳炎**は慢性中耳炎の特殊型であり，扁平上皮からなる袋状の塊を形成する。

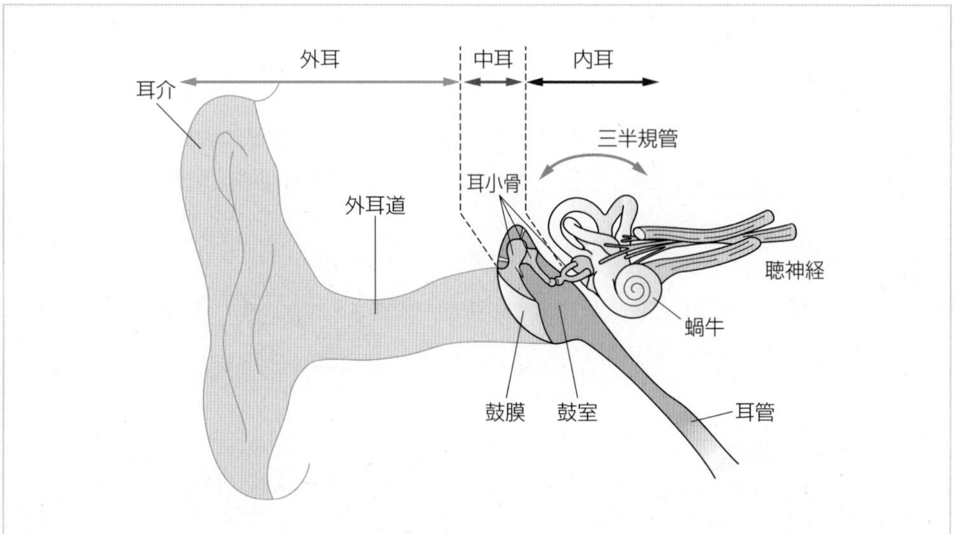

図10-7● **耳の構造**

2. メニエール病

メニエール病は，難聴，耳鳴（じめい），発作性めまいを主症状とする。40 歳以降の女性に多い。原因不明の難治性の内耳疾患である。

3. 聴神経腫瘍

聴神経腫瘍（しゅよう）は，聴神経を由来とする良性腫瘍である。

学習の手引き

1. 皮膚疾患が患者のこころに及ぼす影響について話し合ってみよう。
2. 表皮の腫瘍の特徴を整理してみよう。
3. 自分が眼や耳の疾患に罹患した場合の，生活上の困りごとをあげてみよう。

第10章のふりかえりチェック

次の文章の空欄を埋めてみよう。

1 扁平上皮がん

高齢者の衣服で覆われていない［ 1 ］に多い。原因として［ 2 ］，［ 3 ］，［ 4 ］，［ 5 ］などが知られている。治療は［ 6 ］が第一である。また，前がん病変である［ 7 ］や，上皮内がんとして［ 8 ］がある。

2 悪性黒色腫

［ 9 ］から発生した悪性腫瘍で，［ 10 ］に露出する部位に発生しやすい。［ 11 ］の破壊と関連するといわれている。

3 白内障

［ 12 ］が白色に混濁する疾患をいう。母体の［ 13 ］などによる先天的な原因と，［ 14 ］，［ 15 ］，［ 16 ］，［ 17 ］などによる後天的な原因がある。

4 緑内障

原因不明ないし炎症などにより眼房水の循環が障害されて［ 18 ］が上昇し，［ 19 ］や［ 20 ］を起こす疾患を緑内障という。進行すると［ 21 ］する。

5 メニエール病

［ 22 ］，［ 23 ］，［ 24 ］を主症状とする。［ 25 ］歳以降の女性に多い。

巻末付録　准看護師試験問題・解答

学習の総仕上げに，実際の試験で出題された問題を解いてみよう。

問題　1　疾患の原因のうち内因として正しいのはどれか。

1　高山病
2　皮膚がん
3　フェニルケトン尿症
4　アスベスト肺（石綿肺）

問題　2　染色体について，正しいのはどれか。

1　女性の性染色体の組合せは，XYである。
2　ダウン症候群は，21番常染色体の異常である。
3　クラインフェルター症候群は，常染色体の異常である。
4　ターナー症候群は，常染色体の異常である。

問題　3　組織の障害と適応・修復について，誤っているのはどれか。

1　運動選手の心肥大は，代償性肥大によっておこる。
2　水腎症は，尿管の閉塞に伴う腎臓の圧迫萎縮によりおこる。
3　心筋梗塞は，心筋の凝固壊死をきたす。
4　子宮頸部は，様々な刺激によって扁平上皮化生をきたす。

問題　4　浮腫の原因について，正しいのはどれか。

1　血管壁の透過性の低下
2　リンパ還流の障害
3　血漿膠質浸透圧の上昇
4　毛細血管内圧の低下

解答1　3
3：原因は先天性酵素欠乏症（内因），1：原因は酸素欠乏（外因），2：原因は紫外線（外因），4：原因はアスベスト（外因）。

解答2　2
1：XYではなくXX，3：常染色体ではなく性染色体（XXY）の異常，4：常染色体の異常ではなく性染色体（XO）の異常。

解答3　1
1：代償性肥大ではなく，作業性肥大。

解答4　2
1：透過性の低下ではなく亢進，3：上昇ではなく低下，4：低下ではなく上昇。

問題 5 炎症について，正しいのはどれか。

1 発汗は，炎症の５徴候に含まれる。
2 急性炎症では，リンパ球が主に働く。
3 炎症細胞の１つにマクロファージがある。
4 形質細胞が，組織の中に多数集まっている状態を化膿と呼ぶ。

問題 6 組合せで，誤っているのはどれか。

1 良性腫瘍 ―――― 膨張性発育
2 悪性腫瘍 ―――― 浸潤性発育
3 がん性腹膜炎 ―――― 血行性転移
4 肉腫 ―――― 非上皮性組織

問題 7 アレルギーの分類と代表的な疾患の組み合わせのうち，正しいのはどれか。

1 Ⅰ型アレルギー ―――― 接触性皮膚炎
2 Ⅱ型アレルギー ―――― 自己免疫性溶血性貧血（溶血性貧血）
3 Ⅲ型アレルギー ―――― アレルギー性鼻炎
4 Ⅳ型アレルギー ―――― 全身性エリテマトーデス

問題 8 消毒について，正しいのはどれか。

1 ポビドンヨード（イソジン®）は，手術野の消毒に用いられる。
2 グルタラールは，手指消毒に用いられる。
3 次亜塩素酸ナトリウムは，ウイルスには無効である。
4 アルコールは，芽胞にも有効である。

解答5 3
1：発汗は含まれない，2：リンパ球ではなく好中球，4：形質細胞ではなく好中球。

解答6 3
3：血行性転移ではなく播種性転移。

解答7 2
1：代表的疾患は蕁麻疹やアレルギー性鼻炎，3：代表的疾患は糸球体腎炎やSLE，4：代表的疾患は接触性皮膚炎。

解答8 1
2：グルタラールは手指消毒に用いない，3：次亜塩素酸ナトリウムはウイルスに有効，4：アルコールは芽胞には無効。

問題 9　疾患とウイルスの組合せで，正しいのはどれか。

1　手足口病 ―――――― ロタウイルス
2　伝染性紅斑（こうはん） ―――――― ヘルペスウイルス
3　急性灰白髄炎 ―――――― サイトメガロウイルス
4　伝染性単核球症 ―――――― EBウイルス

問題 10　病理検査について，正しいのはどれか。

1　疾病に関わる情報を，エックス線写真で診断することをいう。
2　細胞診検査は，乳がんの検診に用いられる。
3　迅速診断とは，主に手術中に検体の病理診断を行うことをいう。
4　検体の固定は，組織の形状を保つため行わない。

問題 11　呼吸器疾患について，正しいのはどれか。

1　気管支喘息は，発作的に気管支が拡張して気管支の内腔が広くなって起きる。
2　肺塞栓症は，喫煙と関連する。
3　肺の腺がんは，肺門に近い部位に発生する中枢型である。
4　胸膜中皮腫（悪性中皮腫）は，石綿（アスベスト）の曝露と関連がある。

問題 12　循環器疾患について，正しいのはどれか。

1　冠状動脈の閉塞で，狭心症を発症する。
2　心筋梗塞による胸痛は，狭心症に比べて持続時間が短い。
3　肺梗塞は，左心房内血栓が遊離して起こる。
4　腹部大動脈瘤の破裂は，後腹膜や腹腔内に大出血を起こす。

解答9　4
1：手足口病はコクサッキーウイルスによる，2：伝染性紅斑はヒトパルボウイルスB19による，3：急性灰白髄炎はポリオウイルスによる。

解答10　3
1：病理検査ではエックス線写真ではなく細胞や組織標本を用いる，2：乳がん検診ではマンモグラフィー（乳房エックス線検査），4：ホルマリン固定を行う。

解答11　4
1：気管支が狭窄し，内腔が狭くなって起きる，2：関連するのは喫煙ではなく血栓，3：腺がんではなく扁平上皮がん。

解答12　4
1：狭心症ではなく心筋梗塞を発症，2：持続時間は長い，3：左心房ではなく右心房あるいは下肢静脈内の血栓の遊離による。

問題 13 消化器疾患について，正しいのはどれか。

1 逆流性食道炎は，食道の上部に発生することが多い。
2 胃がんはその進み具合により，早期胃がんと進行胃がんに分けられる。
3 膵炎の原因は，ウイルスの感染によるものが多い。
4 大腸がんは，上行結腸に発生することが多い。

問題 14 血液疾患とその原因の組み合わせのうち，正しいのはどれか。

1 慢性骨髄性白血病 ―――― ウイルス感染
2 成人T細胞性白血病 ―――― フィラデルフィア染色体
3 MALTリンパ腫 ―――― ヘリコバクター・ピロリ感染
4 血友病 ―――― 常染色体劣性遺伝

問題 15 内分泌（ないぶんぴつ）・代謝疾患と原因の組み合わせで，正しいのはどれか。

1 原発性アルドステロン症 ―――― アルドステロンの分泌過剰
2 バセドウ病 ―――― 甲状腺ホルモンの分泌不足
3 巨人症 ―――― 成長ホルモンの分泌不足
4 1型糖尿病 ―――― インスリンの分泌過剰

問題 16 急性糸球体腎炎の主な症状はどれか。

1 浮腫
2 貧血
3 低血圧
4 尿中ビリルビン値上昇

解答13 2
1：食道の下部に発生しやすい，3：膵炎の原因はアルコール摂取が多い，4：直腸やS状結腸に発生しやすい。

解答14 3
1：慢性骨髄性白血病はフィラデルフィア染色体による，2：成人T細胞性白血病はウイルス感染による，4：血友病は性染色体の伴性劣性（潜性）遺伝による。

解答15 1
2：分泌不足ではなく，分泌過剰。3：分泌不足ではなく，分泌過剰。4:分泌過剰ではなく，欠乏。

解答16 1
1：浮腫のほかに肉眼的血尿，尿量低下，高血圧などがみられる。

問題 17　脳・神経疾患について，正しいのはどれか。

1　硬膜下血腫は，硬膜下におきた動脈性の出血である。
2　アルツハイマー病は，プリオンによる大脳神経細胞の海綿状変性により発生する。
3　髄膜腫の大部分は，良性である。
4　下垂体腺腫は，下垂体後葉から発生する。

問題 18　次のうち，正しいのはどれか。

1　子宮頸がんは，ほとんどが腺がんである。
2　子宮筋腫は，閉経後には萎縮する。
3　子宮体がんは，ヒトパピローマウイルス（HPV）の持続感染により生じることが多い。
4　子宮腺筋症では，月経困難や不正性器出血を伴わない。

問題 19　次のうち，誤っているのはどれか。（予想問題）

1　骨粗鬆症は，女性ホルモンの増加によって起こる。
2　関節リウマチは，自己免疫疾患である。
3　骨髄炎の原因は，黄色ブドウ球菌によるものが多い。
4　変形性膝関節症は，関節軟骨の変性と退行性変化に基づく萎縮が原因である。

問題 20　次のうち，正しいものはどれか。

1　麦粒腫は，眼瞼にある皮脂腺や汗腺の炎症で，肉芽腫組織を形成したものである。
2　ボーエン病は，良性腫瘍である。
3　先天性白内障は，母体の風疹ウイルス感染が原因である。
4　メニエール病は，内耳有毛細胞の障害や変性が病因となる。

解答17　3
1：動脈性ではなく静脈性の出血，2：プリオンではなく老人斑（アミロイドたんぱく）による，4：下垂体後葉ではなく下垂体前葉から発生。

解答18　2
1：腺がんではなく，扁平上皮がん。3：子宮体がんではなく，子宮頸がん。4：月経困難や不正性器出血を伴う。

解答19　1
1：骨粗鬆症には，閉経後のエストロゲン欠乏による閉経後骨粗鬆症がある。

解答20　3
1：肉芽腫組織を形成したものは霰粒腫である。2：ボーエン病は扁平上皮がんで悪性腫瘍。4：メニエール病は原因不明の難治性の内耳疾患である。

索引

[欧文]

[和文]

あ

い

き

く

け

こ

さ

し

す

せ

そ

た

ち

つ

て

と

な

に

ね

の

は

ひ

ふ

へ

ほ

ま

み

む

め

も

や

ゆ

よ

ら

り

る

れ

ろ

わ

看護学入門　3巻　疾病の成り立ち

2009年11月25日　第1版第1刷発行
2012年11月26日　第2版第1刷発行
2017年11月24日　第3版第1刷発行
2021年11月26日　第4版第1刷発行
2024年11月25日　第4版第4刷発行

定価（本体2,200円＋税）

編　著　　瀧本　雅文 ©

＜検印省略＞

発行者　　亀井　淳

発行所　　株式会社 メヂカルフレンド社

https://www.medical-friend.jp
〒102-0073　東京都千代田区九段北3丁目2番4号　麹町郵便局私書箱48号　電話（03）3264-6611　振替00100-0-114708

Printed in Japan　落丁・乱丁本はお取り替えいたします　　印刷／港北メディアサービス㈱　製本／㈲井上製本所
ISBN978-4-8392-2275-8　C3347　　001003－060

看護学入門 シリーズ一覧

第 1 巻	人体のしくみと働き
第 2 巻	栄養／薬理
第 3 巻	疾病の成り立ち
第 4 巻	保健医療福祉のしくみ／看護と法律
第 5 巻	基礎看護Ⅰ（看護概論）
第 6 巻	基礎看護Ⅱ（基礎看護技術）
第 7 巻	基礎看護Ⅲ（臨床看護概論） 特論：治療法概説
第 8 巻	成人看護Ⅰ （成人看護概論，呼吸器疾患患者の看護，循環器疾患患者の看護，消化器疾患患者の看護，血液・造血器疾患患者の看護）
第 9 巻	成人看護Ⅱ （内分泌・代謝疾患患者の看護，腎・泌尿器疾患患者の看護，脳神経疾患患者の看護，アレルギー疾患・膠原病患者の看護，感染症・結核患者の看護，女性生殖器疾患患者の看護）
第 10 巻	成人看護Ⅲ （骨・関節・筋疾患患者の看護，皮膚疾患患者の看護，眼疾患患者の看護，耳鼻咽喉疾患患者の看護，歯・口腔疾患患者の看護）
第 11 巻	老年看護
第 12 巻	母子看護（母性の看護，小児の看護）
第 13 巻	精神看護

新刊 基礎分野

- 人間と生活・社会
- 論理的思考の基盤